Drs Louis et Paul MURAT

Les Voyages de Santé sur Mer

Cure Marine

DE LA

Tuberculose Pulmonaire

DE LA

Neurasthénie

des suites de Surmenage, de l'Anémie, de la Faiblesse constitutionnelle, des Convalescences traînantes

(Vade-Mecum hygiénique et médical de la Vie en Mer)

« *Natura medicatrix* »

PARIS
HENRI JOUVE, ÉDITEUR
15, Rue Racine, 15

1906

Les Voyages de Santé sur Mer

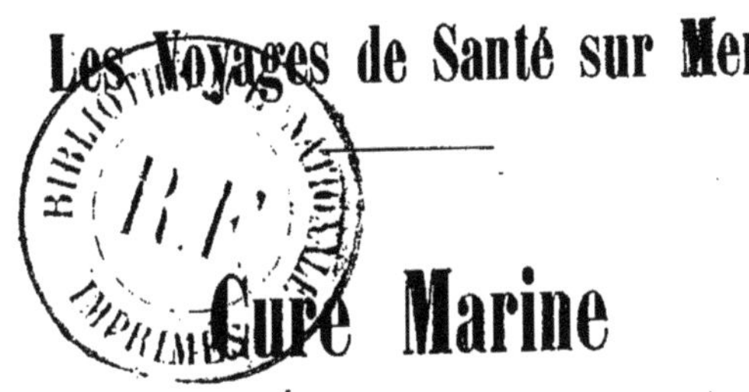

Cure Marine

DE LA

Tuberculose Pulmonaire

DE LA

Neurasthénie

Travaux du Docteur L. MURAT

Classification des Encéphalites (*Province médicale*, 4 septembre 1897).

L'Encéphalite primitive hémorrhagique, 87 pages in-8°, 1897.

Un signe nouveau pour le diagnostic précoce de la tuberculose pulmonaire (*Revue de la tuberculose*, avril 1899, etc.).

Les hémoptoïsants et les sanat. d'altitude (*Concours médic.* Août 1899).

Sanatoriums d'altitude (*Gazette des Eaux*, 21 septembre 1899).

Moyens nouveaux de diagnostic de la tuberculose pulmonaire (*Indépendance médicale*, 15 novembre 1899).

Etudes sur le diagnostic de la tuberculose (*Journal de méd. et de chir. pratiques*, 10 janvier 1899 ; *Gazette hebdomadaire de médecine de Paris*, 5 mars 1899 ; *Revue internat. de méd. et de chir.*, 25 fév. 1899).

Piqûre de pastenague, raie venimeuse (*Méd. moderne*, 6 janv. 1900).

Etude clinique sur les contre-indications de la cure d'altitude (*Archives générales de médecine*, février 1900).

L'île de Djerba, station d'hiver (*Arch. gén. de méd.*, 1901, et br. in-8°).

Les transports de troupes en Algérie et en Tunisie : améliorations à réaliser (*Médecine moderne*, 25 septembre 1901).

La Tunisie comme lieu de séjour hivernal (*Courrier médic.* janv. 1902).

Description microscopique du bacille de la tuberculose en 1851 (*Chronique médicale* et *Revue de la tuberculose*, janv. 1903).

Dangers des injections de sérum gélatiné : mesures préventives (*Mémoire à l'Académie de médecine*, en collaboration avec le Dr Lop, prof. à l'Ecole de méd. de Marseille. Rapport sur ce mém. et discuss. ; adopt. des conclusions, 7 avril 1903 et mai 1903 (*Bulletin de l'Acad. de méd. de Paris*, T. XLIX, n° 14, p. 549, à 562 ; etc.)

Au pays des narcisses, l'Aubrac. Description et climatologie d'un haut plateau, avec gravures (*Revue du Touring-Club de France*, Sept. 1904). *Croisières de santé et navire-sanatorium* (*ibid.* 1904, p. 417).

Trombes en Méditerranée, avec croquis (La *Nature*, 25 Févr. 1905).

Le sérum antitétanique et le sérum gélatiné : graves inconvénients parfois de leur emploi (*Communications à la Société de Chirurgie de Paris*, en collaboration avec le Dr Lop. *Bulletin de la Soc. de Chir.* Déc. 1905 et... 1906 (A paraître).

Les Voyages de santé sur la Méditerranée (C. R. du Congrès de Naples, 1900), etc.

La tuberculose bénigne, maladie commune, par L. et P. Murat, 100 p. (sous-presse).

Drs Louis et Paul MURAT

Les Voyages de Santé sur Mer

Cure Marine

DE LA

Tuberculose Pulmonaire

DE LA

Neurasthénie

des suites de Surmenage, de l'Anémie, de la Faiblesse constitutionnelle, des Convalescences traînantes

(Vade-Mecum hygiénique et médical de la Vie en Mer)

« *Natura medicatrix* »

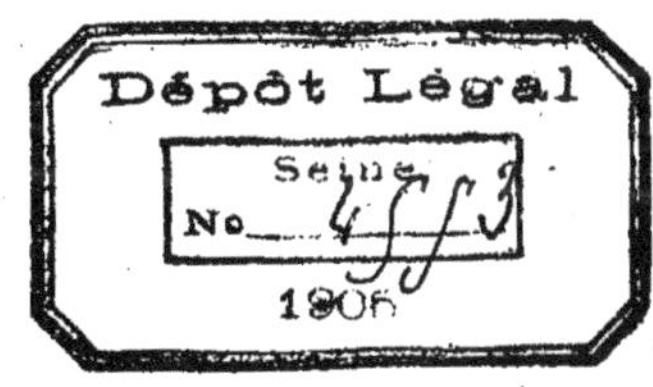

PARIS
HENRI JOUVE, ÉDITEUR
15, Rue Racine, 15

1906

PRÉFACE

La guérison de la tuberculose est un des problèmes que la médecine contemporaine a le plus à cœur de résoudre. Dans la France seule, ce fléau sans égal fait, en effet, chaque année cent cinquante-mille victimes : la population entière d'une ville comme Lille ou Toulouse, moissonnée à la fleur de l'âge.

La masse flottante d'un demi-million de tuberculeux dans notre pays, sans cesse réduite par la mort, se recrute constamment par de nouvelles contaminations.

Pandémie installée, à demeure, à nos foyers, la phtisie est autrement meurtrière que la peste noire ou le choléra, qui n'ont jamais menacé comme elle l'avenir même de la race humaine. A l'heure actuelle, la tuberculose cause à elle seule dans le monde un cinquième des décès.

Hippocrate avait déjà dit de cette affection, il y a plus de deux mille ans : « Μέγιστον δε καὶ καλέποτατον καί πλεῖστους εκτείνε το φθίνωδες (1) » et la dîme mortuaire qu'elle prélève encore, on le voit, sur nos civilisations n'est pas moins lourde que celle qui pesait sur les contemporains d'Hippocrate. Dans notre siècle, l'accroissement incessant de la vie urbaine a contrebalancé l'effet bienfaisant des progrès de l'hygiène, au point que Tolstoï a pu dire de la phtisie qu'elle était « le plus beau produit de la civilisation moderne ».

1. Hippocrate. Edition Littré, t. III, p. 93 : « De toutes les maladies la plus répandue, la plus difficile à guérir, celle qui emporta le plus de monde, est la phtisie. »

Néanmoins dans sa lutte ininterrompue contre le fléau, la médecine garde la foi en la possibilité d'une victoire définitive.

« La tuberculose, en effet, ainsi que le dit Grancher, est « la plus curable de toutes les maladies chroniques », affirmation non moins vraie que consolante à laquelle nous pouvons ajouter cette autre de beaucoup de maîtres : « Tout tuberculeux aisé et sachant se soigner doit guérir. »

« Si, comme l'a écrit Bouchard (1), on est porté à multiplier les efforts thérapeutiques contre la tuberculose, ce n'est pas seulement parce qu'elle s'acharne sur nous et décime l'humanité ; c'est aussi parce que nous savons qu'elle est curable, qu'elle guérit même dans le plus grand nombre des cas par des procédés naturels ». Chez les sujets morts d'affections autres que la phtisie, les statistiques nous apprennent que l'on trouve à l'autopsie, dans 80 à 93 pour 100 des cas (Nœgeli, Burkhard, Boudet, N. Guillot, Beau, etc.) ou au moins dans 50 pour 100 des cas — c'est-à-dire la moitié ellemême de l'humanité ! — (Wolff, Letulle, Kelsch, Fram, Pizzino), des tubercules du poumon, bien guéris pour la plupart.

Aussi l'effort et l'espérance se portent-ils surtout du côté de la thérapeutique hygiénique.

La cure par les voyages en mer que nous venons étudier dans ce travail se rattache à cette méthode de traitement.

1. Bouchard : *Thérapeutique des maladies infectieuses* (Paris 1889).

Nous nous sommes livrés pour cette étude à une minutieuse enquête auprès de nombreux confrères des diverses compagnies de navigation. Nous avons, en outre, accompli de longues recherches bibliographiques : on trouvera dans l'ouvrage tout le dossier historique de cette question et une documentation que nous croyons complète.

On verra que ce n'est pas une cure conseillée à la légère mais bien une application rajeunie de la thérapeutique des vieux maîtres, d'une utilité reconnue de temps immémorial, vantée il y a vingt siècles par Aristote, Pline l'ancien, Celse, Arétée etc., dans les œuvres desquels nous avons trouvé les plus intéressantes observations de guérison, comme par Laënnec et Peter, parmi tant d'autres, au cours du dernier siècle.

Cette cure, que nous appellerions volontiers cure pélagienne (de πέλαγος, haute mer), par opposition à la cure maritime dans une localité côtière, est un traitement hygiénique auquel les idées modernes sur l'efficacité de l'aérothérapie, et de l'aérothérapie seule, dans la tuberculose, donnent de nouveau un intérêt de premier ordre.

En outre « quod scripsi, vidi ». Les auteurs ont, l'un et l'autre, une connaissance pratique de la navigation. L'expérience de la vie en mer est bien rare chez les médecins, même chez ceux qui ont traité la question de la cure marine dans des articles de journaux ou de revues. Or, ce traitement diffère essentiellement de la cure sur les côtes, à Nice, Cannes, Arcachon, etc., et ne consiste pas non plus, d'une manière générale, dans les voyages trop lointains d'Australie décrits par les médecins anglais, mais bien plutôt, pour les Européens du moins, en des croisières ou traversées sur la Méditerranée et sur l'Atlantique.

Les documents réunis dans les chapitres d'historique et dans les parties pratique et théorique de l'ouvrage montrent, en bien des points, la supériorité de cette cure, même sur celle d'altitude, si combattue à ses débuts, si en vogue par la suite et dont l'un de nous a pu, pendant plusieurs années, constater les solides résultats comme médecin-directeur d'un de nos sanatoriums français ; ils montrent aussi la faiblesse des objections anciennes en ce qui concerne la nourriture et le bien-être, toutes difficultés levées non seulement par le navire-sanatorium projeté, mais encore par le luxe et le confort raffiné des paquebots actuels. Ils obligent enfin à se ranger à l'opinion de Lindsay : « Au début de phtisie, ce traitement réussit souvent d'une manière admirable » et « nombre de médecins compétents estiment que les résultats obtenus sont supérieurs à ceux de toute autre méthode de cure (1) », à celle du Dr Saunal : « Les voyages des tuberculeux sur mer répondent à l'idéal de la thérapeutique (2) » et à celle à peu près semblable exprimée comme conclusion dans une thèse récente de la Faculté de Paris, reflet de l'opinion des maîtres et écho de l'enseignement classique : « La pleine mer seule assure à ces lois (de l'aérothérapie) l'application intégrale, absolue, et

1. Lindsay. *Traitement climatérique de la phtisie pulmonaire*, 1892, p. 160.

2. Saunal. *Asepsie et aérothérapie*, 1896.

le séjour des tuberculeux en pleine mer dans un sanatorium flottant et mobile doit être considéré comme l'idéal de la phtisiothérapie » (1).

L'un des auteurs, ayant passé plusieurs années sur mer comme médecin de la Compagnie Générale Transatlantique et de la Compagnie (méditerranéenne) de Navigation mixte, et ayant pu voir un certain nombre de cas de guérison, d'affections tuberculeuses notamment, s'est plu à réunir ses notes à ce sujet avec l'espoir de faire œuvre utile.

Ce travail est donc basé sur des faits, sur des observations cliniques. Par la suite seulement, nous avons étudié la partie théorique de la cure marine et vu, un à un, tous les facteurs thérapeutiques de la guérison.

Nous n'avons pas donné moins de soins à l'étude pratique de la cure qu'au côté théorique ou historique. Elle occupe la majeure partie de l'ouvrage. Celui-ci devient ainsi un vrai traité de thalassothérapie ou, plus spécialement, qu'on nous permette ce néologisme, de « nauthérapie ».

Ayant expérimenté longuement la vie en mer, nous avons pu décrire les plus menus détails de ce traitement et multiplier les conseils (indications et contre-indications, lignes, saisons convenables, navires, état du temps sur les mers aux diverses époques, vie à bord, sous les différentes latitudes, technique de la cure, emploi des journées, préparatifs, précautions, etc., etc.), de manière à répondre à toutes les questions que peut se poser le curiste pour sa

1. Cochy de Moncan. *Les lois de l'aérothérapie*, 1899.

santé ou son agrément, de manière à en faire un véritable manuel des malades et même, d'une façon plus générale, de tous ceux qui voyagent, de tous ceux qui aiment la mer.

L'agrément de la vie sur les océans vient lui-même ajouter aux bons effets du traitement. Aussi n'avons-nous pas négligé ce côté du sujet de façon à rendre, en outre, plus agréable la lecture de l'ouvrage.

C'est le seul travail d'ensemble qui existe sur cette intéressante question, sur cette cure naturelle appelée au plus grand avenir.

Récemment, n'avons-nous pas vu le roi d'Angleterre transporté pour convalescence d'opération chirurgicale sur le yacht *Victoria-And-Albert* ; le marquis Yto, le premier ministre du Japon, entreprendre un long voyage de santé sur l'Océan Pacifique d'après les conseils de ses médecins ; M. Waldeck-Rousseau, l'ancien président du conseil, aller également traiter son surmenage et les signes précurseurs d'une affection irrémédiable en de longues croisières ?

Citons encore les voyages de santé (1903) du Grand-duc d'Oldenbourg sur l'Atlantique, à bord du paquebot *Kaiser-Wilhelm II*, pour nervosisme d'origine cardiaque, et (1904) de l'empereur d'Allemagne sur la Méditerranée, pour convalescence traînante d'affection laryngée et bronchique.

La médecine se tourne de plus en plus vers les cures naturelles et, parmi elles, la thalassothérapie est une mine presque intacte.

Ce ne seront point les remèdes annoncés sous les

grands noms de Koch, Behring, etc., qui pourront jamais hélas ! la supplanter et la rendre inutile. Tout au plus peut-on espérer des progrès de la thérapeutique médicamenteuse une aide efficace à certains moments, dans la lutte anti-microbienne des tissus faibles, aide abrégeant la durée de la cure de régénération organique et étendant le champ d'action de celle-ci à des degrés plus avancés ou à des formes plus virulentes de la maladie.

Comme nous le disons plus loin, « il n'est pas un tuberculeux aisé qui ne dût consacrer une saison au traitement pélagièn », car, ainsi que nous le démontrons encore, « la mer n'est pas plus chère que la montagne. »

La cure en haute mer est, du reste, le pendant de la cure de montagne comme pureté de l'air, changement de climat, effets toniques, repos intellectuel et physique... et l'alternance même des deux cures est actuellement, dans de nombreux cas, (ce sera l'une de nos conclusions) la plus haute, la suprême ressource de la thérapeutique moderne.

De plus, notre étude répond au vœu de la commission du Congrès international de la Tuberculose, tenu à Paris en 1898, qui mit à l'ordre du jour du congrès la question de la cure de haute mer, question sur laquelle aucune communication ne fut faite alors.

Les congrès qui se sont succédés en France et à l'étranger, sans en excepter le récent congrès international de Paris (octobre 1905), n'ont pas éclairé non plus ce point cependant si important de la science. Nous croyons donc bien pouvoir dire que notre travail comble une lacune. Nous devons exprimer ici nos vifs remerciements à notre éditeur, M. Jouve, pour son obligeance et pour le concours précieux qu'il a bien voulu nous prêter, en apportant tous ses soins à la publication de l'ouvrage.

Ajoutons que le présent travail a été précédé (1900) d'une première étude sur le traitement de la tuberculose par la mer et d'une longue communication, avec observations, sur les voyages de santé en Méditerranée, au congrès de Naples, où l'un de nous préconisait déjà, dans tous leurs détails, les avantages de la médication pélagienne.

La cure de la phtisie par les voyages en mer n'a pas fait un pas en France depuis cinquante ans. Violemment attaquée par Rochard, qui l'avait expérimentée dans des conditions tout opposées à celles dans lesquelles nous pouvons la préconiser aujourd'hui, elle n'a récupéré le renom dont elle jouissait, avec Laënnec et Latour, que grâce à Peter et aux maîtres contemporains qui font dans le traitement de la tuberculose une place prépondérante à la cure hygiénique. Néanmoins, quoique convaincus de son efficacité, la plupart des praticiens, faute de documents, ne l'ordonnent point.

En Angleterre, par contre, la thalassothérapie n'a pas cessé d'être en faveur. Toutefois, si l'on peut lire quelques articles disséminés sur les résultats expérimentaux obtenus par ce traitement, il n'existe pas de travail d'ensemble, d'étude systématique sur ce sujet, basée sur les lois de la phtisiothérapie actuelle et sur les conditions présentes de la navigation. Le travail de Gilchrist remonte au XVIIIe siècle. Maclaren, Faber, Williams, ainsi que quelques autres auteurs, ont sans doute, il y a trente à quarante ans, disserté dans les revues sur cette cure, mais ils se confinaient presque exclusivement dans l'étude pratique et descriptive du voyage si spécial d'Australie par le Cap à bord d'un voilier. Le travail de Wilson (*The ocean as a heal resort*) publié vers la même époque est plutôt un guide du touriste à travers le Cap, l'Australie, la Nouvelle-Zélande et la Tasmanie et à bord des navires des compagnies anglaises qu'un ouvrage scientifique.

Dans la littérature scientifique américaine, malgré l'efficacité reconnue de la vie sur mer, malgré la construction récente de la « floating university » pour jeunes gens et de « floating hospitals » pour enfants, on ne trouve jusqu'ici que peu de documents sur cette cure.

En Europe, il n'est pas, à vrai dire, au point de vue des facilités du traitement marin, de nation aussi favorisée que la France.

L'Angleterre isolée, l'hiver, dans ses mers brumeuses et froides, et ayant surtout des lignes au long cours, ne peut, en l'absence de navire-sanatorium, réaliser en tout temps aussi commodément la cure marine autour d'elle. Le malade qui entreprend cette cure accepte d'avance d'assez lointaines traversées. Dans ces conditions, le voyage aux colonies du Cap et d'Australie, où le tuberculeux retrouvera en milieu anglais une image réconfortante de la patrie est, malgré quelques inconvénients, le voyage habituellement préconisé. A la belle saison cependant le malade a toute facilité pour faire la cure sur les lignes côtières et dans les mers ambiantes. Quant à l'Allemagne qui n'a d'accès que sur une mer où ce traitement est peu praticable une partie de l'année, elle a dirigé jusqu'ici la généralité de ses tuberculeux sur les grands sanatoria qu'elle a créés et qui, malgré les imperfections de la cure inhérentes à l'agglomération et à la rigueur du climat, donnent de très sérieux résultats.

Par la beauté de ses montagnes et la variété de ses climats, la France est aussi riche que les autres pays en stations d'aérothérapie ; elle est, en outre, mieux favorisée qu'aucun d'entre eux au point de vue de la cure marine.

Elle s'étend le long de la Méditerranée occidentale, ce royaume de la lumière et de l'azur, ce lac latin, si merveilleusement beau, dans le cadre de ses îles et ses rives fortunées, sur lesquelles s'élèvent les stations les plus réputées contre la tuberculose.

En sillonnant des mois entiers cette mer sur les confortables paquebots français, le tuberculeux pourra faire, avec une certitude de grand profit, une agréable cure d'air dans une atmosphère tonique et d'une idéale pureté.

D'autre part la France possède encore ses côtes océaniques d'où partent, soit pour le cabotage, soit pour des traversées plus longues (Portugal, Espagne et Méditerranée) une foule de navires sur lesquels le traitement est, en été, très praticable. Elle a aussi ses lignes de Bordeaux à Buenos-Ayres, dont les points extrêmes sont encore d'un climat assez doux pour qu'elles puissent servir à la cure sans présenter les inconvénients des différences de température que l'on peut constater au cours du voyage, néanmoins si vanté, entre les pays du Nord de l'Europe, le Cap de Bonne-Espérance et la côte sud d'Australie.

Toutes ces mers, qui sont à nos portes, constituent d'incomparables trésors thérapeutiques que nous laissons ignorés et inexploités. La tuberculose n'est pas, en effet, la seule maladie justiciable de la pleine mer, ainsi que nous le verrons tout au long de ce travail. Le traitement marin est une médication de la plus haute valeur contre *la neurasthénie, les suites du surmenage, la cérébrasthénie, les convalescences longues et pénibles, la débilité constitutionnelle, l'anémie...*

Il serait sans intérêt de refaire l'étude de la médication nautique à l'occasion de chacune de ces affections. On trouvera, dans l'historique et les divers chapitres, des opinions et des faits intéressant chacun de ces états morbides ; mais nous prendrons pour type, d'une façon générale, au cours de ces études, la cure de la phtisie, par excellence maladie de langueur et d'usure constitutionnelle.

Le traitement des affections que nous venons d'énumérer n'en diffère point du reste, sinon peut-être par un peu moins de rigueur obligée dans l'observation du repos. Mis à part ce qui a trait à une action spéciale et locale sur le poumon, il repose intégralement, comme nous le verrons, sur les mêmes prescriptions hygiéniques, sur l'action de l'aérothé-les effets identiques de la vie à bord et de la navigation elle-même, le changement d'air et de climat, enfin le repos intellectuel et physique. Ce que nous dirons pour la tuberculose s'applique donc d'une manière générale à toutes ces autres affections.

Le secret de la guérison, qu'il s'agisse de phtisie d'origine bacillaire ou d'affaiblissement par surmenage et excès, de neurasthénie, ou de convalescences, ne varie point. Il réside dans la régénération du sang, du système nerveux et de l'organisme entier, dans la désintoxication des tissus, dans la poussée de vigueur, de force, de vitalité enfin, dont la vie en mer est la cause.

Il est regrettable que les voyages sur mer, trop laissés dans l'ombre, ne soient pas plus familiers au public et plus habituellement recommandés par les médecins, que les cures de vacances ne soient point devenues d'une pratique courante pour tous les surmenés, les affaiblis, les valétudinaires, qui ne peuvent certainement trouver dans les villes d'eaux, et les stations où on les envoie, d'aussi puissants facteurs de guérison.

Pourquoi nos malades, nos tuberculeux surtout, émigrent-ils donc en foule en terre étrangère, vers les froides montagnes de l'Europe centrale, alors qu'ils ont à leur portée, sur les rives de France, en des mers riantes, une cure si efficace ?

Les résultats du passé nous donnent la conviction que lorsque cette méthode de traitement, mieux connue, aura été plus largement pratiquée, cette cure acquerra chez nous, pour le plus grand bien des malades, une vogue réelle, et qu'elle prendra, dans la thérapeutique de la tuberculose et des affections de langueur, la place qui lui revient légitimement, la première.

LIVRE I

Historique et Documents.

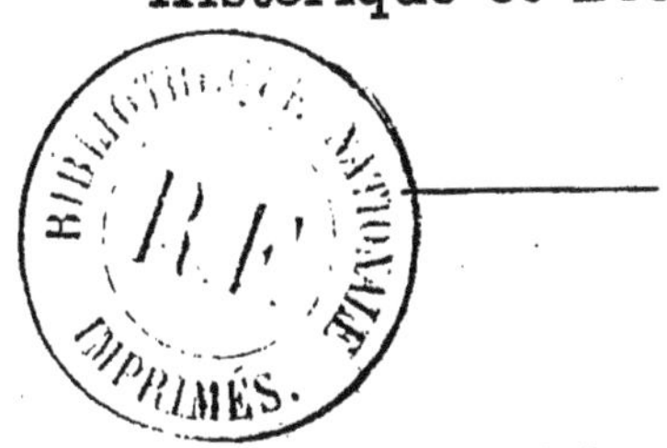

Des recherches poursuivies depuis des années dans les riches collections de nos principales universités françaises, et en outre dans un certain nombre de bibliothèques à l'étranger (Italie, Espagne, Angleterre, Malte, etc.), ainsi que des traductions multiples de publications étrangères, nous ont permis de reconstituer à peu près intégralement l'historique de la médication par les voyages en mer, médication qui remonte à vingt-cinq siècles.

Nous nous sommes attachés à cette étude d'histoire, non seulement dans le but d'éclairer aussi complètement que possible ce point de la médecine resté dans l'ombre, mais encore avec l'intention d'étayer notre opinion personnelle de toute l'autorité des maîtres qui ont traité le sujet, et enfin dans le dessein de donner au lecteur la faculté de juger lui-même avec toutes les pièces du débat sous les yeux.

Il trouvera en outre dans la lecture de ces documents beaucoup de détails pratiques, d'idées judicieuses, qui complètent le tableau de la cure, donnent de celle-ci une idée bien vivante et bien nette, ouvrent à la pensée de nouveaux horizons, détails et conseils qui ne peuvent être reproduits dans le corps de l'ouvrage.

CHAPITRE I

Antiquité et moyen âge.

Les voyages en mer jouissaient dans l'antiquité de la plus haute faveur dans le traitement de la tuberculose. Les médecins grecs et romains en étaient des partisans résolus.

La navigation tenait, en outre, une place importante dans la thérapeutique de quelques autres maladies, affections nerveuses, stomacales, affaiblissement général, etc.

Près de cinq siècles avant Jésus-Christ, HÉRODOTE, auteur d'une rare érudition et qui avait fait de nombreux voyages en mer, recommandait aux tuberculeux la navigation. Il leur conseillait de commencer par un voyage de soixante stades, c'est-à-dire sept mille marins, et d'aller peu après à cent-vingt stades.

EURIPIDE (480 avant J.-C.) écrivait que « la mer a raison des maux des humains ». HIPPOCRATE à la même époque (*Traité* περὶ ἀέρων, ὑδάτων, τόπων, *des Airs, des Eaux et des Lieux*), attribuait à l'air la plupart des maladies, suivant que ce dernier est plus ou moins abondant et plus ou moins pur.

ARISTOTE dans le livre Ier des *Prolégomènes* exalte la salubrité de l'atmosphère de la mer. Il signale aux médecins de son temps le parti qu'ils peuvent tirer, pour la guérison des maladies, de l'influence qu'ont sur l'homme les voyages en mer.

Il attribue les bons effets de la navigation à la pureté de l'air marin, à la température agréable dont il jouit et à la ventilation continuelle à laquelle il est soumis.

« Cur qui in navibus degunt, écrit-il encore, quamvis in aqua, coloratiores tamen sunt, quam qui in paludibus ? An loca commode aspirata coloris præbere hilaritatem possint. » (Aristot. Probl. Sect. 14. Quest. 1, trad. lat.)

Les voyages dans la Méditerranée orientale ont rétabli la santé de CICÉRON. Prédisposé héréditairement, semble-t-il, à la tuberculose (côté paternel), il entreprit, vers l'an 80 avant Jésus-Christ, époque où sa santé s'était gravement altérée, des voyages pour la rétablir dans les mers de Grèce, en Asie, à Rhodes, etc.

L'illustre romain, qui avait alors vingt-six ans, nous apprend lui-même qu'il était d'une grande maigreur et très débilité, que son cou était mince et allongé, qu'il crachait le sang et qu'il avait des troubles digestifs, qu'enfin il était menacé de perdre la vie en se livrant aux travaux de cabinet et du barreau.

A son retour, au bout de deux ans, il était, au dire de ses biographes, rétabli de sa maigreur et de son état maladif ; sa poitrine s'était fortifiée et guérie, et il n'eût plus d'hémoptysies.

CELSE, qui a résumé les idées des médecins grecs

et en particulier d'Hippocrate, écrivait au temps d'Auguste : « *Utilis etiam in omni tussi est... navigatio longa* ». (Lib. IV, cap. 4, sect. 4), et ailleurs : « *Quod si vera phtisis est, opus est, si vires patiuntur, longa navigatione.* Si id imbecillitas non sinit, nave tamen sed non longe, vectari commodissimum est. » « Dans le cas de phtisie réelle, il est nécessaire que le malade fasse un long voyage en mer, si les forces le permettent. Si la grande faiblesse l'en empêche, il faut encore qu'il fasse des voyages sur mer, mais petits » (1).

Il dit encore : Opus est cœli mutatione, sicut densius quam id est ex quo discedit æger, petilliter idieque optissime Alexandriam ex Italia itur » (*De phtisi*). Est-ce le climat particulier de l'Egypte qui jouissait dans l'idée des anciens d'une efficacité spéciale ? Non, car Pline, se faisant sur ce point l'écho de l'opinion de ses contemporains, nous dit expressément qu'on ne va pas en Egypte attiré par le pays lui-même, mais à cause du long séjour en mer qu'il faut faire pour y parvenir.

En dehors de cette traversée, prescription favorite des médecins romains, les petites croisières étaient aussi recommandées. Le yachting, comme sport de santé, était du reste très pratiqué. Horace nous apprend que chaque riche romain avait sa trirème.

Celse vantait aussi les voyages en mer dans les affections stomacales et nerveuses : « Si vero pituite stomachus impletur, utilis navigatio. Molestius est

1. Aurel. Celsi. *De re medica* lib. III, cap. XXII (p. 125, *in* édition Vedrennes, 1875).

si stomachus vitiosus est necessaria gestatio navigatio » (Lib. IV, cap. V). « Valentiora gestationum genera in alto mari nave, vero his conveniunt qui gravium morborum initia sic sentiunt, ut adhuc febre vacent. (Quod et in tabe et in stomachi vitiis et cum aqua cutine subiit et interdum in morbo regio sit) aut alii quidam morbi qualis comitialis, qualis insania est, sine febre, quamvis diu manent » (Lib. II, cap. 15).

PLINE L'ANCIEN (23 ans après Jésus-Christ) a remarqué que la navigation était de la plus grande utilité dans la phtisie (Plin. *Hist.* Lib. XXVIII, cap. 4). Nous trouvons rapportée par cet auteur l'observation d'Anneus Gallio qui après son consulat navigua pour se guérir de tuberculose avec crachement de sang.

Observation d'Anneus Gallio par Pline l'Ancien (1): « Prœterea est alius usus (maris) multiplex, principalis vero navigandi phtisi affectis, ut diximus, aut sanguinem exscreantibus sicut proxime Anneum Gallionem fecisse post consulatum meminimus. *Neque enim Ægyptus propter se petitur sed propter longinquitatem navigandi.* »

PLINE LE JEUNE (62 après Jésus-Christ) vante aussi la cure de la phtisie par la navigation. Nous trouvons mentionné dans ses lettres le cas de Zozimus, son affranchi, guéri d'un crachement de sang par le voyage d'Egypte.

Observation de Zozimus par Pline le Jeune : « Frangeret me tamen infirmitas liberti mei Zozimi. Nam

1. Pline. *Histoire naturelle.* Livre XXXI, chap. 6.

ante aliquot annos, dum intente instanterque pronunciat, sanguinem rejecit atque ob hoc in Ægyptum missus a me post longam peregrinationem confirmatus rediit nuper. » (Plin. *Epist.* XIX, Lib. V).

Les voyages en mer étaient alors une prescription habituelle dans la phtisie, et le voyage d'Alexandrie, on le voit, jouissait d'une grande réputation.

GALIEN (*Des médic. simples*, IX, I, S. 4, t. XII, p. 190) mentionne des malades qui étaient allés de Rome en Lybie, pour se guérir d'un ulcère du poumon et qui en revinrent complétement rétablis en apparence mais qui plus tard eurent des rechutes à la suite d'écarts de régime.

Galien envoyait ses tuberculeux à la station de Stabies par mer. Ils descendaient le Tibre et en quatre journées de plus passées sur mer, ils arrivaient à Stabies.

ARÉTÉE (DE CAPPADOCE) dans le traitement de la tuberculose préconise surtout la cure marine, les voyages et les promenades en mer. Celles-ci doivent être suivies de repos et de frictions. Il conseille aussi le lait.

« Si rien ne s'y oppose, dit-il, que le malade aille en mer et qu'il y vive longtemps ». « Nam si recte habuerit ægrotans, in mari gestatio fieri poterit, atque ibi vitam deget » (*De curat. phtisis*). Il dit que dans la phtisie la vapeur saline de la mer est propre à dessécher les ulcères pulmonaires (*De curat. morb. diut.* Lib. I, cap. 8).

« Causam declarant, écrit-il encore, quamobrem navigatio conferat phtisicis : hœc nempe est siccitas quam marinus habitus salsugine qua pollet, iis inducit. Hæc autem in ulceribus prœcipue expectenda : Si quidem sanatio ulceribus pulmoni, auctore Hippocrate, ipsa est exsicatio. Eadem de causa tabe laborantes Stabios mittebat Galenus ». (Arétée, *Traité* περι Αιτιων καί Σημείων, οξύων καί χρονίκων παθων. Edition Petri Pettiti et Johannis Wiggani, Lyon 1735, p. 289).

Il conseille aussi la vie sur mer dans la cure du mal de tête, de la lèpre et des affections rénales même, « vitam aquis diu ducenda et mare et navigatio conferunt ».

ANTYLLUS a également recommandé la cure sur mer d'après ce que dit Oribase (1).

CŒLIUS AURÉLIANUS regarde la navigation spécialement dans un climat éloigné, comme une médication des plus utiles dans la tuberculose (Cœl. Aur. Ch. ii 6, 13, p. 378) et ailleurs il écrit : « Et propterea vehementer utilis navalis gestatio atque longa navigatio et omne quod dare corpori fortitudinem potest ». De phtisica passione Lib. II, cap. 14). « L'air de la mer, dit-il aussi (Morb. chron. Lib. I, cap. I) est apéritif à cause des particules salines qui y sont en suspension et il nettoie le corps de ses impuretés ; enfin il y produit de tels changements qu'il semble qu'il le renouvelle ». « Etenim fluminales vel portuosæ atque stagni navigationes incongruæ judicantur, quoniam humectantes caput infrigident exhalatione terrena : maritimæ vero latenter atque sensim corpus aperiunt et salsæ proprietatis causa, corpus adurunt ; atque ejus habitum quadam mutatione

1. *Œuvres d'Oribase.* Traduction de Busmaker et Daremberg. Paris, 1876.

reficiunt », et plus loin (Liv. 3, chap. 8) : « Etenim lacerantior atque corporis apertionibus efficax ob salsitatem maritimus aer ».

Cœlius Aurelianus est également partisan de la navigation pour le traitement des affections névropathiques et gastro-intestinales, de l'hydropisie même. « Tunc adhibenda longa navigatio » (d'après Alexandre de Tralles). « Erit prœterea, perseverante passione, etiam longa navigatione curanda. » « Perfecta humoris detractione ægrotantes prœterea navicula exerceri hortamur » (De aurigine et elephantis, etc.). De même pour la cure des affections dites asthmatiques, il conseille de vivre longtemps en mer, ou dans une localité maritime : « Utilis denique maritima et plurima mare tenus conversatio » (De asthmate).

Œtius vante aussi les voyages en mer, non seulement dans la tuberculose, mais encore dans les maladies cachectiques et atrophiques, dans les obstructions glandulaires, les fluxions de nature froide, les fluxions bronchiques ou articulaires, les affections nerveuses. « Marinus vero (aer) fluidis affectionibus et prœsertim frigidioribus, utilis est et nervis per consensum affectis. » Œtius, *Tetrad.* I Serm. III cap. 162. « Verum gestatio per pelagum vehementissima est et mutationes plurimas et maximas facit... Omnia hœc composita sufficientem vim habent omnem veterem morbum exigendi et e corpore excludendi » (Œtius. *Medicin. Contract. Tetrab. prim.* Serm. 3, cap. 6).

Oribase attribue les avantages de la navigation à la pureté de l'air que l'on respire au large, aux vapeurs en quelque sorte « sèches » et non d'une humidité malsaine qui se dégagent de la mer, enfin à ses âcres émanations : « Quœ autem in navibus (sit gestatio) hoc magis habet quod in purgato aere, et in quo non humidi vapores sed sicci et acres sint, efficitur et ob eam causam est prestantior » (Oribas. *Medicin. Collect.* Lib. IV). Les lieux maritimes conviennent pour déterger, chauffer ou résoudre les lésions : « Loca vero maritima ubi detergendum aut calefaciendum aut aperiendum conveniunt. » (*Id.* Lib. IX, cap. II). Le meilleur air, écrit-il ailleurs, est celui qui est parfaitement pur : « Αρίστος ἀέρ εστίν ὁ αχρίβως χατάρος. » (Oribase περι Αερος, T. II. Liv. 9, tiré de Gallien, p. 281.

PAUL D'ŒGINE écrit également que l'air le plus sain est celui qui possède d'une complète pureté « Saluberrimus aer est exquisite purus. » Pauli Œgine *op.*

CASSIODORE (410 ap. J.-C.), secrétaire de Théodoric, conseille comme autrefois Galien d'aller faire de Rome une cure à la station maritime de Stabies (Cassiod. Lib. XI, *variar*).

Quelques siècles plus tard, l'arabe AVICENNE, traitant de l'action de l'air, professait que les maladies sont apportées par les vents. Il attache une grande importance à la qualité de l'air et au traitement climatérique. Il conseille la cure en Crète, île où l'on jouira du climat à la fois marin et montagneux ; ailleurs il dit encore : « In parvis vero navibus et magnis ferri confert... apoplexiæ et frigiditati stomachi et ejus inflatione... Sed navibus ferri in mare altum est fortius in removendo ægritudines quod nominavimus » (Lib. I, seq. I, doct. 2).

Les doctrines de l'Ecole Arabe, relativement au traitement hygiénique de la tuberculose, sont, du reste, en dehors de là, mal connues, et les documents sont assez rares. La traduction de manuscrits arabes non encore déchiffrés, qui se trouvent à la Bibliothèque nationale, fournirait peut-être quelques trouvailles intéressantes.

L'importance des facteurs thérapeutiques qui font la valeur de la cure marine n'avaient pas échappé à l'Ecole de Salerne. Dans ces célèbres Aphorismes, qui ont été en quelque sorte le code médical du moyen âge, elle recommande que l'air soit pur, translucide, rempli de lumière, et qu'il ne soit infecté par aucune mauvaise odeur : « Aer sit purus, sit lucidus et bene clarus, infectus neque se neque oleus fœtore cloacæ alteriusque rei corpus nimis inficientis ».

CHAPITRE II

Période moderne.

Le Dr Inglott (de Malte) nous fait connaître l'observation d'un compagnon de Christophe Colomb qui fut guéri par la navigation (1492) : « Déjà au temps de Christophe Colomb, dit-il, les bons effets de voyages en mer étaient connus. Je me souviens, en effet, avoir lu dans un vieux livre espagnol que l'un des hommes de l'équipage qui accompagnaient celui qui découvrit l'Amérique, souffrait de la phtisie, et à son retour à Lisbonne, après ce long voyage, il était parfaitement guéri ».

Ambroise Paré disait également avec beaucoup de justesse : « Davantage faut eslire au bon air, car le bon air ayde beaucoup à la conservation de la santé d'un chacun et recrée les esprits et toutes les vertus. Au contraire l'air obscur et de mauvaise odeur nuit merveilleusement parce qu'il engendre plusieurs maladies, fait perdre l'appétit, rend le corps languide et mal coloré et estouffe le cœur et pour le dire en un mot, il abrège la vie ».

Van Swieten (*Comment.* Vol. 1, p. 34) expose les bienfaits de la navigation. « Navi autem vehi conducit debilibus, si placido navis feratur motu, miram alacritatem, perspiratione aucta, solet excitare, famem augere, ingestorum digestionem promovere. » Parlant ailleurs du mal de mer, il en mentionne les bons effets pour les malades. « Illa autem quæ fit procelloso in mari jactatio, robustissimum hominem non assuetum, vertigine, vomitu, anxietate, ipso animi deliquio, efficit ; hinc casu aliquando morbos inveteratos sic sanari novimus. » Van Swieten. *Comment.* « in Boerhava Aphor, vol. 1, p. 34.

SENNERTO (*Disputatio medica de phtisi*, 1627, page 43), insiste sur la navigation rappelant l'opinion des maîtres, Celse et Arétée entr'autres. Il répète après ce dernier « pulmoni ulceribus quiddam siccum marina salsedo communicat » (1) et ajoute « eadem de causa ex Italia in Egyptum navigare suadebant. »

RAMAZZINI rend à son tour ce témoignage à la navigation : « Navis non est locus ad alendos chronicos morbos. » « Un navire n'est pas le lieu favorable au développement des maladies chroniques » (*De morbis artificum*, cap. x. Supplement.). Citons encore de lui cet aphorisme qui mérite de rester : « Tel air, tel sang » (*De la constitution de l'air*, 1691).

MEAD (*Monita et præcepta medic. cap. de febribus latentis*) écrit : « Dans toutes sortes de consomptions le changement d'air est généralement bon et quelquefois un long voyage en mer. » Il recommande les voyages de Lisbonne et de Naples. Il conseille aussi (cap. de Insania) la navigation dans les affections nerveuses et mentales : « Quin et terra marique peregrinari, multum juvat. »

1. Arétée de Cappadoce. « De morborum diuturnorum causis, signis et curatione », chap. VIII.

BOERHAVE n'a pas non plus oublié la navigation, en parlant des abcès ou ulcères pulmonaires, de la phtisie, des moyens de les rompre et de les déterger quand ils sont ouverts (*Boerhaavii Aphorism.*, S. 857-858).

FOREST dit « Multum enim virium adjicit hæc navigatio. Cymba molli et delicata et corpora implet ». Forest. Obs. LIII. Lib. XVI. Voir encore Foresti Schol. ad obs. XXXII, Lib. XIX.

CULLEN (*Eléments de médecine pratique*, traduct. Bosquillon, 1819, t. II, p. 199) parle de l'utilité des voyages en mer dans la phtisie. « La navigation est de toutes les espèces de gestation la plus efficace dans le cas d'affections de poitrine, en ce qu'elle est en même temps la plus douce et la plus constante ». Il croit que la cause des bienfaits de la vie à la mer vient plutôt de la navigation elle-même que d'une atmosphère spéciale. Néanmoins, ayant toujours pour objectif d'éviter l'inflammation des tubercules, il croit que la température plus modérée et la pureté plus considérable de l'air de la mer ont aussi leur effet propre. « Les voyages en mer peuvent prolonger la vie. »

GRÉGORY s'exprime ainsi : « Quidquid igitur boni ab exercitatione æquali, moderata et continua, in morbo aliquo percipitur, a navigatione, prœ omnibus aliis exercitationibus, jure expectandum est » (*De morbis cœlis mutatione medendis*).

REID affirme au sujet de ce traitement que « personne ne lui contestera, que les hommes jouissent sur mer d'une santé meilleure que dans quelque endroit de la terre que ce puisse être ». Il rappelle le voyage de Cook qui dura trois ans pendant lesquels la maladie fut presque inconnue. Il n'y eut qu'un malade.

Comme Robinson et Fothergill, il attribue au mal de mer une grande partie des avantages que les tuberculeux retirent des voyages maritimes.

Mentionnons encore, comme partisans de cette cure, dans la tuberculose, Sunderland, Whitt et Buchan, qui avait éprouvé sur lui-même l'efficacité du traitement marin. A cette époque les riches familles anglaises promenaient avec le plus grand profit leurs phtisiques sur la Méditerranée.

Ebneter Gilchrist, au XVIIIe siècle également, a été un apologiste enthousiaste de la cure par la navigation dans son livre « *The use of the sea voyages in medicine* », Londres 1756.

Nous allons fournir ici de longs extraits et les passages les plus saillants du travail de Gilchrist, à cause de l'importance de cet ouvrage dans l'histoire de la thalassothérapie. Ce livre eut au XVIIIe siècle un grand retentissement et fut plusieurs fois édité. Il eut une part prépondérante dans la renaissance de cette médication, et c'est autour de lui que se livrèrent les polémiques dans le cours du siècle suivant ; ce travail présente des vues très judicieuses et des pages d'un grand intérêt qui méritent d'être conservées. Cet ouvrage, d'après nos recherches, est aujourd'hui introuvable, même à l'étranger. Par un privilège bien exceptionnel, la bibliothèque du Pharo à Marseille en possède cependant un exemplaire en mauvais état qu'on a bien voulu nous communiquer.

Pour les raisons précitées, nous croyons devoir insister sur cet auteur et rééditer la partie la plus intéressante de son œuvre. Gilchrist est du reste un de ces vieux maîtres dont le grand sens clinique et thérapeutique a été rarement pris en défaut.

Il préconisait au XVIIIe siècle, comme on le fait aujourd'hui, l'usage des vins généreux dans les fièvres nerveuses ou typhoïdes et dans toutes les fièvres continues, éruptives ou autres, bien que, dit-il, cela ait excité la suspicion et l'étonnement de tous. Il était si certain, malgré l'aversion de ses contemporains, de l'efficacité de cette pratique, qu'il l'employait à l'exclusion d'une foule de remèdes nauséabonds qui n'étaient d'aucun avantage.

Il s'élevait encore avec force contre la saignée dans la tuberculose : « Les phtisiques en général n'ont pas trop de sang. Chaque goutte de ce fluide vital est précieuse et la perte en est irréparable. » Il prenait, par contre, la défense de la médication révulsive, tombée dans un complet discrédit. « Mais le moyen, dit-il, à un jeune médecin de prescrire un pareil remède (un cautère) ? Un barbon ne l'aurait peut-être pas voulu prendre sur lui. » Enfin l'un de nous a publié récemment dans la *Chronique médicale* une étude sur l'histoire de l'hydrothérapie dans les fièvres (1) où il signale, avec observations, le traitement systématique, tel que le prescrivait Gilchrist, des fièvres par les bains tièdes ou froids ou

1. Murat. *Traitement de la fièvre typhoïde par les bains au XVIIIe siècle. Un précurseur ignoré de Brand.* La Chronique médicale ; Revue historique de la médecine, août 1902.

légèrement chauds, à raison de trois ou quatre par jour.

Qu'on nous pardonne ces digressions historiques. Elles montrent toute la science et la valeur de ce clinicien, trop peu connu, dont les travaux semblent écrits d'hier et dont les opinions ne seraient pas reniées par un médecin contemporain.

Pour Gilchrist, les facteurs de la cure de mer qui convient à diverses maladies, surtout à la consomption, sont d'abord les *qualités de l'air marin :* son humidité (La Méditerranée seule, dit-il, fournit en un jour d'été, selon les calculs 5280 millions de tonneaux de vapeur) ; sa mobilité constante et par suite sa pureté ; l'atmosphère imprégnée de sel marin où les matelots passent des semaines et des mois ; enfin la douceur de l'air de la pleine mer.

Dans la tuberculose il est indiqué, dit-il, de résoudre les obstructions du poumon. Or, cette vapeur qui s'exhale de la mer est le remède le plus sûr et le plus efficace en ce cas, d'autant plus que cette humidité (qui est pure, qui n'est pas souillée des exhalaisons de diverse nature qui s'élèvent de terre, ou du moins qui ne peut l'être qu'au voisinage des terres et à certain degré) non seulement est propre à désobstruer les parties tuméfiées, mais encore à dessécher et à cicatriser celles qui sont ulcérées ; au moins telle est l'opinion de ceux qui ont regardé la navigation comme un remède dans cette maladie : « J'oserai encore ajouter que cette vapeur est certainement *antiseptique* et capable par conséquent de corriger la *disposition purulente* de la matière contenue dans les poumons et par là d'empêcher qu'elle ne produise une fièvre putride, si elle vient à être absorbée par les vaisseaux » (*In* Supplément, 2me édition).

L'air est plus chaud en mer pendant l'hiver et plus frais pendant l'été ; il doit être d'une salubrité plus que commune en toute saison.

L'air de la mer a des propriétés toniques particulières. Est-ce dû à la présence d'électricité ? « La mer n'est-elle pas une source abondante de cette matière électrique ? Quoiqu'il en soit, ce dont je suis bien sûr, d'après une observation constante, c'est que l'air de la mer contient un principe vivifiant et qui restaure, lequel surpasse de beaucoup tout ce que j'ai jamais pu observer de l'air qu'on respire à terre. Le retour si subit de l'appétit, des esprits, des forces, de l'embonpoint, et même d'une santé durable, sont les effets que produit un séjour en mer, même quelquefois de peu de durée... »

« ... En guise de ces applications artificielles, les anciens ont cherché à trouver un air chargé naturellement de médicaments propres à cette maladie. C'est dans cette vue qu'ils envoyaient ceux qui avaient les poumons ulcérés en Lybie ou autres lieux où ces malades ont vécu très bien plusieurs années en respirant dans les forêts un air chargé de particules de résine. » Galien envoyait ses malades à Stabies sur le rivage, aux pieds du Vésuve aux émanations sulfureuses et sèches.

Gilchrist a remarqué fort souvent que les malades étaient beaucoup mieux dans des endroits « où l'air est humide et tempéré, comme le remarque aussi

Frédéric Hoffmann qui fit la même observation. Or l'air sur mer a précisément ce caractère... »

« L'air marin semble être en possession de qualités réellement altérantes à cause des différentes particules salines et autres corpuscules qu'il contient ».

« L'air la de mer est vraiment pectoral ; il contient tous les médicaments propres à la maladie et il est un véritable baume pour le poumon malade. La chaleur douce, la nature balsamique et l'humidité saline de l'air marin, en font un remède propre à remplir toutes les indications qu'il est possible d'imaginer dans cette maladie... » « Le sel est le baume du corps. C'est moins à cause du goût relevé qu'il donne aux aliments qu'on s'en sert que pour empêcher le sang et les humeurs de tomber en corruption. (Fred. Hoffmann, *Opera*. tom. VI, p. 112). »

A l'atmosphère balsamique de la mer, s'ajoutent les émanations goudronnées du navire.

« Il y a dans l'air un certain principe nécessaire à la vie, dont nous n'avons pas une notion déterminée et qui n'y existe qu'autant qu'il jouit d'une circulation libre (p. 97). Peut-être aussi ce principe vivifiant existe-t-il en mer en plus grande abondance, puisque l'air y ait plus pur, plus doux et plus agréable. A ces égards l'expérience a toujours prouvé combien il était excellent, et rien n'est si commun que d'entendre parler de la fraîcheur de l'air de la mer, terme qui porte avec lui l'idée de sa grande pureté et de sa salubrité ».

« L'observation d'Aristote est aussi vraie que commune que les gens qui habitent les endroits marécageux ont l'air endormi et le visage pâle, pendant que ceux qui vivent en mer ont de belles couleurs quoique toujours au milieu des eaux. Et en vérité est-il possible de trouver des gens plus actifs, plus vigoureux, d'une santé plus ferme que les marins. Dans tous les cas où il y avait quelque espérance de guérison, lorsque j'ai ordonné la navigation comme remède et que le malade a suivi de point en point mon ordonnance, si la maladie n'a pas été tout à fait guérie par ce moyen, du moins les malades sont toujours revenus avec plus de santé, plus de forces, de l'embonpoint et une bonne complexion. »

Comme facteur de la cure, il faut ajouter aux qualités sus-énoncées de l'air de la mer, le fait de l'*exercice accompli par la navigation* et *l'action propre du mal de mer*.

« La grande action de l'air salubre est augmentée par la vitesse avec laquelle on le fend. » « Sur mer on chemine fort vite et en plein air, fort souvent aussi contre le vent, ce qui fait que la pression de l'air est fort augmentée. » C'est à cette pression inégale de l'air, à cette percussion alternative qu'on doit attribuer le bien-être de certaines personnes pendant les temps orageux.

L'exercice que l'on fait en mer est un des éléments de la cure. Le corps est comme bercé et dans un balancement perpétuel à cause du changement continuel du centre de gravité. « Les personnes les plus faibles et incapables même de supporter tout autre exercice, soutiennent très bien celui-ci qui leur donne des forces et de l'embonpoint. C'est quelquefois dans les plus mauvaises saisons et, par les plus gros temps, qu'ils se sont trouvés de beaucoup le mieux. »

« Le mouvement ondulatoire, dit-il encore, et les secousses que l'on souffre dans un vaisseau, ajoutent beaucoup à l'exercice, puisque par là les muscles se trouvent constamment obligés d'être dans un mouvement alternatif pour conserver l'équilibre. Enfin le choc de l'air de la mer produit des percussions répétées qui donnent au corps un exercice véritablement considérable. » C'est un exercice passif. « Cet exercice est constant puisque le vaisseau est dans un mouvement continuel. Le jour et la nuit, que l'on dorme, ou que l'on veille, le corps est toujours soumis à son action. En cela il diffère des autres exercices qui ne peuvent être pris que par intervalle et peu de temps. Cet exercice n'est pas accompagné de lassitude, de défaillances, comme souvent le sont les autres. Il convient aux malades faibles et débiles, attaqués d'une fièvre, sujets à des sueurs coliquatives ou qui, dans plusieurs autres cas, ne peuvent prendre des exercices un peu violents, alors que ceux qui sont doux sont insuffisants pour leur procurer la guérison. L'exercice obtenu par la navigation est sûr et, malgré cela, d'une puissante énergie ».

« Malgré le mal de mer qu'il donne au début et que l'on supporte du reste aisément, à quelque degré que soient les maladies auxquelles il est propre, il n'y a point à redouter cet exercice pourvu que cependant la machine du corps ne soit pas trop ruinée et que le cœur soit bon. Et même encore lors que la maladie est au dernier degré quelquefois il est avantageux. »

Il faut ajouter aux bons effets de l'exercice passif, l'action du mal de mer : Le mal de mer correspond on ne peut mieux avec l'usage ordinaire où l'on est de nettoyer les premières voies avant d'administrer une suite régulière de remèdes, ce qu'on appelle communément *præmittenda generalia.*

Mais ce n'est pas le seul bien que procure le mal de mer. En donnant une contractilité permanente à la fibre par les nausées durables, il rétablit le ton de l'estomac et des intestins, qui par faiblesse naturelle ou autre vice sont incapables de fonctionner. « Il est évident que la navigation renforce l'estomac et les intestins par la constipation qu'elle cause et le grand appétit qu'elle donne presque toujours aussitôt qu'on est embarqué, quelquefois dans le temps où il était tout à fait perdu et où d'autres moyens ne pouvaient le rétablir. » Le vomissement est en outre un désobstruant.

L'action du mal de mer étant précieuse on peut, dit-il, suivant les cas appropriés, n'exciter que de simples nausées ou des vomissements, et cela aussi longtemps et aussi peu de temps que le demanderont la nature de la maladie et l'état du malade. « J'ordonne souvent à mes malades de sortir, dans un bateau, une heure ou deux pendant la marée et de répéter fréquemment ces promenades. » En ce qui concerne les phtisiques, ceux-ci ne souffrent pas ou souffrent peu du mal de mer.

Du véritable usage des voyages sur mer. — « Les anciens ont été extrêmement minutieux par rapport à toutes les circonstances de la navigation. Ils ont distingué celle qui se faisait sur la mer d'avec celle que l'on pouvait faire sur les rivières. Ils ont distingué les occasions où il fallait naviguer le long des côtes ou en pleine mer, dans de grands ou dans de petits vaisseaux, dans de grands bateaux, à la rame ou à la voile, dans un vent violent ou dans une brise modérée. Ils ont aussi différencié la navigation dans un port de celle sur un lac. A de certains malades ils prescrivaient de longs voyages. A d'autres de courts. »

Dès le début de la phtisie « on ne doit mépriser aucun des remèdes efficaces, il faut les essayer tous, soit seuls, soit unis les uns aux autres ».

« J'ai toujours trouvé que la navigation était bonne pour la santé et suivie de succès dans le beau comme dans le mauvais temps, dans l'hiver comme dans l'été et sous tels climats que ce fut. C'est pourquoi, *il ne paraît pas qu'il soit nécessaire de faire une attention si scrupuleuse à ces différences* lorsqu'on veut ordonner la navigation, et il semble que, quant au temps où elle doit se faire, il faut ne consulter que la nécessité du cas. Quelquefois on se trouvera bien d'un temps orageux, parce qu'alors l'exercice est plus violent et que l'air a sur le corps une action plus forte. Les malades respirent un air rempli de corpuscules salins, d'une humidité balsamique capable de rafraîchir, de désobstruer et de déterger les poumons. »

« Pour obtenir encore plus d'amélioration, les malades doivent se tenir alors sur le tillac autant que faire se peut et s'exposer à l'influence d'un air aussi salutaire pour eux, et en même temps à l'exercice puissant auquel on y est soumis. C'est ce que j'ai toujours recommandé à ceux que j'ai fait naviguer... »

« J'ai quelque peine cependant à prescrire la navigation dans les saisons les plus défavorables où le temps est extrêmement inconstant... »

« La navigation est propre à guérir la tuberculose dans ses différentes formes et à ses divers degrés pourvu que la consomption soit encore curable, c'est-à-dire qu'elle convient dans les cas de simples obstructions, de simples tubercules crus et dans les cas de purulence et d'ulcération. Elle paraît également convenir aux symptômes particuliers, comme la fièvre, l'inflammation, l'hémoptysie, la bronchite. Dans le cas où il ne peut guérir radicalement, ce moyen procure au moins une suspension de la maladie qui permet d'utiliser d'autres remèdes pour guérir tout à fait. »

« La navigation seule suffit à la cure sans qu'il soit besoin de médicaments. S'il était nécessaire que les malades prissent le lait, les personnes riches peuvent avoir à bord des chèvres ou des vaches. »

Durée du traitement.—« Quelques malades, comme on peut le voir par les observations, se rétablissent en quelques semaines ou en quelques jours. Il faudrait pour d'autres malades qu'ils restassent en mer des années entières afin que leur cure fût complète et qu'ils n'eussent plus de rechute à craindre. Ce n'est pas que je veuille dire qu'ils devraient rester toujours sur mer ; mais ils devraient de temps en temps faire un voyage, ce qu'ont fait quelques-uns, encouragés par le succès qu'ils en retiraient. Cette méthode sera, je crois, plus efficace que de les envoyer aux eaux, de leur faire prendre le lait, etc. ».

« Si la faiblesse du sujet, l'incertitude de la cure, la crainte ou la répugnance du malade portent à ne pas prescrire la navigation, on enverra celui-ci dans une petite île ou sur une côte bien exposée. Là, il pourra se promener sur mer tous les jours, pour observer quels effets aura la navigation, et il s'accoutumera peu à peu à un voyage plus long. »

L'auteur anglais envisage aussi la navigation au point de vue prophylactique : « Peut-être serait-ce une bonne précaution pour ceux qui tirent leur origine de parents à qui cette maladie a été funeste, de vivre quelque temps en mer pour prévenir en eux le même accident lorsqu'ils sont parvenus à cet âge fatal où l'on est plus sujet à la catastrophe ? »

« Parlant de populations marines, Russel dit : « Elles ont les poumons sains et ne connaissent pas la toux. » J'ai fait la même observation sur une côte sèche et pleine de roches dont les habitants sont souvent en mer et se nourrissent de poissons à coquilles. Chez eux la consomption est fort rare, pendant que dans un canton situé dans les terres à quelques milles, et où le terrain est généralement sec, cette maladie est très fréquente. On remarque que c'est l'air de la mer qui contribue surtout à cet état sain des poumons capable de les préserver de tous symptômes tendant à la phtisie. »

« Ne serait-il pas d'une bonne économie politique, lorsque nous avons guerre sur terre et sur mer, d'envoyer sur les vaisseaux les soldats fluets, délicats et d'une santé chancelante. Les hommes élancés, fluets, au teint blanc, à la peau fine, aux cheveux blonds, s'y portent on ne peut mieux et y acquièrent une santé vigoureuse. Ces derniers meurent ordinairement de bonne heure des fatigues auxquelles est exposé sur terre le fantassin, ou bien des excès de libertinage, mal auquel pourrait un peu remédier la navigation. Cette vue ne mérite-t-elle pas d'être approfondie surtout dans un temps où l'on semble si fort s'occuper des idées de population. »

« Il y a longtemps, dit encore Gilchrist que j'avais conçu que de *vivre en mer pouvait être un remède spécifique* et j'avais embrassé cette opinion *au sujet d'un événement qui m'a touché de près.* C'est la nécessité et le hasard qui sont causes de ce travail. C'est un traitement à entreprendre au lieu de laisser le malade dans l'incertitude de quelque hasard qui seul peut opérer la cure ou de l'abandonner au chagrin et au désespoir. C'est toujours avec peine, ajoute-t-il, qu'on vient à bout d'introduire quelque nouveau remède ou de faire revivre ceux qui sont tombés en discrédit. »

« Je n'ai point parlé de la vie en mer ni fourni de conseils à ce sujet parce que je n'aurais pu rien avancer d'après l'expérience. »

« Si le remède prend, ce ne sera pas par mode à cause des incommodités; mais dans les maladies rebelles ces petits côtés ne sont pas à envisager. »

« Les observations que j'ai données de cures faites sur mer et les autorités que j'ai apportées pour les étayer, autorités des plus respectables, donnent une ample matière à de nouvelles expériences. Quant à moi, je puis dire que ce traitement n'a jamais manqué de répondre aux bons effets que j'avais lieu d'en attendre et que jamais dans aucun temps il n'a produit d'accident dangereux. »

« Après une longue réflexion et des observations répétées, je suis persuadé, dit-il encore, que l'air de la mer est celui qui convient le plus aux pulmoniques, et, si l'on y joint l'exercice de la navigation, la médecine, je crois, ne peut prescrire de remède plus sûr et plus propre dans les différents degrés ou états de la consomption. »

(*Sur l'utilité des voyages en mer pour la cure de diverses maladies, et notamment de la consomption*, Supplément).

Observations fournies par Gilchrist.

OBSERVATION I

Consomption.

« Un jeune homme, dont la mère et le frère aîné étaient morts d'une consomption, perdit entièrement son appétit, son embonpoint, et ce qui l'alarmait encore plus, ses forces à un certain degré. Il était tourmenté d'une toux rauque et sèche, il avait la fièvre, des sueurs nocturnes, son corps était décharné, la couleur de sa peau indiquait l'hecticité ; en un mot il ne paraissait pas devoir survivre à son frère de beaucoup. Il était d'ailleurs d'une complexion aussi délicate, du même tempérament, de la même stature et à peu près du même âge. Je pensai que ce serait perdre le temps que de lui prescrire les mêmes médicaments que j'avais ordonné, quelque temps auparavant, à son frère et je ne fondais mes espérances de cure que sur quelque choc heureux donné promptement à la maladie qui était déjà dans un degré assez avancé. Je lui conseillai un voyage sur mer. Dès le premier jour de ce voyage il eut grand appétit et en peu de jours il augmenta au point qu'à chaque repas, il aurait mangé volontiers les provisions du vaisseau ; sa toux perdit beaucoup de sa violence. Comme le bruit l'empêchait de dormir il se promenait souvent sur le tillac pendant la nuit, sans en ressentir aucun mal. Il venta si fort durant tout le voyage qui fut d'un peu plus de douze jours, que l'équipage était malade et prêt à abandonner le vaisseau ou à l'échouer. Pour ce jeune homme, il ne fut point du tout malade, et lorsqu'il fut arrivé à Bristol, il y passa trois semaines, comme je le lui avais conseillé. Il se remit ensuite en mer pour revenir. Le voyage dura un peu plus d'un mois et fut extrêmement orageux. Enfin il arriva vers la fin de novembre, gras, fort et bien portant. Il a vécu depuis en parfaite santé, sans qu'il y ait eu le moindre sujet d'appréhender le retour de sa maladie. Il y a longtemps maintenant qu'il a passé l'âge qui l'exposait le plus à le reprendre ».

OBSERVATION II

Consomption.

Il s'agit d'une tuberculeuse malade depuis plusieurs années, dont l'affection avait présenté plusieurs trêves. L'auteur lui conseilla la navigation : « Elle revint au bout de deux mois de ce voyage en parfaite santé. Il paraissait cependant lui rester encore quelque difficulté pour respirer, ce qui du reste ne l'empêchait nullement de travailler ou de faire de l'exercice. Quelque temps après, elle se maria, quitta son pays, eut des pertes et des chagrins, devint enceinte, consomptive et mourut. Il est à remarquer que, pendant ce voyage qui dura deux mois, elle n'en fit pas le tiers en mer ».

OBSERVATION III

Consomption.

Il s'agit d'un jeune homme atteint d'un rhume. « En peu de temps la toux devint forte, sèche, fréquente, la respiration courte, la fièvre continue et il crachait beaucoup. Nonobstant tout ce que l'on mit en usage pour subjuguer la fièvre, etc., il se trouva qu'au bout de six semaines on n'avait encore avancé en rien et que la consomption semblait très fort menacer le malade. Je proposai la navigation. Le vaisseau sur lequel s'embarqua le malade n'avait pas encore beaucoup cheminé qu'il fut obligé de relâcher par les changements de vents et de rester ancré douze iours dans une baie ouverte, exposée au sud. Le temps du reste était beau et la saison favorable. Là, le malade vivant dans l'air de la mer et exposé à un exercice fort doux recouvra la santé. Quoiqu'il y ait même plusieurs années d'écoulées depuis sa maladie, elle n'a néanmoins jamais fait mine de vouloir le reprendre ».

OBSERVATION IV

Consomption.

Un jeune homme fut saisi d'un rhume violent dans l'hiver, auquel succéda peu après une toux forte, profonde, continuelle et sèche. Comme sa santé ne se rétablissait pas, quoiqu'il se trouvât mieux au printemps et dans l'été, il fit en automne un long voyage. Ce fut alors que je le vis pour la première fois. Sa toux subsistait toujours, il avait la respiration courte, ses épaules étaient saillantes et il avait de la peine à faire une pleine inspiration. Il avait de fréquentes faiblesses, des défaillances, il était fort maigre, sans cependant avoir de fièvre ni de perte d'appétit, ni d'évacuations contre nature. Sa maigreur ressemblait à cette sécheresse, compagne inséparable de la vieillesse. Sur les conseils que je lui donnai, ce jeune homme s'embarqua immédiatement. Les sept premiers jours, il ne sentit en lui aucun changement, il avait seulement un meilleur appétit qui passa en dix jours qu'il resta terre. Au bout d'environ une semaine, s'étant remis en mer, la toux s'apaisa et l'incommoda beaucoup moins le reste du voyage ; son appétit augmenta, ses forces et son embonpoint revinrent. Arrivé à Lisbonne après 37 jours de mer, il resta dans ce pays, y passa l'hiver et revint au printemps : « Il a toujours été beaucoup moins fatigué de cette toux en mer qu'à terre. Pendant ses voyages, il se porte au mieux et au bout de deux ou trois semaines qu'il est à terre sa santé s'altère sensiblement. Il croit que ce dernier voyage qu'il a accompli et qui a duré sept semaines lui a fait plus de bien que tous les autres, lui a donné une santé qui paraît durable, quoique pendant tout ce temps la mer ait été fort orageuse. »

OBSERVATION V

Consomption.

Un monsieur prit un rhume en Virginie, qu'il garda pendant 7 ou 8 mois. Il vint en Angleterre pendant l'hiver et il fut sensiblement mieux pendant le voyage. Néanmoins, il toussait beaucoup, il avait un étouffement et un serrement de poitrine et sa respiration était laborieuse. Pour peu qu'il prît un exercice un peu fort, il crachait le sang. Il avait aussi des sueurs nocturnes et était fort amaigri. A peine espérai-je pouvoir l'empêcher d'empirer jusqu'à ce que la saison devînt plus favorable. Cependant l'usage des remèdes et un grand régime le soulagèrent un peu ; mais quoiqu'il en fut, il n'y avait pas d'apparence qu'ils pussent le guérir entièrement. La consomption avait fait de grands ravages dans sa famille. Il s'embarqua donc en mai. Je fus informé au retour du vaisseau qu'à tous égards il était assez amélioré et qu'il avait été si bien pendant la traversée, qu'il s'était cru permis de reprendre son train de vie ordinaire et que, lorsqu'il fut arrivé en Virginie, il reprit l'usage des bains froids selon son ancienne coutume. Quelque temps après, il tomba malade à la suite d'un voyage et mourut en peu de jours.

OBSERVATION VI

Consomption.

Un monsieur, pendant la dernière guerre, ayant été pris par les Français et obligé de passer plusieurs nuits humides sur le tillac, fut mis ensuite en prison. Il y fut pris d'un rhume violent, d'une forte toux, de fièvre et d'un amaigrissement qui dura plusieurs mois et avait toutes les apparences d'une consomption. Il fit un voyage à la Jamaïque et fut entièrement guéri sur mer.

OBSERVATION VII

Consomption accompagnée de crachements de sang et de pus.

Une jeune femme d'un tempérament lymphatique et délicat, tomba en consomption, maladie qui avait causé la mort de sa mère, d'un frère et d'une sœur. Elle avait depuis plusieurs mois une toux fort incommode pendant la nuit, des sueurs coliquatives, de fréquents crachements de sang, une fièvre de suppuration toutes les deux ou trois semaines et un crachement considérable de pus. Elle se plaignait aussi d'une douleur sourde et très incommode au côté gauche de la poitrine... Je lui conseillai d'aller en mer. Elle s'y trouva beaucoup mieux.

Ayant été obligée de passer quelque temps à terre dans un temps fort chaud et dans une localité mal aérée, elle fut reprise de ses crachements de sang.

En revenant, le vaisseau fut obligé de rester abrité dans un havre pendant un mois, à cause des vents. Pendant ce temps, elle allait tous les jours se promener dans un bateau, comme je le lui avais prescrit. A son retour, j'eus autant de plaisir que de surprise. Elle avait recouvré son embonpoint et son air de santé, et, de tous ses maux passés, il ne lui restait qu'un léger enrouement. Je ne pus jamais obtenir d'elle un second voyage. Elle disait qu'elle se trouvait très bien. L'hiver suivant elle eut quelques légers crachements de pus et de sang, mais néanmoins à tous égards elle était beaucoup mieux que l'hiver précédent. Au printemps elle fut attaquée d'une fièvre qui régnait alors, dont elle se tira ; mais depuis ce temps elle ne fit plus que languir, devint tout à fait phtisique et mourut.

OBSERVATION VIII

Suppuration des poumons.

Un homme, en travaillant, d'un tempérament robuste, ayant reçu sur la poitrine le choc d'un poids considérable, fut attaqué d'un crachement de sang qui eut des retours fréquents et dans lesquels il rendait quelquefois une ou deux livres de sang.

Il rendait aussi, souvent, du pus et en grande abondance. Enfin il était si maigre et si faible que pendant qu'il crachait le pus, il était obligé de garder le lit. Pendant l'été il fit deux ou trois petites traversées. Dès le premier voyage qu'il fit à la mer, il n'eut plus de crachements de sang : ensuite la matière purulente se tarit peu à peu et il recouvra ses forces et sa santé jusqu'à un certain point. Pendant l'hiver cet homme se surmena, s'enrhuma. « Il survint une nouvelle suppuration, une fièvre continue, des sueurs ; il perdit bientôt son embonpoint et mourut ».

OBSERVATION IX

Consomption à la suite d'une pleurésie.

Il y a quelques années, un jeune homme, à la suite d'une violente pleurésie, se trouva attaqué de symptômes aussi dangereux que la maladie qui les avait devancés. La douleur au côté continuait, il toussait fréquemment, crachait beaucoup, avait des sueurs profuses et était dans un grand marasme. Il y avait un an ou deux qu'il avait contracté cette maladie. Pendant l'été les sueurs et l'expectoration diminuèrent, mais il resta au malade une toux sèche et pénible et sa faiblesse était si grande, sa respiration si difficile, qu'il ne pouvait soutenir l'exercice le plus doux, même celui de la promenade, sans se reposer souvent. Il entreprit un voyage de cinq à six semaines et se trouva beaucoup mieux au bout de quelques jours. La toux cessa, l'appétit augmenta et le malade recouvra ses forces et de l'embonpoint. Aussi pendant le retour il prit souvent part aux travaux des matelots pour se distraire. La dyspnée passa aussi. A son retour, il se trouva en bonne santé et depuis il a continué à faire, pendant trois ou quatre ans, un voyage sur mer chaque année et toujours avec un succès manifeste ; de sorte qu'il n'y a plus que par les temps de gelée, ou quand le vent est à l'est, qu'il est sujet à avoir une petite toux et une respiration un peu gênée.

OBSERVATION X

Consomption.

Un monsieur qui venait de perdre sa sœur depuis peu d'une consomption, était sujet habituellement à une toux, qui augmentant de jour en jour, et accompagnée d'une expectoration abondante de matière épaisse, devint enfin fort incommode surtout pendant la nuit et le fit considérablement maigrir. Il fit un voyage sur mer de six semaines, pendant lequel il ne toussa presque point. Mais à son débarquement, ayant couché dans des draps humides, il s'enrhuma et la toux devint aussi fâcheuse que ci-devant. Malgré cela, il revint pendant l'hiver, gras, fort, bien portant, et cet état de santé continua pendant une année. Ensuite la toux augmenta, un crachement de matière vraiment purulente survint et, malgré les meilleurs moyens que j'ai pu employer, le malade mourut. Il est à présumer que la navigation a retardé considérablement en ce cas la consomption qui menaçait et qu'elle l'aurait même retardée beaucoup plus, ou peut-être guérie tout à fait, sans cet accident qui fit revenir la toux et surtout si le malade avait voulu retourner une seconde fois en mer.

OBSERVATION XI

Ulcère du poumon.

Il s'agit d'une personne, qui avait reçu un coup de pied de cheval dans la poitrine, et qui eut à la suite des crachements de sang répétés suivis d'un crachement de matières purulentes et sanieuses. L'auteur conseilla la navigation, dans un moment, il est vrai, où l'état du malade était déjà meilleur. Il fut dix-huit jours en mer et de retour il prit le lait à terre pendant une quinzaine de jours. Il revint méconnaissable. Il était considérablement engraissé, il avait un air mâle et était en état de faire à pied plusieurs milles, lui qui auparavant avait toutes les peines du monde à marcher doucement pour faire ses affaires. Depuis ce temps, et il y a quelques années de cela, il ne s'est plaint de rien. La navigation dans ce cas a-t-elle opéré la cure ou n'a-t-elle fait que la compléter?

OBSERVATION XII

Crachement de sang.

Un jeune homme grand et fluet, ayant une peau extrêmement fine, fut pris d'un crachement de sang qui reparut plusieurs fois et avec force. Après lui avoir fait faire usage de quelques remèdes, je lui conseillai d'aller en mer. Le voyage était de dix jours environ. A son retour, il fut quelques semaines sur mer à cause des temps orageux. On était alors dans l'hiver et il montait un petit vaisseau fort chargé qui fut obligé d'échouer. Il passa à la suite de cela quatre mois dans une localité maritime basse, humide et sujette aux brouillards. Ni le danger, ni la fatigue auxquels il avait été exposé, ni la résidence malsaine où il avait été obligé de passer quelques mois, n'altérèrent sa santé en aucune manière.

Il devint gras et fort et depuis plusieurs années se porte très bien à tous égards. Quant à cette maladie, je lui avais conseillé un voyage sur mer comme le moyen le plus court et le plus efficace qu'on put employer dans les circonstances fâcheuses où il se trouvait, non seulement pour empêcher les rechutes, mais aussi pour prévenir la consomption dont il était menacé et qui, au même âge que le sien, avait été fatale à deux de ses parents ; savoir, à un frère et à une sœur quelques années auparavant.

Telles sont les principales observations réunies par Gilchrist. « Si l'on redoutait dans le crachement de sang les efforts de vomissements possibles dans le mal de mer, il suffira de dire qu'on se sert souvent du vomissement dans des cas pareils et dans d'autres hémorrhagies avec beaucoup de succès. De plus l'expérience ne m'a laissé aucun doute sur l'efficacité certaine de la navigation en ces circonstances et sur l'avantage qu'en retirent les malades. »

« J'ai lu quelque part, dit-il encore (p. 236), une observation de flux utérin qui fut arrêté subitement par un voyage en mer. »

Gilchrist recommande aussi la navigation dans le traitement des affections vaporeuses et des maladies de l'estomac. Le mal de mer, en particulier, « procure un état nauséeux soutenu de longues heures, ce que l'on ne peut obtenir avec les médicaments ». L'action des brises cause à son tour un bien-être spécial.

« La passion stomachique des anciens ressemble on ne peut plus, à beaucoup d'égards, à cette grande maladie moderne nationale qu'on appelle les vapeurs. Les anciens regardaient la navigation comme le remède à ce mal, aussi bien qu'à plusieurs autres incommodités qui accompagnent toujours les affections des gens nerveux : telles sont les douleurs d'estomac... et la distension de ce viscère, la digestion difficile, le manque d'appétit ou l'appétit dépravé ». La navigation est également recommandable dans les maladies nerveuses comme l'hypochondrie, l'épilepsie, la paralysie, les affections maniaques, les maladies convulsives, les tremblements.

Un noir esclave, âgé de 14 ans, était atteint d'épilepsie depuis une chute. « Son maître ayant appris d'un monsieur qui faisait la médecine à la Jamaïque, que lorsque les esclaves ont des accès d'épilepsie un voyage les guérit quelquefois, l'envoya en mer. Au bout de 9 mois, en février 1756, il revint en Virginie et fut 18 mois sans avoir d'accès, excepté dernièrement où il en eut un léger, mais pour le présent il est fort actif et a tous ses sens à lui. »

« Un monsieur attaqué dans sa jeunesse d'ardeurs d'estomac, qui le tinrent plusieurs années, avait tout essayé. Appelé en mer pour affaires, il n'était pas à bord depuis trois jours que la tempête éclata et qu'il fut pris de vomissements répétés. Depuis ce temps, il n'a pas eu le moindre retour de sa maladie » (p. 331).

La navigation est encore à conseiller dans le mal de tête, dans les fluxions, les rhumes, les obstructions des glandes, la colique bilieuse.

Le Dr Town, à la Jamaïque, ordonne dans cette affection la navigation autour de l'île. « J'ai vu des personnes, dit Gilchrist, qui étaient réduites à la plus grande extrémité et presque aux portes de la mort, à la suite d'une colique qui avait duré longtemps, et qui en une semaine se sont refaites à un point qu'on ne peut exprimer, par la seule navigation. » Les voyages en mer sont à ordonner aussi dans l'asthme, car l'air de la mer est d'une nature doucement résolutive et détergente; de plus le mal de mer sera fort utile dans les maladies atrophiques et la cachexie, dans l'apoplexie, le rhumatisme, dans les convalescences difficiles et longues, dans la faiblesse constitutionnelle, chez les jeunes sujets, fluets, languissants, maigres, etc.

Baumes (*Phtisie pulmonaire*, p. 157, Montpellier, an III) fait les remarques suivantes : « Sortis du premier âge, il convient d'accoutumer les jeunes poitrinaires à des promenades sur les étangs (il s'agit sans nul doute des étangs de Thau, de Berre, etc., grands lacs salés voisins de Montpellier, et comparables au bassin d'Arcachon sur la côte de l'Atlantique), et même, quand on le peut, à de petites courses sur mer. Car la respiration d'un air vif et sain se combine ici avec les avantages d'un exercice réel quoique passif. On les ordonnera aussi aux jeunes gens, fils de phtisiques, pour prévenir en eux le même accident. »

« On a vu, dit-il dans son *Traité de la phtisie pulmonaire* (T. II, p. 124), les médecins anglais engager ces malades dans des voyages au long cours et les rétablir par ce seul moyen. »

THOMAS YOUNG (*A pratical and historical treatese on consumptives diseases*, London 1815) mentionne les belles observations de Gilchrist. Dans l'un des cas, dit-il, « les sueurs et la diarrhée furent suspendues pendant un temps considérable par l'effet immédiat des deux premiers jours de mal de mer. » Il rappelle les avantages du vomissement du début, améliorant l'estomac, modifiant l'ulcération pulmonaire, arrêtant l'hémorrhagie. « L'air de la mer, dit-il, à propos d'une observation typique, est le meilleur remède des hémoptysies. »

L'air de la mer paraît aussi utile, quand le temps est mauvais, que lorsqu'il est beau. Il montre les avantages du sel dans l'air marin. Il signale aussi un fait qu'il a observé. Il s'agit de côtes où les habitants mangent beaucoup de poisson salé et où « la phtisie est décidément beaucoup plus rare que dans l'intérieur à quelques milles. »

« Les personnes les plus débilitées supportent la fatigue de la navigation sans inconvénient et souvent avec avantage ». Il cite des appréciations favorables à la cure de mer de Bayle et de Portal (Observ. sur la nature et le traitement de la tuberculose pulmonaire. *Mémoires de l'Académie de Paris*, 1780, et 2 vol. in-8, Paris 1809), etc.

« Les voyages en mer, dit-il encore, sont très recommandés, les particules salines paraissant dessécher les ulcères ». L'exposition modérée à l'embrun est sans inconvénient et même avantageuse. Il relate un cas de grande amélioration chez un malade, qui recevait abondamment sur lui la poussière saline de la mer soulevée par le vent.

Notre grand Laënnec, au commencement du dernier siècle, mettait également hors de pair le traitement de la tuberculose par la navigation : « Je suis convaincu que dans l'état actuel de la science, *nous n'avons pas de meilleurs moyens à opposer à la phtisie que la navigation* (1) et, l'habitation au bord de la mer dans un climat doux et je les conseille toutes les fois que cela est pratiquable. »

« J'ai essayé, l'hiver dernier, d'établir dans une petite salle de l'hospice de clinique une atmosphère marine artificielle à l'aide de varech ou goëmon frais *(fucus verrucosus)*. Douze phtisiques y ont été traités durant quatre mois. La maladie est restée stationnaire et chez quelques-uns l'amaigrissement et la fièvre ont sensiblement diminué. Neuf se croyaient guéris et ont quitté l'hôpital. Un seul cependant

1. Laënnec. *Traité d'auscultation médicale*, p. 468.

donnait des espérances de guérison. Le varech ayant manqué au printemps, la maladie a repris une marche rapide sur les trois malades restant à l'hôpital. »

« La plupart des chirurgiens de la marine, dit-il ailleurs (*Tr. d'auscult.*, t. II, p. 167), que j'ai eu l'occasion de consulter, m'ont affirmé qu'ils n'avaient jamais vu un homme devenir phtisique à bord et qu'ils avaient vu souvent des marins, dont la poitrine paraissait fortement compromise au moment du départ, revenir dans un état de santé parfaite ou d'amélioration remarquable. »

Les adversaires de la cure marine ne manquent point de rappeler que Laënnec a en vain cherché pour son compte la guérison sur les plages de l'Océan ; argument en réalité d'une bien faible portée et surtout vis-à-vis de la cure par la vie au large, aux premiers stades de la tuberculose, telle que nous la décrivons dans ce travail.

Broussais tout en reconnaissant les avantages de la vie en pleine mer, où la température est uniforme et l'air vraiment salubre, ne partageait pas « l'illusion pieuse » de Laënnec et n'attachait aucune valeur aux petites croisières, à la navigation le long des côtes.

Rilliet et Barthez sont partisans des stations maritimes pour les enfants devenus phtisiques.

Bricheteau recommande aux tuberculeux le traitement par la navigation : « C'est une nouvelle vie, de nouvelles habitudes, une nouvelle masse d'air ambiant sans cesse offerte aux organes respiratoires. C'est d'ailleurs quant aux mouvements une existence passive, une gestation permanente en plein air, exempte des mouvements nécessaires au transport par terre, qui ne comporte aucune fatigue corporelle, aucun travail au-dessus des forces du malade ; d'un autre côté, cependant, la navigation en mer est une source d'émotions sans cesse renouvelées, de commotions organiques toutes spéciales dont quelques-unes peuvent agir profondément sur les malades. »

Il est convaincu aussi (*Traité des maladies des voies respiratoires*) de l'action thérapeutique du mal de mer.

JAMES CLARCK préconise, comme les auteurs anglais ses devanciers, le traitement par les voyages en mer, mais réclame pour obtenir une guérison véritable des cures prolongées de longs mois (1).

« La navigation, dit BOSQUILLON, parlant de l'action favorable des voyages en mer, est un exercice continué jour et nuit. » D'Auneriest constate à Scheweningen, station voisine de La Haye, que l'air marin calme la toux et diminue l'expectoration.

DUJAT (*De l'influence des climats sur la production et le traitement des affections tuberculeuses*) (2) écrit que « les longues navigations sont très salutaires aux personnes maladives ».

Il est comme Laënnec persuadé des excellents effets du changement d'air et des voyages chez les tuberculeux. La cure par les voyages en mer n'est pour lui nullement contre-indiquée chez les tuberculeux hémoptoïsants ou fébriles. « Le mouvement du navire, dit-il, produit une légère excitation de tout le

1. J. Clarck. *Pulmonary Consumption*, 1835, p. 334.
2. Dujat. *Gazette médicale*, 3 février 1838.

système nerveux ; le mal de mer des premiers jours donne lieu à une perturbation qui devient très favorable à la digestion. Les rhumes sont très rares dans les hautes mers : C'est un fait reconnu par tous les marins. »

« Mon ami, le Dr Pichorel, ajoute-t-il (page 70), a fait un voyage au Bengale avec un officier de la marine marchande qui, malgré son état phtisique avancé, a été embarqué sur l'assurance donnée par le Dr Huet, chirurgien de la marine au Havre, que le voyage, loin d'aggraver les symptômes, arrêterait la marche de la phtisie. En effet à son arrivée à Calcutta, après quatre mois de mer, cet homme se trouva beaucoup mieux. »

« Nous avons ramené de Rio-de-Janeiro un matelot phtisique que plusieurs médecins avaient jugé ne pouvoir pas vivre jusqu'à la fin du voyage. Il avait une caverne, des sueurs abondantes, une faiblesse très grande. Cet homme s'est mieux trouvé dès le moment de son embarquement. Il a repris un peu de force. Son appétit est devenu vif. Il mangeait plus que je ne lui accordais. Malgré les indigestions répétées, qui aggravèrent par moment sa maladie, à notre arrivée au Havre, il était mieux qu'au départ. »

Roquette a observé deux tuberculeux dans un voyage d'Europe à Loanda. L'un, matelot à bord, soumis aux fatigues et aux privations, n'observant aucune hygiène, s'aggrava et mourut. L'autre, embarqué comme passager, retourna en Europe amélioré et engraissé. (Pietra Santa, *Tr. de la phtisie*).

Fournet (*Recherches cliniques sur les premiè-*

res périodes de la phtisie, Paris, 1839), recommande aussi les voyages en mer (1).

Levêque dans sa thèse sur « La Navigation, moyen thérapeutique (2) », conseille la vie en pleine mer dans la tuberculose. Il rapporte des observations de diarrhées chroniques, de dysentéries guéries par la navigation.

Louis (*Recherches sur la phtisie*, 2e édit., 1843, p. 658), ne nie pas l'influence de la navigation sur la phtisie, mais il dit que cette influence n'est pas démontrée et qu'il faut en appeler à l'expérience, à une expérience véritable et non trompeuse sur la valeur de ce moyen comme agent thérapeutique.

En 1842, M. Boudin également considérait l'action bienfaisante de l'atmosphère marine dans la phtisie comme étant contestable ; mais les recherches des médecins anglais sur la fréquence comparée de la phtisie dans leur marine et leur armée de terre, ainsi que le mémoire de M. Balfour à la Société de statistique de Londres, le portent à reconnaître dans son *Traité de Géographie médicale* (1856) que la phtisie cause infiniment moins de pertes dans la marine que dans les diverses armées de terre de l'Angleterre, de la Prusse, de la Suède et de la Bavière, etc. ; que « si l'action curative du séjour en mer reste à éluci-

1. Voir également Mac Sherry. *On the influence of sea life on healt. American J. M. Sc.* Philadelphie 1849 ; Verhaeghe : *De l'air de la mer et de son action sur l'organisme.* Bruxelles 1852. Dubreuilh, *Influence de la vie à bord sur la santé.* Thèse de Montpellier, 1852.

2. Levêque. Thèse de Montpellier, 1853.

der, son action préventive est toujours incontestable. »

MONNERET et FLEURY (*Compendium de médecine pratique*, 1845) citent les observations suivantes :

« M. GIRARD, de Marseille, a vu plusieurs malades s'éloigner dans un état presque désespéré et recouvrer la santé à mesure qu'ils s'approchaient des latitudes intertropicales, tandis que de retour à Marseille ils étaient promptement repris de symptômes graves et ne tardaient pas à succomber. Y a-t-il simple coïncidence, dit M. Valleix ? L'amélioration a-t-elle été produite par la navigation dans un pays chaud et humide ? Cette amélioration peut-elle nous faire espérer qu'avec plus de persévérance on obtiendrait une guérison complète ? Ce sont autant de questions importantes que l'observation seule pourra résoudre. »

FOISSAC (1854) (1) est partisan résolu de la cure marine dans la tuberculose, et il ajoute : « Gilchrist, Buchan, d'Auneriest, de Scheweningen, viennent à l'appui de ce que nous avançons... L'air marin, dit M. RACOULET (*Coup d'œil sur l'hydrothérapie en général et sur les bains de mer*, p. 69) a pu opérer seul des guérisons complètes et inespérées de phtisie... »

« Le Dr FOVILLE ne s'est-il pas bien trouvé, pour une affection de poitrine ayant résisté à tous les moyens de l'art, de son voyage à Sainte-Hélène, à bord de

1. Foissac. *Traité de météorologie*.

la « Belle Poule », lorsque le prince de Joinville alla chercher les restes mortels de Napoléon Ier ? »

« DUBLEC d'Obstrekam parle de la guérison d'un ouvrier qui atteint d'une phtisie, et en offrant les signes les plus tranchés, acquit une vigueur remarquable de constitution en échangeant sa profession avec celle de marin. »

Le Dr POUGET (de Bordeaux), médecin inspecteur des bains de Royan, cite dans *l'Union médicale* (8 février 1855), à l'actif de la cure marine dans la tuberculose, trois cas de guérison. Le premier est une observation personnelle. Il s'agit d'un garçon de 13 ans, atteint au cours de ses études de phtisie et porteur de tubercules ramollis. Sur le conseil de son médecin, il se fait marin et revient guéri après sa première campagne. « Il a vingt ans aujourd'hui, dit le Dr Pouget, et est en pleine santé ».

Les deux autres cas sont rapportés du Dr GARNIER (*Voyage médical en Californie*). Il s'agit de deux jeunes gens, dont l'un fut pris pendant la traversée de tous les symptômes de la phtisie aiguë. Mais, au troisième mois, celle-ci s'arrêta et il débarqua à Valparaiso avec toutes les apparences d'une bonne santé. Le deuxième, atteint de bronchite spécifique au début, reprit ses forces et débarqua dans un état assez satisfaisant pour prendre le rude métier de mineur.

GRISOLLE, dans son *Traité de Pathologie interne*, dit que ce mode de traitement, sur lequel la science attend des documents, paraît avoir été fréquemment utile. Toutefois, à la suite de la communication de Rochard, il écrivait que ce médecin qui a beaucoup navigué *est venu détruire à peu près l'opinion favorable* que l'on pouvait avoir sur la navigation.

L'Académie de médecine mit en 1856 au concours le sujet suivant : « Influence de la navigation et des pays chauds sur la marche de la phtisie. »

Ce fut le travail si étudié du Dr Rochard, fruit d'une grande expérience acquise dans la marine militaire qui fut couronné.

Dans ce mémoire, où il se montre l'adversaire résolu de la navigation dans la phtisie, ROCHARD cite, pour les diverses mers du globe, d'après des statistiques qui portent exclusivement sur la marine de guerre, la mortalité et la morbidité suivantes :

1° Ligne des Antilles : Sur 28 navires et 7288 hommes il y a eu 264 décès dont 24 de phtisie soit $\frac{1}{11}$ 188 renvois dont 31 pour phtisie, soit $\frac{1}{6}$.

2° Ligne d'Océanie et des mers du Sud : 3829 hommes, 124 décès dont 39 de phtisie, soit $\frac{1}{3}$; 17 renvois dont 11 pour phtisie, soit $\frac{1}{1,5}$.

3° Ligne de l'Inde et de Chine, 1028 hommes : 95 décès dont 13 de phtisie, soit $\frac{1}{7}$; 22 renvois dont 1 pour phtisie, soit $\frac{1}{22}$.

4° Ligne du Brésil et de La Plata, 1322 hommes : 60 décès dont 9 par phtisie, soit $\frac{1}{6,6}$; 19 renvois, dont 7 pour phtisie, soit $\frac{1}{2,7}$.

5° Ligne de la Côte Occidentale d'Afrique, 3144 hommes, 148 décès dont 6 par phtisie, soit $\frac{1}{24}$; 126 renvois dont 14 par phtisie, soit $\frac{1}{9}$.

Au total 16.611 hommes, 691 décès dont 91 de phtisie ou $\frac{1}{7,59}$

Ces statistiques ne peuvent avoir qu'une valeur bien relative comme indication pour le curiste sur la salubrité des diverses mers. Il faudrait tenir compte du séjour plus ou moins longuement prolongé dans tel port malsain ou salubre. Un malade porté sur les lignes de La Plata, peut avoir contracté les germes de son mal avant le départ de Brest et avoir aggravé son état dans les ports du Sénégal.

La navigation pratiquée dans des conditions aussi défectueuses, ne peut évidemment dans la plupart des cas protéger contre le progrès des lésions tuberculeuses tant de matelots, qui, obligés à bord aux plus rudes travaux, font périodiquement à chaque escale des imprudences de toute sorte et s'y livrent aux pires excès.

De ces statistiques, en partie confirmées par des statistiques semblables de Salomon, Rochard concluait que la proportion des tuberculeux dans la marine est plus élevée que dans l'armée de terre.

Nous devons ajouter que ces statistiques sont en complète contradiction avec celles établies dans ces dernières années pour la marine anglaise qui tendent à prouver « la rareté relative de la phtisie pulmonaire dans la marine comparée à sa fréquence dans l'armée de terre ». Laënnec, d'après les médecins anglais de son temps, avait également rapporté des statistiques concordant avec ces dernières. Wiesdach, Verhaëghe, etc., ont aussi constaté la moindre fréquence de la tuberculose à la mer.

Rochard incrimine dans la vie de marin les fatigues, les brusques changements de température, l'humidité constante, le refroidissement causé à chaque instant par le passage subit de l'atmosphère étouffante que l'entassement crée dans l'intérieur du navire à la température fraîche du pont, cause de bronchites ; les longues heures de quart, etc...

Néanmoins il ne voit pas, dit-il, de bien sensibles différences entre les matelots en service commandé sur les bâtiments de guerre et de riches curistes voyageant sur des navires confortables. « A part quelques nuances de bien-être, tous les navires se ressemblent au fond... » et il conclut, qu'à part des exceptions, la phtisie marche plus rapidement sur les navires qu'à terre.

Les conclusions de cet auteur si défavorables à la navigation, ne peuvent plus s'appliquer à notre époque, le manque absolu de confortable des marins à bord des navires de guerre de son temps, sur lesquels ont porté ses observations, n'ayant plus rien de commun avec le bien être que trouvent dans les luxueux paquebots d'aujourd'hui les voyageurs aisés, libres de leur temps et maîtres de leur itinéraire.

De plus, Rochard visait les voyages au long cours, les campagnes habituelles sous les latitudes tropicales et jugeait l'action des climats torrides, plus dangereuse qu'utile pour le tuberculeux. Ainsi s'explique son opinion hostile à la cure et l'on comprend que Fonssagrive ait pu ajouter : « Les malades trouvent-ils au moins dans les effluves miasmatiques qu'élabore avec tant de profusion le littoral des pays torrides une compensation à tant de dangers ? Hélas ! non, personne ne croit plus au bénéfice de l'antagonisme palustre et c'est pour eux un péril à ajouter aux autres ! »

Ces objections, en tout cas, ne pourraient en rien s'appliquer à la Méditerranée et à nos côtes de l'Atlantique qui sont pour la cure des Européens des lieux d'élection. Enfin une longue expérience des médecins anglais a aujourd'hui bien démontré que les voyages au long cours, celui du Cap ou d'Australie notamment, malgré le passage de la zone torride, loin d'être pernicieux donnent de brillants résultats. Il ne faut du reste pas oublier l'accoutumance étonnante des phtisiques aux variations de climat bien mise en lumière par divers auteurs. (Voir Knopf. *Les Sanatoria*, p. 491) (1).

« Imposez aux malades, disait très bien déjà Forget, les habitudes indolentes des créoles des Antilles ; et vous serez obligé de beaucoup rabattre de vos chiffres mortuaires. Vous avez pris pour vos statistiques de pauvres soldats ou de malheureux marins obligés de faire faction et de travailler rudement sous un soleil vertical, et voilà vos preuves de l'influence

1. Voir aussi sur cette question Blumenfeld. *De l'influence des phénomènes météorologiques sur le cours de la phtisie.* Wurtzbourg, 1892.

pernicieuse des climats chauds sur la phtisie. » (1).

La cure d'altitude donne les meilleurs résultats, mais comment la jugerait-on si l'on ne voulait voir de bien sensibles différences, à « quelques nuances près », entre une cure à Leysin, par exemple, et un engagement dans les régiments de chasseurs alpins, entre un séjour au sanatorium d'Aubrac à 1400 mètres d'altitude et un poste de facteur rural dans la même localité ?

Dechambre n'accepte pas non plus les conclusions de Rochard. Il ne peut consentir à abdiquer « devant une armée de chiffres, une conviction fondée sur des faits positifs et rigoureusement observés. »

Rochard, et à sa suite Leroy de Méricourt, n'ont vu qu'utopie dans l'idée d'un sanatorium flottant, mais de leur temps on eût sans nul doute, et à plus forte raison, jugé tel aussi le projet de sanatoriums et de colonies de phtisiques à créer sur les hautes montagnes, dans la solitude des grandes neiges.

Nous croyons que l'opinion médicale sur ce point s'est entièrement modifiée. Nous lisons dans une thèse récente, présentée à la Faculté de Paris, thèse très étudiée sur « Les lois de l'aérothérapie » « Ainsi, par déduction, nous sommes amenés à considérer la cure marine comme l'idéal de la phtisiothérapie et nous comprenons que la conception de véritables sanatoria flottants destinés à recevoir les tuberculeux hante plusieurs esprits. » « Le sanatorium flottant que l'on peut organiser avec tout le confortable voulu et conformément à toutes les lois

1. Forget. *Principes de thérapeutique*, 1860, p. 256.

de l'hygiène *est théoriquement le meilleur mode de traitement de la phtisie.* Pratiquement il est possible, si l'on veut bien ne pas trop le dénigrer et apporter à sa réalisation la somme d'efforts voulus et de dépenses nécessaires. » (De Moncan, *loc. cit.*, p. 211).

L'opinion des auteurs contemporains sur les vues de Rochard, que nous citerons au cours de cet historique complètera la réfutation que nous devions faire ici de ce travail dont les conclusions étaient si hostiles à la thalassothérapie et ont, dans la suite, pesé si longtemps sur la cure marine.

Fonssagrive, ancien médecin en chef de la marine, professeur d'hygiène à la Faculté de médecine de Montpellier, consulté par Amédée Latour sur l'influence des pays chauds et de la navigation, écrivait à l'*Union Médicale* (19 mars 1857) une lettre dans laquelle il s'associait aux conclusions de Rochard pour ce qui est de l'influence des climats torrides sur la phtisie pulmonaire ; mais faisait des réserves en ce qui concerne la navigation. Il répétait que « si la phtisie marche chez nous, elle galope dans les climats chauds », et ajoutait : « Si j'avais une fille malade, je ferais comme Young, je la porterais plus près du soleil… mais non trop près, car les poumons des tuberculeux sont de la matière des ailes d'Icare. » et il plaçait cette zone favorisée entre les latitudes de Bordeaux et de Florence.

Quant à ce qui est de la navigation, il faut, dit-il, distinguer : celle-ci lui paraît nuisible comme carrière militaire ou civile ; « Mais il est permis de se demander *si le passager d'un navire confortable*, si le somptueux propriétaire d'un yacht de plaisance qui s'y crée toutes les douceurs du confort britannique et suit le soleil de port en port, ne retirent pas quelque bénéfice de leurs migrations ?... Mais c'est là un point qui n'a pas été scientifiquement mis à l'étude et qui dès lors ne saurait être jugé pour le moment. »

Amédée Latour commentant et résumant cette lettre, nous donne à son tour son opinion autorisée sur cette question : « Quant à l'influence des voyages sur mer, M. Fonssagrive distingue très judicieusement la part d'influence qui revient à ces voyages faits dans les conditions de la marine militaire et marchande, de celle que l'on peut espérer dans les conditions de confort et d'agrément. *Toute la question est là.* Résolue irrésistiblement par les travaux de Rochard en ce qui concerne la profession de marin, elle attend des documents nouveaux et une observation prolongée en ce qui concerne le voyage sur mer comme moyen thérapeutique. *Mon expérience personnelle me conduit à attribuer une très grande influence à ce moyen.* Il n'est pas d'année où je n'aie à me féliciter d'avoir conseillé le voyage méditerranéen, par les paquebots de Marseille, faisant de nombreuses relâches en Sicile, à Malte, à Smyrne, à Constantinople, etc. Quand les indications d'un pareil voyage existent et peuvent être remplies, c'est un adjuvant des plus sérieux de la phtisie pulmonaire, qui n'a pas dépassé le terme où elle est accessible aux moyens de l'art (1). »

1. *Union médicale*, 19 mars 1857.

Dans son ouvrage sur le *Traitement de la Phtisie pulmonaire*, Latour dit encore : « Les voyages en mer paraissent avoir une influence heureuse sur la marche de la phtisie ». « Je ne crois pas que le mémoire de Rochard ait dit le dernier mot sur cette question intéressante. M. Rochard n'a pas traité la question académique, mais il a traité cette autre question bien différente : De l'influence de la profession de marin sur le développement et la marche de la tuberculose pulmonaire... Le tort de Rochard a été de conclure de ces études à l'inutilité des voyages en mer comme thérapeutique. Les médecins pourtant ne prescrivent pas aux tuberculeux leur enrôlement dans la marine impériale... Dans les deux cas les conditions de la cure étant entièrement opposées, quoi d'étonnant à ce que les résultats soient différents... Comme le dit M. Dechambre, *en pareille matière un fait positif a beaucoup plus de valeur qu'un grand nombre de faits négatifs* ».

Latour dans la cure sur mer vante « l'atmosphère saline, le renouvellement incessant de l'air, le changement radical d'habitudes et cette vie particulière se *passant au plein air sans fatigue* et source d'émotions toujours nouvelles. » N'est-ce pas là les lignes directrices de la thérapeutique actuelle de la phtisie ?

Le Dr Hameau (d'Arcachon) rapporte le cas d'un habitant du pays parfaitement guéri d'une tuberculose pulmonaire avancée et héréditaire par la seule habitude qu'il avait prise de vivre constamment sur le Bassin. Il mourut vingt ans après d'une hypertrophie du cœur.

Dancel écrit vers la même époque dans son livre

sur « *L'influence des voyages sur l'homme* » : « Un médecin italien Baglivi a consigné dans ses ouvrages tout le cas qu'il faisait de ce moyen, qui selon lui, arrête le développement d'un grand nombre de maladies, et en guérit certaines qui ont résisté à toute espèce de médications. Il nous apprend que, dès son temps, l'on reprochait aux médecins de faire voyager des malades atteints d'affections longues et difficiles à guérir, à cause de l'inefficacité des drogues et parce qu'on ne savait que leur ordonner. « Putat vulgus quod medici mutationem aeris in longis et difficultibus morbis indicunt, non ad valetudinem et levamen, sed pro remediorum inscitia et quod aliud facere nesciunt » (*Baglivi opera omnia*). « Les voyages sur mer, dit-il, apportent de grands changements dans la constitution des personnes qui sont embarquées pendant un certain espace de temps. L'air vif, saturé de principes salins, les aliments du bord, toujours toniques et excitants, les mouvements du roulis et du tangage, tantôt forts, tantôt faibles, sont autant de causes d'excitation et de travail organique, chez les hommes sains ou malades. »

« Dans certaines maladies, de longue durée principalement, les médecins cherchent à obtenir une modification dans la manière d'être de leurs malades. Il n'y a pas de moyen plus efficace, pour parvenir à ce but, que les voyages sur mer. Une fois embarqués tout est changé pour eux, l'air, les aliments, l'habitation et les habitudes. Aujourd'hui *beaucoup de nos médecins les vantent, comme le remède par excellence.* Le capitaine Cook a écrit que les hommes d'une frêle constitution devenaient sains et vigoureux après sept ou huit mois de navigation. »

« On a encore conseillé les voyages sur mer à la fin des maladies et pour consolider les convalescences pénibles. Ils peuvent être dans ces circonstances souvent utiles, mais il faut les employer avec prudence. »

« Les phtisiques au premier degré, dit-il encore, pourront seuls être soumis à l'action des voyages en mer et avec de grandes précautions après avoir d'abord essayé l'effet qu'aura produit sur eux l'air maritime. » Dans les périodes avancées, l'auteur craint pour les malades « un redoublement de leurs maux. A ces périodes, l'air de la mer pourrait seulement être favorable en consolidant un rétablissement bien confirmé » (p. 264).

Dans les hémoptysies simples, sans complication, il recommande le climat de Naples : « Je pense qu'il serait avantageux de s'y rendre tantôt par mer, tantôt par terre. Ici les effets d'une courte navigation seraient favorables et viendraient en aide. » (p. 134).

GIGOT-SUARD, dans son *Traité de climatologie*, p. 95 et suivantes, étudie les voyages en mer. Après avoir énergiquement réfuté les idées de Rochard, il indique à quels malades surtout s'adresse ce traitement : « Les malades auxquels on peut conseiller d'aussi coûteux remèdes appartiennent pour la plupart aux classes élevées de la société. A cet âge de la vie où les passions parlent plus haut que la raison et dans des conditions de fortune qui permettent de les satisfaire, il est bien difficile de résister à l'attrait des plaisirs à l'aide desquels la jeunesse des grandes villes escompte trop souvent l'existence : c'est déjà rendre un grand service aux tuberculeux que de les arracher à ce milieu. Une fois à bord, la vie la plus calme commence pour eux : longues nuits de sommeil, repas réguliers, vie au grand air, absence de toute préoccupation, silence des passions, conditions analogues en un mot à celles que tant de malades vont chercher aux eaux thermales, aux bains de mer ou à la campagne. »

Après avoir montré la grande influence du changement d'air et d'habitudes, il indique les régions les plus propices à la cure : « Les latitudes du 28e au 46e degré de latitude boréale et le 30e de longitude occidentale et orientale, qui circonscrivent la zone des principales stations méditerranéennes sont aussi celles qu'il faut assigner aux valétudinaires pour leurs pérégrinations nautiques. »

Parlant du rôle attribué au mal de mer, il dit : « Les vomissements et les nausées du mal de mer profitent certainement aux tuberculeux, par la dérivation qu'ils provoquent du côté du tube digestif, mais un mal de mer trop prolongé aurait des inconvénients chez les gens affaiblis. »

Il conseille dans les croisières des relâches de courte durée, à Madère, en Sicile, à Malte, etc.

Il expose ensuite les avantages de l'air marin : « L'air de la mer, dit-il, est tonique et stimulant par sa mobilité, sa densité, sa pureté, et les matières salines qu'il renferme. Son application au traitement de la phtisie pulmonaire découle de ces qualités. Ainsi les voyages maritimes ne devront être conseillés que contre les formes atonique et catarrhale de la maladie à sa première période et exceptionnellement au commencement de la seconde. Les mouvements congestionnaires et la réaction fébrile sont des contre-indications formelles, car la navigation devient funeste aux phtisiques atteints ou menacés de complications inflammatoires. »

Il montre la différence radicale qui existe entre l'air du littoral et de la pleine mer, tout à la faveur de ce dernier. « Il serait, dit-il, difficile assurément de trouver un ensemble de conditions plus favorables aux tuberculeux. » Il prône aussi la mer dans les débilités congénitales et chez les lymphatiques.

THIERCELIN, médecin de la marine marchande, proclame l'efficacité des voyages en mer dans son ouvrage intitulé « *Traitement et curabilité de la phtisie* (1) » : « Eclairé que je suis par une pratique navale de près de six années, instruit par la constance de l'amélioration survenue dans l'état des malades par le seul fait du déplacement, encouragé aussi par des guérisons évidemment dues au séjour des phtisiques sur des navires en cours de voyage, j'ai déduit de mes observations les propositions suivantes comme bases de tout traitement : Emigration vers des contrées plus favorables ; vie à la mer pendant un temps suffisant ; inhalation de l'air marin. »

« De tous les phtisiques que j'ai soignés à la mer, nul n'avait atteint 30 ans, nul n'avait plus de quelques mois de navigation. C'était en général des novices ou des pilotins de 15 à 20 ans. Je sais qu'on peut m'objecter que les phtisiques arrivés à la période

1. Edition de l'Office médical et pharmac. de France, rue Gît-le-Cœur, (1859).

grave de la maladie n'auraient pas été embarqués et auraient par conséquent échappé à mon observation. C'est vrai, mais j'ai vécu longtemps avec les mêmes hommes. Des trois voyages que j'ai faits, l'un a duré près de quatre ans (1). »

« J'ai vu se développer pendant ce voyage des maladies de toutes sortes. Dans une relâche au Chili, j'avais 47 scorbutiques dont 8 ou 10 mourants, et la phtisie n'est jamais née à bord. Des jeunes gens ont été embarqués phtisiques et ils ont guéri. Pourtant aux rhumes fréquents, aux sueurs nocturnes, à l'amaigrissement, à la faiblesse, aux hémoptysies, à la matité plessimétrique, à la respiration rude et incomplète, aux craquements secs et humides, on ne pouvait méconnaître la maladie. Je me rappelle un jeune mousse chez lequel les crachats nummulaires, le gargouillement, le tintement métallique, etc., m'avaient permis de constater et de limiter des cavernes. »

« Quand je me suis séparé de ces jeunes gens, ils étaient tous bien portants. Pour tout remède je leur avais donné de l'eau de goudron, de l'iodure de potassium et de l'huile de tête de souffleur obtenue par expression à froid. C'était bien peu comme thérapeutique, mais nous naviguions par de faibles latitudes (presque toujours sous les tropiques), par des températures moyennes qu'on ne trouve qu'à la mer, par des vents presque constants ; mais ils travaillaient souvent dans le gréement, ils respiraient l'air pur de la haute mer, ils étaient nourris de viandes salées et

1. Thiercelin. *Journal d'un baleinier*. In-18, Hachette.

absorbaient par conséquent et forcément beaucoup de chlorure de sodium chaque jour. »

« Ils étaient sur le gaillard d'avant et par cela même forcés d'aspirer l'air chargé de poussière d'eau de mer, car la mer brise toujours à l'avant du navire, orienté au plus près et fouette à la figure le matelot. »

« On dit que la mer est fâcheuse : oui, si l'on arme de Toulon pour les mers brumeuses du Nord. Aussi... les voyages sur mer devront être faits sous les tropiques, ils seront d'une longue durée et les malades devront dans une certaine mesure partager les travaux et la nourriture de l'équipage. »

L'auteur prévoit le jour où les voyages en mer pour la cure de la tuberculose « *deviendront une des prescriptions les plus communes* ». « Les pères de famille pensent que l'éducation n'est complète que lorsque leur fils a fait son tour du monde. Ces voyages doivent donc être des voyages de circumnavigation. »

« Sur un navire de 400 tonneaux, par exemple, on place un équipage de six à huit vieux matelots seulement et on embarque cinquante jeunes gens phtisiques au premier degré. On veille à l'aération, à la bonne nourriture, comprenant une fois par jour des viandes salées, à la propreté du navire, à un régime de discipline. »

« Partis de Toulon, ils parcourent la Méditerranée dans son grand diamètre en atterrissant de temps en temps ; mais ils reviennent à bord le soir et font des excursions dans les campagnes qui bordent la mer. Ils visitent la Sonde, Madère, etc. En deux ans la santé est tout à fait restaurée. »

« On peut faire l'objection que ces grands voyages ne s'appliquent qu'aux hommes. Aux jeunes filles isolées une semblable existence serait en effet difficile à réaliser. »

« Depuis que j'ai abandonné la pratique navale, j'ai pu envoyer sur mer bon nombre de jeunes gens de 18 à 20 ans chez lesquels la phtisie était confirmée et avait été constatée par des médecins en qui j'avais moi-même toute confiance. Je leur ai prescrit les voyages dans les conditions que je viens d'exposer et, à part quelques-uns que j'ai perdus de vue, tous les autres ont éprouvé une amélioration notable. Ceux qui y sont restés assez longtemps *ont parfaitement guéri. Plusieurs sont mariés aujourd'hui et pères de famille bien portants* ». « Au retour les malades se moquaient du médecin : « Voyez donc comme je me porte. On m'a pourtant condamné comme phtisique ». « On m'accusera peut-être, ajoute-t-il, d'avoir rêvé des utopies, d'avoir avancé des paradoxes... je m'en consolerai en pensant que presque toutes les vérités ont commencé par avoir cette réputation dans le monde. »

Shnepp, d'Alexandrie, discutant dans son livre sur « *Les climats de l'Afrique septentrionale* », la question des voyages en mer, s'élève contre les appréciations de Rochard : « Nous reconnaissons volontiers, dit-il avec M. Bertillon (*Annales d'hygiène publique*, 2e série, n° 35), que l'insuffisance des enquêtes de M. J. Rochard ne conduit à aucune conclusion si ce n'est à celle de *l'innocuité* de l'air marin sur les phtisiques. Mais voici un nouveau travail de statistique, basé également sur la proportion des malades et des décès observés et enregistrés dans les hôpitaux de la marine française des mêmes ports de mer, travaux également communiqués à l'Académie impériale de médecine de Paris en 1856, également par un chirurgien de la marine, M. Garnier, lequel est amené par un semblable procédé de statistique à des conclusions diamétralement opposées à celles de son collègue, M. Rochard. Les conclusions de cet auteur, chirurgien de la marine, sont confirmatives par conséquent de celles qui découlent des relevés des médecins anglais. »

« Les documents, s'ils ne sont pas absolument les mêmes, sont tout à fait analogues pour l'un et l'autre statisticien. Leur relevé porte sur les décès par phtisie enregistrés dans les mêmes hôpitaux, et M. Rochard et son collègue, M. Garnier, comprennent dans leur énumération les ravages de la tuberculisation produits parmi les marins, les troupes de la marine, les ouvriers de l'arsenal qui pêle-mêle alimentent les hôpitaux de nos ports de mer. » Ils ont comparé toutes ces pertes avec celles que la même cause amène dans l'armée de terre, en prenant pour point de départ la statistique de Benoiston de Chateauneuf, rectifiée déjà par M. Michel Levy.

Au point de vue qui nous occupe, ces documents présentent peu de valeur. « Qui aurait jamais songé, comme le dit Rochard, qu'on pût vouloir tenir compte de l'influence de la navigation et de l'atmosphère marine sur des hommes atteints de phtisie ou menacés simplement de tuberculisation, quand on sait combien ceux-ci sont entassés sur les navires, dans des espaces étroits, chauds et humides, et exposés par leur rude métier de marins à passer alternativement, de ce milieu où ils respirent un air confiné et vicié sur le pont où les surprennent le froid, les vents, les pluies et les tempêtes ? Qui aurait jamais songé à chercher une action bienfaisante de l'air marin respiré sur ces bâtiments de long cours, toujours suspects d'encombrement, d'après Pringle ? Nous ne parlons pas de la vie de marin qui est une existence remplie d'excès de tous genres, et que nos confrères statisticiens de la marine oublient tout simplement de faire entrer en ligne de compte dans leurs relevés mortuaires. Tout le monde sait d'ailleurs combien les conditions hygiéniques de l'armée sont supérieures à celles des marins embarqués, et le service des troupes de terre est certes moins pénible que celui des hommes de l'équipage en mer... Suivant nous, les conclusions de Rochard sont anticipées, et d'autres documents deviendront indispensables avant qu'on puisse se prononcer dans une question aussi vaste et aussi grave... »

« En appliquant donc aux faits que nous venons de citer, des interprétations plus justes et la méthode même que M. Blache a invoquée, mais seulement contre M. Garnier, nous avons reconnu leur peu de valeur, soit pour confirmer, soit pour infirmer le degré d'influence que l'atmosphère marine exerce sur la marche de la phtisie... »

« *Mais qui donc a jamais songé à placer des phtisiques parmi les hommes d'équipage des bâtiments de guerre?* »

« Encore une fois, ce n'est pas la mer qui a été funeste à ces malheureux phtisiques, mais bien leur genre de vie et les conditions hygiéniques dans lesquelles ils se trouvent placés. »

« Cette question de la navigation dans la phtisie est donc tout entière à traiter, non pas bien entendu à l'aide de documents fournis par les marins et les hommes d'équipage qui composent le personnel d'un bâtiment, mais par des observations relatives à des voyageurs libres et placés dans des conditions favorables. C'est alors seulement que l'on pourra apprécier le rôle que le mal de mer, si inhérent à la navigation, joue dans la marche de la phtisie. C'est alors seulement qu'on reconnaîtra l'influence que le genre de vie pendant la navigation doit avoir sur des hommes soustraits au tracas des affaires, sur des jeunes gens enlevés aux veilles, aux fatigues, aux excès des grandes villes. C'est en tenant compte de toutes ces modifications qu'on pourra déceler la valeur réelle qui revient à l'influence de l'atmosphère marine et à la navigation. » (p. 332)

Leroy de Méricourt, professeur à l'Ecole de médecine navale de Brest (Considérations sur l'air marin et la navigation dans la phtisie, *in Archives générales de médecine*, 1863) (1) soutient comme Rochard, et à l'aide d'arguments identiques, la thèse opposée à la cure marine. Il admet toutefois que dans certaines conditions il est possible que le turberculeux subisse par la navigation une amélioration, « mais il faudrait pour obtenir ce résultat un navire spécial, réunissant un ensemble de conditions hygiéniques

1. Leroy de Méricourt (*Arch. génér. de médec.*, octobre et novembre, 1863, p. 557 et suivantes).

difficiles à réaliser à bord de ceux qui ont une mission à remplir. »

Discutant l'opinion de Shnepp sur la question des voyages en mer il dit : Pour recueillir les observations que notre savant confrère d'Alexandrie regarde, avec raison, comme indispensables à la solution du problème (observations prises sur des curistes libres placés à bord des bâtiments confortables et non sur des marins de carrière) l'étude devrait porter sur des sujets prédisposés ou au premier degré de la phtisie, sur des hommes que l'on soustrait aux soucis et aux fatigues...

Il faudrait armer exprès un bâtiment dans des conditions exceptionnelles de confortable, embarquer un certain nombre de voyageurs... soumis à l'examen minutieux d'un médecin habile qui les suivrait à bord.

On enverrait pendant la belle saison cette maison de santé flottante croiser au large dans une zone déterminée à l'avance, la Méditerranée par exemple. Si les conditions météorologiques demeurent constamment favorables, si aucun incident fâcheux ne vient compromettre la cure, peut-être obtiendra-t-on ainsi une amélioration. Mais ce navire spécial n'existe point, ni dans la marine de l'Etat, ni dans celle du commerce...

Si souvent on constate sur les malades transportés en mer une amélioration notable au large, c'est qu'il s'agit de malades soustraits à un climat excessif ou malsain.

Au reste, « il ne faut pas avoir été sérieusement malade à la mer, à bord du plus beau navire, dans les conditions les plus favorables de la hiérarchie, il ne faut pas avoir vu avec quelle anxiété les convalescents attendent leur débarquement, même dans un port de relâche, pour songer à faire d'un navire une maison de santé. »

Nous objecterions à cette opinion que, à notre avis, les tuberculeux à la période prodromique ou au premier degré, ceux pour qui la cure est particulièrement indiquée, ne sont pas d'ordinaire des malades dans un état grave pour le présent, et ne s'y croient point. Ils vivent de la vie commune, ont des forces et n'ont en rien la mentalité déprimée des rapatriés, officiers ou soldats, minés, épuisés, qui souvent ont failli mourir loin de leur famille, qui sont dévorés par l'impatience du retour et la nostalgie du pays natal; et qui, entassés dans les bâtiments de transport et encore soumis à la discipline, n'ont ni la complète indépendance, ni aucunement les aises, le confortable ou les espérances de guérison sur mer d'un curiste volontaire.

Traitant la même question dans le *Dictionnaire des sciences médicales* (1), M. *Leroy de Méricourt*, tout en se montrant opposé à la navigation, surtout aux voyages au long cours, dit pourtant: « On pourrait conseiller la navigation à petites doses, c'est-à-dire de courtes excursions pendant les belles journées dans une bonne embarcation, un navire, un yacht muni d'un abri, mais à condition de revenir chaque soir coucher à terre... On comprend que la nutrition

1. *Dictionnaire encyclopédique des sciences médicales*. T. XII. Leroy de Méricourt, article *Navigation*.

augmente et que les sujets affaiblis, convalescents ou valétudinaires, ne tardent pas à bénéficier de ce nouveau genre de vie. »

« C'est à cette existence menée en partie sur la plage, en partie au large, que les populations du littoral, composées de pêcheurs et de caboteurs, doivent cette robuste santé et cette vigueur qui les caractérise ».

M. Leroy de Méricourt reconnaît en outre l'action tonique de la brise de mer sur la muqueuse des voies respiratoires et pense que les bronchites, l'asthme, peuvent être améliorés à la mer. Il croit aussi aux bons effets de la navigation sur l'hypocondrie.

MESTIVER (1) (1864) dit avoir constaté par l'examen thermométrique des urines que la chaleur du corps se modifie suivant les latitudes, au gré des changements de la température extérieure. Il s'associe, en ce qui concerne les voyages au long cours des phtisiques, aux conclusions de Rochard. Il trouve nuisible le repos et l'absence d'exercice musculaire que ces voyages occasionnent.

III

Période contemporaine.

Le Dr RODERICK-MACLAREN qui s'est guéri lui-même par la navigation, s'appuyant non seulement sur l'ex-

1. Mestiver, médecin de la Compagnie des Messageries maritimes. Influence du changement de climat sur la température du corps, 1864, *in Journal de médecine de Bordeaux*, p. 241.

périence qu'il a faite sur sa personne, mais encore sur d'autres malades, recommande beaucoup ce mode de traitement. (*On a long sea-voyage in phtisis pulmonalis, British Review*, 1871, p. 193) Il a observé sur un certain nombre de phtisiques qui s'étaient embarqués avec lui pour l'Australie que le voyage en mer, qui avait duré 82 jours, avait eu sur le plus grand nombre des malades une influence excellente qui s'est traduite, entr'autres symptômes, par la *cessation de la toux* et *des hémoptysies*, ainsi que par l'augmentation des forces et du poids du corps.

Salis-Cohen conseille aussi particulièrement les voyages sur mer dans la phtisie *ab hemoptoë.*

Walshes (1871) dit que les voyages en mer produisent des modifications dans la santé qu'on attendrait en vain d'un autre moyen ou série de moyens. « Non seulement j'ai vu la phtisie pulmonaire s'arrêter et atteindre le maximum possible de réparation, mais même la transformation de toute la constitution être telle que celle-ci était mise en état de résister à une nouvelle atteinte. »

Les résultats sont surtout excellents chez les jeunes adultes. Il s'associe à l'opinion de Gilchrist qu'il n'y a aucun danger d'hémoptysie par la navigation. Il croit que ces voyages sont à conseiller même dans la tuberculose avec excavation. Ils sont très utiles en cas de diarrhée, d'anorexie, etc. Cet auteur note l'augmentation de l'appétit à la mer, la facilité de plus en plus grande de la digestion, spécialement des graisses, et, à la suite, un accroissement de la vigueur et des forces qui est parfois aussi rapide qu'il est marqué. Il recommande surtout les longues navigations, le voyage d'Australie notamment, et dit qu'il a observé, et non pas un petit nombre de fois, *la guérison* qui s'en est suivie (*Diseases of the lungs*, 4e édition, 1871, p. 653). Il rappelle (p. 654) l'exemple du Dr Maclaren qui s'est guéri de sa phtisie par un long voyage en Australie. « Celui-ci, dit-il, a écrit une très bonne étude du voyage en Australie et de ses détails pratiques; autant il défend véhémentement le voyage pour les formes peu avancées, autant il le déprécie (à tort d'après l'avis de Walshes) pour les degrés plus avancés de la phtisie. »

Roberts (1872) estime surtout le yachting pour la cure des diverses affections tributaires de l'aérothérapie marine (1).

Pietra Santa (*Traitement rationnel de la phtisie*, 1875) partage, sur la cure de haute mer, entièrement l'opinion de Grégory et de Laënnec dont il constate les succès. Il réfute l'assertion de Cazalas traitant les voyages d'Australie, comme moyen de santé, d' « illusion théorique ». Il cite, parmi les partisans de la cure marine Carrière, qui juge le travail de Rochard une « œuvre de scepticisme », Stokes, Williams, Hufeland, Percival, Smith, Parola, Castellani, Macario, Willemin et Bennet.

Williams (*Etude sur les effets des climats chauds sur la consomption pulmonaire*) (2) a étudié l'action du traitement climatérique sur 250 phtisiques envoyés dans différentes stations ou voyageant sur mer.

1. Roberts. *On yachting as a resort for invalids* (*Medical Times and Gaz.* London, 1872, II, 226).

2. Williams (*British medical Journal*, 1876, p. 219.

Voici la statistique des résultats obtenus ; en taux pour 100 :

	Amélior.	Etat station.	Aggrav.
Voyages sur mer (Amérique, Océanie, Chine, etc.).	89,00	5,5	5,5
Stations du littoral méditerranéen (Cannes, Hyères, Nice, etc.).	58	21	21
Malades voyageant dans les stations méditerranéennes et les régions du midi de l'Europe.	62	21	17
Egypte et Syrie	65	25	10
Iles de la Méditerranée et Alger.	55	23	22
Cap de Bonne-Espérance	58	25	17
Madère et localités analogues.	51	15	34

Cette belle statistique montre l'incontestable supériorité de la cure par les voyages en mer sur les autres modes de traitement climatérique. Williams préconise la navigation, tout spécialement à cause de l'égalité de la température, dans la phtisie « catarrhale », forme clinique de la tuberculose qu'il oppose à la phtisie « inflammatoire ».

Ce moyen thérapeutique a aussi particulièrement réussi chez les hémoptoïsants et dans les formes sans fièvre ; chez les sujets surmenés par un travail intellectuel prolongé et soumis à une existence trop sédentaire. Le mal de mer est moins fréquent chez les tuberculeux que chez les autres passagers.

Presque tous les malades de Williams étaient des

hommes. Un certain nombre firent plusieurs voyages. L'un accomplit le voyage de Chine et retour. Plusieurs vinrent des Indes Occidentales et ces traversées donnèrent de bons résultats pour l'état général ; mais localement les résultats furent inférieurs à ceux des autres voyages.

Les meilleures traversées sont celles d'Australie avec départ en fin octobre, séjour de un ou deux mois au point d'arrivée et retour en Europe en été. La température au passage de l'Equateur ne va pas jusqu'à être déprimante.

Ces longs voyages furent les traversées les plus en usage parmi les malades de Williams. Un seul de ceux qui visitèrent l'Australie revint plus affaibli et il était revenu en Europe par l'Inde. Tous les autres firent de grands progrès dans la santé générale, et, à l'exception de deux, montrèrent une rétrogradation de leurs lésions locales. L'un gagna en poids plus de vingt livres dans le seul voyage d'aller.

Le malade retirera de ces traversées, malgré le manque d'exercice, un bénéfice considérable s'il accomplit ce voyage avec confort, plaisir et espoir.

Ces voyages sont indiqués, non seulement aux premiers stades de la phtisie, mais même quand des cavités limitées sont formées. On ne doit point faire partir des malades pour qui tout espoir est perdu, et leur faire échanger le confortable du chez soi avec une lointaine expatriation.

Des malades très affaiblis par des attaques aiguës et des hémoptysies, sans que toutefois les lésions d'auscultation soient très profondes, peuvent être transformées sur mer et l'émaciation n'est pas alors une contre-indication au départ (*Pulmonary Consumption*, 1re édition, 1871, page 393).

FABER (*On the influence of sea-voyages on the human body*) (1) préconise aussi à la même époque, en Angleterre, la cure de mer. Il a observé 26 cas de tuberculeux naviguant, sur lesquels il y a eu 14 cas améliorés, 5 cas avec arrêt des lésions, 5 cas où la maladie a continué son évolution et 2 décès.

FLINT (*Phtisis*, 1876, p. 393) cite vingt cas de malades ayant fait la cure d'un long voyage sur mer ou d'une série de voyages, par des traversées entre Gibraltar et Liverpool ; autour du Cap Horn ; au Cap Horn et en Californie, à New-York ; à Marseille et retour ; plusieurs voyages en Méditerranée.

Dans une première statistique de sept cas, trois aboutirent à la guérison, deux à l'arrêt de la maladie ; dans les deux derniers l'affection continua sa marche.

Dans l'ensemble de treize autres cas, « le ou les voyages en mer furent nettement utiles aux malades et dans quelques-uns de ces cas à un degré marqué. Nous sommes certainement autorisé à conclure que dans une large majorité des cas cette mesure a une influence favorable sur la phtisie. »

Il insiste en outre sur l'action précieuse du changement de climat ainsi obtenue.

Le Dr Guien, médecin de paquebot sur les lignes

1. Faber (*Practitionner*, 1876, vol. XVI, et XVII, et 1877, vol. XIX (épuisés).

d'Orient (*Guide du voyageur sur mer ou Traité du mal de mer*) (1) nous dit : « En général les voyages sur mer sont avantageux aux personnes d'un tempérament lymphatique, aux chairs molles, blanches et pâles, aux sujets scrofuleux, cachectiques ou affectés de chlorose. Ils sont également favorables à ceux atteints de catarrhe ou d'asthme chronique, de jaunisse ou d'obstruction du foie, aux poitrines délicates menacées de phtisie pulmonaire et aux tuberculeux au premier degré seulement. »

« Enfin on doit conseiller la navigation à toutes les personnes sujettes aux vers, tourmentées par la dyspepsie ou des digestions lentes et difficiles. »

« Dans ces cas, l'air de la mer produit sur les tissus des organes une toni-stimulation qui les fortifie et les ravive avantageusement, ou une absorption des humeurs et de la lymphe surabondantes, au milieu desquels plongés comme dans un état de macération, ils ne peuvent, par défaut d'excitation, exercer leurs fonctions. »

Il déconseille les voyages en mer en cas de maladies aiguës, d'anévrysme du cœur, d'hémoptysies, d'épilepsie, d'hystérie, de prédisposition aux maladies de la colonne vertébrale ou aux affections mentales, enfin dans la phtisie avancée, comme c'est aussi, dit-il, l'opinion du Dr Barbier (1). Il incrimine, dans ce dernier cas, comme nuisibles, sans en donner de raison, la densité de l'air et la pression atmosphérique maximum de l'atmosphère marine.

1. Dr Guien. Imprimerie Delahaye. Paris, 1876.

1. Dr Barbier, ancien médecin sanitaire, médecin aux eaux de Vichy. *Mémoire sur les Eaux du Mont-Dore.*

Lebert (*Traité clinique et pratique de la phtisie pulmonaire*, Paris, 1879) proteste contre les conclusions de Rochard à l'égard des voyageurs en mer et ajoute (p. 498) : « J'ai vu un crtain nombre de malades, atteints de tuberculose, qui avaient fait le voyage aller et retour à Madère, au Caire, au Sud de l'Amérique même, et qui m'ont assuré, qu'ayant trouvé de bonnes conditions hygiéniques de passage, *ils se sont fort bien trouvés sur mer.* »

Wilson (*The ocean as a healt resort*) (1) s'exprime ainsi : « L'action fortifiante de la mer est due à des causes encore insuffisamment connues, même par ceux qui ont donné leur meilleure attention au sujet... En ce qui concerne la tuberculose, il ne peut y avoir de doute que dans les premières périodes de la phtisie, un voyage sur mer judicieusement choisi est souvent *d'une incalculable valeur*.

« Il y a dans l'air de la mer, comme chacun le reconnaît, une qualité fortifiante et stimulante, un pouvoir « invigorant » qu'on ne rencontre pas dans l'air terrestre. »

« Les voyages en mer à cette période enrayeront souvent la tendance à la phtisie *et affermiront la constitution pour la vie.* »

« Même dans les cas où le premier degré de la maladie est tout à fait établi, quelques mois à la mer arrêteront fréquemment le mal et quelquefois détermineront une guérison permanente. »

« C'est lorsque la maladie a passé dans les stades

1. Wilson. *The Ocean... a handbook of the sea for tourists...* Londres, 1879.

plus avancés, que l'opportunité d'envoyer le phtisique à la mer devient plus douteuse. Même alors on peut obtenir parfois un grand bénéfice ; mais comme il y a l'abandon du confort du chez soi et les inconvénients de la vie à la mer, c'est une chose que peut seulement décider le médecin dans chaque cas particulier. Malheureusement, peu de statistiques ont été publiées à ce point de vue. »

« Comme action préventive du climat marin, les statistiques nous montrent que la proportion des morts par phtisie des *matelots de la marine du commerce* comparée aux morts par d'autres causes est *dix fois moindre qu'elle ne l'est dans le reste de la population* de l'Angleterre. Mais si nous examinons seulement les morts qui se présentent entre les âges de 15 et 45 ans (la période habituelle pendant laquelle les marins restent sur mer), on trouve des résultats encore plus favorables. La proportion des morts par phtisie est environ *soixante fois moindre à la mer que sur terre*. »

« Williams a fourni une statistique de cas de malades qui avaient été envoyés sur mer par des médecins de grande expérience. »

« Quant aux *36 cas de phtisie* que j'ai dans mes observations, les résultats furent les suivants : *28 s'améliorèrent*, 4 restèrent stationnaires, 3 s'aggravèrent et un mourut. »

« Ces cas n'étaient nullement choisis. Dans quelques-uns d'entre eux, la maladie était extrêmement avancée. C'était particulièrement le cas des trois patients dont l'état s'aggrava durant le voyage. Quant au cas dans lequel la mort survint, le malade avait habité les colonies un certain temps, et fut renvoyé chez lui, sans qu'il y eut raisonnablement aucun espoir de lui voir atteindre vivant sa destination. »

« Mais, même en y comprenant ces quatre cas qui n'auraient pas dû être envoyés à la mer, les résultats sont très encourageants et seront *avec avantage comparés aux séries de cas traités sur terre par les meilleures méthodes thérapeutiques* (1). »

En ce qui concerne le voyage d'Australie, les meilleures lignes de navires à voiles sont celles des compagnies Anderson, Green, Taylor, Thomson, l'Australian, l'Elder et la Victoria Line.

Les voyages sur mer ont encore les meilleurs effets sur les bronchites traînantes ou chroniques (l'auteur n'a jamais constaté à bord de refroidissements et de bronchites) sur l'asthme, sur les reliquats de pneumonie et de pleurésie, sur les maladies nerveuses (les voyages les plus intéressants en Méditerranée, aux Indes, etc., sont indiqués pour l'hypochondrie, le spleen, la neurasthénie, et non ceux plus monotones d'Australie) sur les affections scrofuleuses des articulations et des glandes, sur le lymphatisme, sur la débilité, sur les effets de l'excès de travail. Wilson donne aux touristes et aux malades les détails les plus circonstanciés sur le climat et les conditions de vie en Australie, en Nouvelle-Zélande, au Cap et sur le voyage qui mène à ces colonies.

1. Voir aussi Peacock (*On the beneficial influence of sea voyages in some forme of deasease; medical Tim. and Gaz. London* p. 772, 1879 ; *also medico di Casa Milano* 1874, II, p. 257) et Paschkevich (*Influence de l'air de la mer sur les organes respiratoires*. Tiflis, 1872).

Ferrand (*Leçons cliniques sur la phtisie*, 1880) admet l'utilité de l'aérothérapie marine dans la phtisie scrofuleuse. « Il ne faut pas craindre de conseiller les traversées et même les voyages sur mer, alors que l'installation n'offrirait pas d'ailleurs tout le confortable. »

Fonssagrive, dans son ouvrage sur le traitement de la phtisie pulmonaire (1880), rappelle les inconvénients, signalés par Rochard, de la navigation au long cours dans laquelle les changements de climat passeraient au crible les poumons suspects. Il dit que Rochard et Leroy de Méricourt n'ont pas assez tenu compte des conditions nouvelles qu'offre la navigation. Maintenant surtout que la *Méditerranée* est sillonnée de *paquebots* luxueux et confortables, la cure pourrait y être abordée avec fruit. « Autre chose, dit-il plus loin, sont les voyages au long cours qui impliquent des transitions climatériques brusques et étendues, et ces excursions maritimes sur le littoral européen de la Méditerranée dans lesquelles nulle assuétude n'est heurtée, où tout est bien-être et diversion. »

Il attache dans la navigation une importance thérapeutique réelle à la gymnastique inconsciente que nécessite incessamment à bord, le déplacement du centre de gravité du corps dans les mouvements variés du navire.

Peter, dans ses mémorables leçons de clinique médicale, a vanté aussi cette méthode de cure, et l'a préconisée en des pages éloquentes : « Des plus anciens jusqu'à nos jours, la croyance était générale que les voyages sur mer pouvaient contribuer à la guérison des poitrinaires (1) ».

Rapportant l'affirmation de Pline : « Neque enim Ægyptus propter se petitur, sed propter longinquitatem navigandi. », il ajoute : « Cette assertion de Pline exprimait l'opinion médicale de son temps et était l'écho d'une antiquité vénérable. Dix-huit siècles nous l'avaient transmise, non seulement intacte mais fortifiée. »

« Eh bien! une idée absolument fausse ne saurait ainsi généralement s'établir, ni surtout le faire d'une façon aussi durable. L'erreur porte en soi des germes de mort qui l'empêchent de vieillir. Voyons donc comment on a pu récemment et, avec des apparences de vérité, la battre en brèche et même la rejeter complétement. Un des plus savants médecins de la marine, M. J. Rochard, a démontré, à l'aide de statistiques et d'observations personnelles considérables, que les voyages en mer accélèrent la marche de la tuberculisation beaucoup plus souvent qu'ils ne la ralentissent. Seulement on voudra bien considérer la condition spéciale des sujets observés par M. Rochard. »

« Il s'agit de marins, de marins à bord de la marine de l'Etat, qui ne peuvent choisir ni leurs aises ni leur latitude, astreints aux plus rudes travaux et par tous les temps — travaux plus rudes surtout par les mauvais temps, — exposés alors au vent qui souffle en tempête, au froid, à la pluie, à la lame, conservant de longues heures leurs vêtements trem-

1. Peter. *Leçons de clinique médicale.* T. II, p. 497.

pés d'eau de mer, dormant entassés la nuit dans des cabines étroites, encombrées et infectes, nourris le jour d'aliments grossiers et indigestes, c'est-à-dire qu'il s'agit d'hommes réalisant à eux seuls les conditions antihygiéniques les plus tuberculisantes. »

« Combien sont différentes les conditions d'un gentleman qui, tuberculeux, frète son yacht, l'aménage le plus confortablement qu'il peut, puis le dirige où il veut, comme il veut et quand il veut ! »

« Ce sont de tels faits (et il en est) qui sont probants quant à l'efficacité des voyages maritimes chez les tuberculeux »... « Sans même invoquer ces faits exceptionnels en raison des conditions de fortune qu'ils supposent, il faut, comme le fait remarquer si judicieusement M. Fonssagrive, tenir compte des données nouvelles » en ce qui concerne la navigation, et Peter explique après Fonssagrive que la cure est très possible sur les *paquebots de la Méditerranée* par exemple. « J'ai eu déjà l'occasion de vous parler de ce jeune tuberculeux qui passait son temps sur les paquebots allant d'Alger à Marseille, et qui s'en trouvait bien. » Après avoir parlé de l'atmosphère marine, de cet air « dense et salé », il ajoute : « Il n'y a pas jusqu'à *l'état nauséeux*, au moins dans les premiers jours, qui ne soit un *agent décongestionnant* et pour sa part bienfaisant. »

« Quant au mode d'action, si complexe de l'homme en mer, qui se trouve agir même au repos, nul n'en a plus complétement et plus finement analysé tous les détails... que M. Fonssagrive », et Peter fait de cet auteur une citation que nous reproduirons au cours de ce travail. « Pour toutes ces raisons », conclut Peter, « et malgré l'ennui que j'éprouve d'être en désaccord avec mes éminents collègues, MM. Rochard et Leroy de Méricourt, je crois avec M. Fonssagrive que « les voyages sur mer peuvent avoir une influence favorable sur la nutrition dans les maladies chroniques », et en particulier chez les tuberculeux qui réalisent les conditions individuelles et sociales signalées tout à l'heure ; j'ai été frappé de tels cas et je vous les indique. »

JACCOUD (*Curabilité et traitement de la phtisie*, 1881) recommande à la période prophylactique les voyages sur mer, moyen efficace de restauration constitutionnelle. Leur utilité ne peut être contestée. On fera un voyage de deux mois. Après les quatre et six jours que dure habituellement au début le mal de mer, on pourra compter avec une certitude presque absolue sur une période utile de six semaines, durant lesquelles on aura le bénéfice réel et durable de l'influence éminemment tonifiante de l'atmosphère maritime.

DOUGLAS POWEL (*On diseases of the lungs*, 3e édition, p. 434) recommande les voyages en mer, spécialement dans les cas de phtisie menaçante, du type acquis surtout, dans les cas survenus à la suite d'épuisement mental, dans la forme lente, principalement du type catarrhal, enfin chez les tuberculeux de souche lymphatique et scrofuleuse. Les formes hémorrhagiques, les cas compliqués de dyspepsie et de diarrhée ne sont pas indiqués pour les voyages en mer. Les voyages en mer, dit-il, sont, sans conteste, *un moyen de traitement plein de succès* : « A most successfuf mean of treatment. »

Plus récemment HÉRARD, CORNIL et HANOT, dans

leur *Traité de la phtisie pulmonaire* (1888, p. 701) parlant de la cure marine, disent qu'il importe, au point de vue thérapeutique, d'établir une grande distinction entre les voyages accomplis en tant que passager et la profession de marin. « Les seules conditions climatériques, véritablement avantageuses, sont celles dans lesquelles la température se maintient douce et uniforme. En pareil cas l'air marin nous paraît avoir une *utilité incontestable.* »

« L'un de nous a donné des soins à un jeune officier de marine atteint d'une tuberculose pulmonaire manifeste et déjà avancée : hémoptysies fréquentes et abondantes, toux continuelle, dépérissement, fièvre hectique, matité, râles sous-crépitants humides, indices de ramollissement dans la moitié supérieure du poumon gauche, etc. »

« A plusieurs reprises, ce jeune homme, doué d'une énergie peu commune, avait été obligé de quitter sa rude profession pour passer l'hiver à Menton et se rendre l'été aux Eaux-Bonnes, et, chaque fois, par ce double traitement continué avec persévérance, il avait obtenu une amélioration qui l'avait mis à même de reprendre pour quelque temps son service à bord. Mais l'amélioration, nous affirmait-il, n'*était devenue guérison définitive*, et ne s'était maintenue telle qu'à partir du moment où il avait été chargé du commandement d'un petit bâtiment qui avait pour unique mission de croiser dans le Golfe de Nice pendant les belles heures de la journée. »

« Hâtons-nous d'ajouter qu'en Angleterre les médecins accordent une importance beaucoup plus grande à la navigation en pleine mer, envisagée comme agent thérapeutique. Presque tous affirment que la tuberculose est très rare chez les marins de leur pays et pour eux un voyage sur mer pendant plusieurs mois consécutifs, suivant une route déterminée, ordinairement d'Angleterre en Australie par le Cap de Bonne Espérance, présente des avantages réels dans le traitement de cette maladie. »

Ces auteurs signalent une intéressante notice du Dr Thaon sur « *Les voyages en mer et les poitrinaires* », impressions du classique voyage en Australie, accompli par l'auteur. Il s'embarqua à bord du *Sobraon*, un des voiliers préférés des curistes (1). Il nota chez un malade, avec ramollissement d'un tiers du poumon gauche, une augmentation de poids de 15 livres à l'arrivée à Melbourne. Il cite des exemples de phtisiques qui ont ainsi gagné 5, 10, 15 et même 20 livres en une traversée. Il compare cette cure d'air à celle récemment préconisée, en pleine campagne, dans les Grisons. Ailleurs, il conseille la mer l'hiver et la montagne l'été.

« La vie n'est guère plus dispendieuse, ajoute-t-il, dans ces hôtelleries flottantes que dans les hôtels des bords de la Méditerranée ou du Lac Léman. Même avec un parent, un serviteur, ou un ami, on ne s'impose pas, à beaucoup près, des dépenses comparables à l'installation dans une villa des bords de la Méditerranée... »

« Après un mois ou six semaines de repos dans ces contrées nouvelles (Australie), qui étonnent par leur

1. Thaon « *Les voyages en mer et les poitrinaires*, 1884 (épuisé). Nous avons pu en consulter un exemplaire à la bibliothèque municipale de Cannes.

végétation singulière, par leur faune étrange et par des ressources de civilisation qui font de certaines villes de ce nouveau monde des rivales de nos plus belles stations de la Méditerranée, le valétudinaire reprend le chemin de l'Europe à la belle saison. »

Thaon a également vu « des malades qui avaient quitté les climats énervants de l'Amérique du Sud, arriver dans nos régions tempérées, restaurés par l'air marin. » Il cite enfin un mémoire où il a trouvé des observations nombreuses et une étude physiologique importante sur les variations auxquelles sont soumises les fonctions du corps pendant les longues traversées de l'Australie (1).

Comme faits intéressants, Hérald, Cornil et Hanot, signalent dans la relation du Dr Thaon « *la rareté des hémoptysies, la rareté* ou le peu d'intensité *du mal de mer.*

« Les principaux éléments de l'atmosphère marine consistent dans l'humidité et la pureté. L'air est saturé d'humidité, mais cette humidité, *qui serait funeste sur la côte*, qui provoquerait des bronchites et des myalgies, ne paraît exercer sur mer aucun effet malfaisant, et *tendrait plutôt à fortifier l'organisme.* »

« Nous venons de présenter le côté avantageux des voyages en mer et les modifications favorables qui en résultent dans la santé des phtisiques ; mais, comme le fait remarquer avec raison Thaon, un grand nombre de malades s'accommodent mal des

1. Dr Astley Greeswell. *British med. Journ.* July 26, 1884. « Report on some organic phenomena in the changes of environment observed during a voyage round the world in a sailing ship. »

conditions d'un pareil voyage, et supportent difficilement l'ennui d'une longue traversée, les fatigues causées par les mauvais temps, les chaleurs des tropiques, la nourriture peu variée, surtout s'ils sont dyspeptiques ou atteints de diarrhée tuberculeuse. Les voyages en mer seront contraires aux malades fébricitants, à ceux qui présentent des lésions étendues ou de la phtisie laryngée. »

« D'après Thaon, les deux résultats les plus précis de cette cure semblent être l'*action prophylactique* chez les gens prédisposés et l'*action reconstituante* chez les phtisiques guéris localement, mais qui sont restés faibles et anémiques (1). »

Crosbee Dixey dans un court article publié dans le journal « *The Lancet* » (2), fournit sur le voyage d'Australie de nombreuses observations thermométriques prises durant la traversée. Nous reproduirons au cours de notre étude ces observations, ainsi que les commentaires de l'auteur. Comparant les vapeurs aux voiliers, il dit que, dans la majorité des cas un steamer est plus agréable. Le passage des tropiques est court ; on a une meilleure table, un approvisionnement illimité de glace, des bains d'eau de mer, etc. ; la monotonie est moindre ; mais, dans les cas d'insomnie, de maladies mentales, un voilier est préférable.

Hayem (*Les agents physiques*), rappelant que les voyages en mer ont été préconisés par Laënnec et par Peter, dit qu'ils sont aujourd'hui « très en faveur », et s'étend sur les détails du voyage en Australie.

1. Hérard, Cornil et Hanot, *loco citato*, p. 704.
2. Dixey. *Sea voyage for healt. The Lancet*, 1888, p. 264.

Dans ses *Leçons de Thérapeutique*, 1894, Hayem dit encore : « La phtisie est plus rare dans la marine que dans l'armée de terre, ce qui semble dû à ce que les marins mènent une vie active au sein d'une atmosphère pure. *Il est bon de savoir que pour trouver cette atmosphère pure, il est nécessaire de s'éloigner au moins de deux kilomètres des côtes.* »

GRANCHER et HUTINEL, envisageant l'existence des matelots sur les vaisseaux de l'Etat, font remarquer que si « l'air est pur autour des navires », par contre « dans les cales et dans les batteries où les malades sont réunis dans un espace trop restreint, il est promptement adultéré, et on trouve des conditions éminemment favorables au développement de la phtisie. »

DUJARDIN-BEAUMETZ, dans ses *Leçons de Thérapeutique*, écrit qu' « il faut une habitude spéciale comme celle des Anglais pour trouver sur un navire tout le confortable nécessaire à la vie de chaque jour. » Toutefois, parlant de la valeur même de l'atmosphère marine, il dit : « Les uns affirment que les voyages en mer sont très efficaces ; d'autres, avec Rochard et Leroy de Méricourt, que la navigation n'a qu'une action nuisible. Après avoir parcouru un grand nombre de travaux à ce sujet, je crois que l'air marin *ne peut avoir qu'une action favorable* sur la tuberculose, surtout aux premières périodes de la maladie. *Je ne connais pas de plus puissant excitant de la nutrition* et en particulier des fonctions digestives que l'air de la mer, et comme c'est dans l'activité de ces fonctions que je place la clef de la cure de la tuberculose, je suis donc disposé à admettre que cet air est favorable. »

LINDSAY (*Traitement climatérique de la phtisie pulmonaire*) (1) met en lumière la remarquable efficacité de la cure de mer à laquelle il consacre les pages suivantes :

« L'avenir de la climatothérapie, dit-il, est brillant en tant que prophylaxie.

L'on ne saurait trop répéter que le changement de climat devrait avoir lieu au moment précis où le succès est une question de certitude. Dans le cas de menace ou de début, *on choisira entre le traitement par l'altitude et les voyages sur mer, tous deux donnant des guérisons définitives.* La vogue des stations marines, autrefois sans égale, encore grande de nos jours, semble légèrement décliner en présence des nouvelles tendances médicales qui considèrent ces stations comme inférieures aux sanatoria de l'intérieur ou aux voyages en mer. La vérité est que dans beaucoup de cas *les stations marines sont réellement inférieures au séjour prolongé à bord d'un navire long courrier.* »

« Longtemps les voyages sur mer furent une des prescriptions favorites contre la phtisie. Leur utilité n'est pas contestable. *Nombre de médecins compétents estiment que les résultats obtenus sont supérieurs à ceux de toute autre méthode de traitement.* Mais les statistiques comparatives sont difficiles à

1. Lindsay, médecin de l'hôpital des phtisiques, Thronemount, médecin à l'hôpital royal de Belfast (*Traitement climat. de la phtisie pulm.* 1892).

établir et particulièrement illusoires dans le domaine de la thérapeutique. Toutefois on ne saurait mettre en doute les grands avantages pour les phtisiques d'un voyage sur mer... La faveur dont jouissent ces voyages va croissant de jour en jour. »

« Théoriquement les probabilités sont en faveur de l'existence menée en pleine mer, l'atmosphère fraîche, pure et tonique de la mer, exempte de miasmes, la vie quotidienne en plein air, l'égalité du climat marin, l'absence des influences malsaines de la vie à terre, toutes ces conditions tendent à favoriser la nutrition. »

« Depuis longtemps on a remarqué *l'immunité des marins* pour la phtisie. Cette affection est plus rare dans la marine que dans l'armée de terre, différence probablement due, non à la supériorité de la première en ce qui concerne le régime et l'absence de privations, mais bien plutôt parce qu'elle exige une vie active au sein d'une atmosphère pure... » « Pour le phtisique les principaux éléments de la cure en mer sont l'atmosphère pure et tonique et les longues heures de soleil dont il jouit. Aux latitudes chaudes, les voyageurs vivent sur le pont, ne descendent qu'aux heures des repas ou du sommeil et séjournent fréquemment *jusqu'à 15 heures* par jour en plein air. Le grand avantage d'une telle existence sera évident pour les partisans des idées modernes sur l'étiologie de la tuberculose. L'air pur ne se trouve qu'aux déserts, à la montagne ou à la mer. *Mais pour la pureté absolue, la mer prime tout.* Les conditions atmosphériques de contamination font défaut et, avec une bonne hygiène sur le navire, l'air de la mer se rapproche d'une pureté idéale. Là est le secret de la remarquable efficacité des voyages sur mer, car, pour le phtisique, respirer un air pur, c'est littéralement respirer la vie. »

« Les inconvénients inhérents aux longues traversées, tel qu'un habitat sans confort et la difficulté d'un régime généreux et suffisamment varié, ont disparu avec nos modernes *palais flottants* et les glacières dont ils sont pourvus. L'éloignement de la patrie et des amis est un inconvénient que les voyages sur mer partagent avec tout autre traitement climatérique. Les dangers de la mer — première pensée de toute personne à laquelle on conseille ces traversées — ont été réduits au minimum, et ne constituent pas une objection sérieuse dans les cas où nous désirons obtenir un avantage thérapeutique d'une pérégrination sur l'Océan. *La peur de la mer a à peu près disparu*. Nous savons que, loin d'être continuellement agitée par les tempêtes, elle est presque toujours calme et tranquille. La logique brutale des faits prouve qu'il y a autant de danger à se transporter, par voie ferrée, d'Edimbourg à Londres que dans un voyage de Liverpool à New-York, ou de Plymouth à Melbourne ».

« L'auteur a fait quatre longs voyages de plus de 16.000 kilomètres chacun, avec des compagnons de traversée, atteints de phtisie à tous les degrés. Dans la plupart des cas, il se produisait une amélioration et les malades étaient heureux, éprouvant un grand soulagement de leur nouveau genre de vie. Dans quelques cas d'extrême prostration, le retour des forces, après quelques semaines à bord, fut remarquable. On constatait alors l'augmentation de l'appétit, le fonctionnement plus régulier des organes digestifs, l'amélioration de la nutrition. L'hémoptysie survint dans deux cas seulement et ne fut pas sérieuse. La toux était rarement pénible, et les malades ne se plaignaient guère de sueurs nocturnes. Quelques-uns (sur ces voiliers) souffraient d'insomnie, conséquence non point du climat marin, mais de l'étroitesse des cabines et des divers bruits inhérents au navire. »

« L'amélioration ressentie fut plus notable aux premiers stades de la maladie que dans les derniers. »

« Les cas légers, pour la plupart, s'améliorent avec rapidité et d'une manière satisfaisante, tandis que pour les malades avancés, tout ce que l'on peut dire, c'est qu'ils obtiennent quelque amélioration symptomatique. »

« *L'auteur est convaincu de la guérison définitive et dans une proportion considérable*, par un séjour prolongé à bord, *des malades au début* atteints d'un catarrhe du sommet, encore peu affaiblis et sans antécédents héréditaires. »

Daremberg (*Traitement de la phtisie pulmonaire*, t. II, p. 107) écrit : « Les voyages en mer ont été recommandés aux phtisiques par les anciens médecins grecs et latins. Ils ont été de nouveau proposés par les médecins anglais. Les longs voyages effectués pendant plusieurs années sur un bateau très confortable, ayant des chambres larges et bien ventilées, un pont bien aménagé, avec des refuges vitrés munis de stores, donnent d'excellents résultats. »

« J'ai suivi et je suis encore plusieurs malades qui ont leur yacht, passent l'hiver à naviguer dans la Méditerranée, l'été à longer les côtes de l'Océan ; ils vivent presque constamment sur le pont de leur bateau et la cure d'air ainsi faite leur est très utile. »

« Le grand calme, la régularité de l'existence, l'absence d'occupations et de préoccupations, sont très salutaires. On arrive rapidement à s'intéresser au bateau, à sa marche, au moindre incident de la navigation. On mange, on boit, on dort, on respire de l'air pur, on lit, on cause et on a vécu sa journée tranquillement. »

Les voyages d'Australie sont mauvais, de la façon dont ils sont exécutés : « Aussi je préfère beaucoup les voyages dans la Méditerranée en hiver, et sur les côtes de l'Océan en été. Cependant même, dans ces conditions, les malades auront à subir des mauvais temps, car sur mer, comme sur terre, il est impossible de trouver *cet éternel printemps que les poètes seuls ont découvert et que les malades cherchent toujours.* »

Mais on trouvera sur mer un air très pur...

L'air marin ne contient que fort peu de sel. « L'air de la mer est bon parce qu'il est pur, aussi il a une action merveilleuse sur les êtres chétifs qui ont été enfermés pendant longtemps dans les villes ».

« On a voulu condamner les voyages en mer parce que deux médecins de la marine militaire française ont vu que les matelots meurent souvent phtisiques. Mais il importe de ne pas confondre un phtisique qui couche dans des entreponts mal aérés et celui qui navigue sur un bon yacht ; il ne faut même pas confondre le matelot qui couche dans des réduits mal ventilés et chargés d'impuretés, et le pêcheur qui couche à la belle-étoile, dans le fond de sa barque non pontée. J'ai connu pendant dix ans un ouvrier phtisique qui s'est fait pêcheur et qui se portait assez bien. La vie sur mer est favorable aux phtisiques quand elle est passée au grand air. »

BARELLA (1894) dit que l'air de la mer est plus pur, plus dense et plus ozonisé. Il rappelle les lois de Mariotte et de l'endosmose. Il conclut à l'effet de l'air marin dans la menace de tuberculose. Les sécrétions sont facilitées, les émonctoires fonctionnent mieux. La pureté atmosphérique et la lumière plus grande augmentent l'intensité de vie. La tuberculose éréthique, hémoptoïque, sur terrain arthritique ou nerveux, pourrait souffrir d'excitation au bord de la mer.

Citons aussi, pour mémoire, un autre article de *Lindsay* sur le même sujet « *The place of a Sea-voyage in therapeutic* (*American Journ. med. Sc. Philadelphia*, 1890 N. S. XCIX, 350-363).

REED (*Effets de la mer sur les maladies pulmonaires ; American Climatic Assoc. New-York*, 1884) ; PARKER (*Life at sea medically considered a criticism ; med. times and gaz.* 1884, I. 382, 384) ; Bell (*Influence de l'atmosphére de l'océan sur la tuberculose pulmonaire ; Trans. Amer. Climat. Assoc.*, 1884, p. 70) ; E. FRIEDRICH (*Ueber sceluftkuren bei asthma und in. den trifangen der Phtisie* ; *Jahresb. d. Gessellsh f. nat. u. Heilk in Dresd*, 1886-7, p. 60 et suivantes) ; SÉNATOR (Congrès internat. des Sc. méd. de Moscou, 1897) ; DE TOLOSA LATOUR (*La thalassothé-*

rapia en España, Med. mil. españ. Madrid, 1897-8, IV 3,5) ; PERRY (*On the therapeutic use of sea travel ; Birmingham med. Review*, 1898. XLIV,1343). NURAGLIA DI ERMOGENE (*Navigazione terapeutica ; Arch. internat. de méd. et de chirurg. de Naples*, 1898, XIV, 41) ont aussi fait une courte étude de la cure marine. Le petit livre, populaire en Amérique, intitulé « *Two years before the most* » est la narration des péripéties de la vie passée, pendant deux ans, sur l'Océan par l'auteur qui s'est ainsi guéri de la tuberculose.

THOMSON (1) (*Sea-voyages in catarrhal phtisis ; The medical press. u. Circ.*, p. 219) met sur le même pied les voyages en mer, dans une atmosphère humide et tiède, et le séjour des hautes altitudes, dans l'Engadine par exemple. Dans beaucoup de cas on peut employer indifféremment l'un ou l'autre de ces traitements.

« La majeure partie du bénéfice retiré d'un séjour dans les hauts plateaux de la Table de l'Afrique du Sud doit être rapporté au voyage en mer qu'il a fallu faire pour arriver à ces hautes terres. C'est un avantage pour une personne ayant une phtisie catarrhale, de passer à travers les régions tropicales où l'air est hautement chargé d'humidité, et où conséquemment les produits catarrhaux sont ramollis et humidifiés, dans le voyage vers les hauts plateaux de la Table, où l'expansion accrue des poumons et les for-

1. Symes Thompson, médecin de l'hôpital de Brompton. Extrait d'une lecture faite à l'hôpital clinique de Brompton, 1894.

ces physiques améliorées serviront à expulser ces produits. »

« Un autre point important pour lequel la vie à l'Océan est féconde en résultats, c'est que le catarrhe commun, d'où dérive si souvent chez les prédisposés le catarrhe tuberculeux spécifique, est très rarement contracté à la mer. *Le microorganisme du catarrhe*, s'il existe, ce qui semble très probable, *habite seulement au voisinage de la terre*. Beaucoup de passagers délicats ont été absolument exempts de catarrhes, quoique exposés aux vents et à l'humidité de toute part dans la haute mer. Ils ont été pris par contre, quand ils ont été auprès de la côte anglaise » (p. 220.)

Le Dr Saunal (*Asepsie et aréothérapie*, 1896 écrit qu'en pleine mer seulement « l'air est idéalement pur... L'air marin est un parfait aseptique ; il est en outre un excellent antiseptique par sa richesse particulière en ozone et en éléments médicamenteux... *Les voyages des phtisiques sur mer répondent à l'idéal de la thérapeutique*. Ils doivent être encouragés. Sur un paquebot de luxe aussi bien que sur la terre ferme on peut appliquer le système des pavillons isolés, capables de recevoir un ou plusieurs malades, dresser des guérites ou des abris où le patient peut s'isoler et prendre ses repas, suspendre des hamacs bien capitonnés et habilement disposés sur lesquels il peut se balancer paresseusement et faire la cure d'air entre le ciel et l'eau. »

« Les mers tempérées se prêtent à cette cure pendant

1. Saunal. *Asepsie et aérothérapie*. Duret, éditeur, Paris ; p. 46 et *passim*.

toute l'année... Rien n'empêche de faire escale dans les îles, en prévision des tempêtes, et de regagner le port lorsque la mer est inclémente. Mais, dans les latitudes chaudes, le nombre des beaux jours est de beaucoup supérieur à celui des mauvais jours, et permet le voyage sur mer presque ininterrompu ».

Proust (*Climats maritimes, Voyages sur mer ; in Revue internat, de médecine et de chirurgie*, 25 novembre 1896) estime que « l'avenir de la médecine appartient à l'hygiène, non seulement comme moyen prophylactique, mais encore comme agent thérapeutique. L'évolution thérapeutique qui s'accomplit depuis quelques années en est la preuve. Nous revenons à l'idée grecque, et, comme on l'a dit, la polypharmacie a vécu. »

Le climat maritime est indiqué dans l'anémie, la chlorose, dans la convalescence, chez les individus prédisposés à la phtisie pulmonaire, chez tous ceux en un mot chez lesquels il faut réveiller, exciter une nutrition languissante et insuffisante. On l'a conseillé aussi dans certaines affections chroniques des voies respiratoires, chez certains névrosés lymphatiques et apathiques qui dorment d'un sommeil calme au bord de la mer, chez les neurasthéniques, les surmenés moralement et physiquement ; mais c'est surtout dans la scrofule qu'on obtiendra les meilleurs effets du climat maritime.

« Par contre, il est absolument contre-indiqué dans les affections cardiaques, dans l'artério-sclérose grave, chez les tuberculeux aux périodes très avancées, chez les névropathes excités, les hystériques, et en général, chez tous les sujets très excitables. »

« Recommandés par Laënnec qui avait fait à Douarnenez un séjour utile de plusieurs semaines, pour la phtisie, les voyages sur mer présentent un certain nombre d'avantages. La respiration d'un air très humide, sédatif et cependant fortifiant ; l'uniformité de la vie qui convient si bien aux neurasthéniques et aux surmenés ; le spectacle de la mer ; l'absence de préoccupations et d'excitation, le repos en font un traitement réparateur par excellence. »

« Les voyages sur mer répondent à certaines indications. Ils conviennent dans les affections chroniques des voies respiratoires à une période relativement peu avancée, alors que le cœur reste intact ; dans la tuberculose pulmonaire, même à la période d'excavation, pourvu que cette dernière soit au début et de peu d'étendue ; dans les névroses et les insomnies qui résultent du surmenage, chez les désœuvrés qui ont abusé de l'existence. »

Barth (*Thérapeutique de la tuberculose*, 1896, p. 123-124) dit que « pour éviter ce grand danger des stations hivernales, l'ennui, tout en conservant leurs avantages », on a préconisé les voyages de circumnavigation en voiliers. « Selon certains auteurs, les phtisiques incessamment baignés d'air pur, passant insensiblement d'une latitude à l'autre et soumis à l'épreuve du mal de mer qui décongestionne les poumons, verraient leur état s'améliorer beaucoup à la suite de ces voyages. A l'appui de cette théorie on cite volontiers l'exemple de la célèbre *lady Brassey* qui, atteinte de phtisie pulmonaire à marche rapide, s'embarqua avec son mari sur son yacht *Sunbeam*, fit quatre ou cinq fois le tour du monde, en visitant tous les pays de la terre, et prolongea ainsi de dix ans son existence ; mais les conditions spéciales dans lesquelles voyagea lady Brassey ne sont malheureusement pas à la portée de tout le monde... » L'auteur est persuadé, en outre, qu'une cure d'air méthodique dans une localité salubre peut, dans les cas heureux, assurer aussi bien la guérison que le traitement marin.

Leroux (*La cure marine de la tuberculose pulmonaire*) estime qu'à la mer trois symptômes sont avantageusement modifiés : la fièvre, l'anorexie, l'hémoptysie... Certains auteurs ont prétendu que le climat marin était excitant, qu'il donnait des poussées fébriles, exposait aux bronchites, aux congestions pulmonaires, aux hémoptysies, etc. Pour le climat atlantique du moins, a-t-on répondu, ces dangers n'existent pas. La clinique prouve que les résultats thérapeutiques sont favorables à la cure marine. « La cure marine est indiquée chez tous les prédisposés et son action prophylactique est très puissante ; c'est là sa véritable indication. Dans la première période, elle est également très indiquée et offre de grandes chances de succès. Elle est indiquée dans les formes circonscrites, même aux trois périodes. Au contraire dans les formes étendues et dans la seconde et la troisième périodes, alors que dominent les symptômes généraux, elle est ordinairement contre-indiquée, non qu'elle les aggrave, mais elle leur est indifférente et le déplacement est inutile. Ces indications se rapportent surtout à la forme vulgaire,

1. Ch. Leroux. *Médecine moderne*, 27 nov. 1897.

les formes pneumonique et miliaire sont une contre-indication, sauf dans les cas où une véritable trêve s'établit. »

STRUMPELL (1) (*Traité de pathologie spéciale*) se montre fort partisan de la cure marine : « Disons pour finir qu'au début de la maladie, de longs voyages en mer sont parfois très utiles. Nous connaissons plusieurs jeunes docteurs qui, à raison d'une phtisie commençante, se firent médecins de marine et sont retournés de leurs voyages fortifiés d'une manière étonnante et même avec les apparences de la guérison. »

CHUQUET (de Cannes) (*L'hygiène du tuberculeux*) (2) croit aux bons effets des voyages en mer (du voyage d'Australie surtout) ou des croisières en yacht sur la Méditerranée. « Tous les tuberculeux, écrit-il ailleurs, bénéficieront d'un séjour au bord de la mer comme nous l'avons à Cannes. » M. Chuquet nous a du reste confirmé de vive voix sa pleine confiance dans la cure par la navigation.

KLEIN (*Münchener med. Wochenschrift*, 1899) dit sur la médication par les voyages en mer : « Cette médication est à conseiller dans la tuberculose au premier degré, les maladies nerveuses, les névroses fonctionnelles, la neurasthénie, les suites de surmenage, l'insomnie, les dyspepsies nerveuses, l'épuisement suite d'excitations psychiques, etc. Elle est

1. Strumpell. *Traité de pathologie spéciale*, 4e édition. T. I, page 367, 1898,

2. Chuquet. *L'hygiène du tuberculeux*, deuxième édition. Paris, 1899.

très efficace dans les convalescences des pneumonies, pleurésies et hémorrhagies graves. La goutte, le rhumatisme et la phtisie à un stade avancé sont des contre-indications à ce traitement. »

« Pour qu'un voyage soit efficace, il faut qu'il soit au moins de deux ou trois semaines. Les voyages de l'Amérique du Nord sont trop courts. On enverra les malades vers l'Amérique centrale ou du Sud ou encore vers l'Afrique orientale ou occidentale. Les voyages vers La Plata sont indiqués surtout dans les affections des voies respiratoires, en particulier pour la phtisie et spécialement comme moyen prophylactique. Les voyages à travers le Canal de Suez vers les Indes orientales et l'Australie offrent assez d'intérêt et de variété pour qu'on puisse les recommander aux épuisés, ayant besoin d'excitation et de distractions. »

« Il est vrai de dire que les voyages sur mer ont aussi leurs inconvénients parmi lesquels il faut ranger en première ligne le mal de mer, mais d'abord, tout le monde n'y est pas sujet et, la plupart du temps, ceux qui en sont atteints ne le sont que peu de jours. D'ailleurs dans les voyages vers le Sud, qui sont ceux qui nous intéressent surtout, on a presque toujours, pendant la saison favorable, un temps splendide et une mer calme, ce qui diminue naturellement les chances de mal de mer. »

« L'*hygiène est bonne sur les navires, surtout au point de vue de la ventilation ;* néanmoins il est bon de recommander aux malades de ne passer que la nuit dans leurs cabines et de rester, autant que possible, à l'air libre toute la journée. »

« Un autre avantage consiste dans la possibilité de prendre sur le navire des bains d'eau de mer à la température que l'on veut. »

« Les voyages marins auraient beaucoup plus d'indications si on construisait des navires exclusivement destinés aux malades et aménagés dans ce but, véritables sanatoria flottants. Néanmoins, *même effectués avec les vaisseaux ordinaires, ces voyages procurent de tels bénéfices aux malades qu'il faut les recommander aussi souvent qu'on le peut.* »

Le Dr Cochy de Moncan dit au sujet de la navigation dans son *Etude sur les lois de l'aérothérapie* (1899) : « Ainsi, par déduction, nous sommes amenés à considérer la cure marine comme l'idéal de la phtisiothérapie... Le sanatorium flottant que l'on peut organiser avec tout le confortable voulu est théoriquement *le meilleur mode de traitement de la phtisie*... Le paquebot-sanatorium présente sur les sanatoria terrestres trois avantages principaux, celui de créer un parfait isolement qui force le malade à tout oublier, le monde, ses affaires et ses multiples ennuis, celui de maintenir le phtisique dans une atmosphère idéalement pure et celui de lui faire respirer un air toujours nouveau et toujours inaltéré. »

« Des preuves expérimentales ratifient cette manière de voir. En dehors des essais déjà faits de voyages de phtisiques sur mer, essais qui ont frappé d'illustres cliniciens..., il y a l'observation unanime de tous les médecins qui ont eu l'occasion de rencontrer des tuberculeux venant d'accomplir une traversée sur mer : non seulement ces malades accusent une *tolérance particulière* pour ces traversées ; mais ils se louent de leur influence favorable sur les symptômes les plus pénibles, toux, fièvre, dyspnée. »

« Nous avons vu, au mois d'août 1898, un jeune Algérien miné par les fièvres intermittentes et la fièvre hectique, porteur de lésions pulmonaires graves... Jamais, disait-il, il n'avait été si bien qu'au cours de son voyage en Méditerranée, heureux pendant deux jours d'*avoir été exempt de tout accès fébrile* et d'avoir ressenti les bienfaits de l'appétit et du sommeil. »

« Pour se mettre sur terre dans les mêmes conditions que sur mer, il faudrait installer des pavillons en bois, disséminés sur une vaste étendue, susceptibles d'être détruits sur place ou transportés, après une désinfection rigoureuse, dans une contrée plus éloignée et encore inhabitée. »

Freund, médecin de paquebot (*Zeitsch. f. diat. u. physikal. Therapie*, IV, I, 1899) publie les remarques qu'il a pu faire pendant deux années de navigation dans le Lloyd Autrichien.

La route directe de Trieste à Constantinople est très favorable pour les phtisiques pendant les mois de mai à octobre. La mer est calme, une brise constante rafraîchit l'air, la température est égale. D'octobre à mai, par contre, cette traversée ne convient pas. La mer est souvent houleuse ; il y a du vent et de fortes variations de température. L'itinéraire de Trieste à Constantinople, en passant par l'Egypte, la Syrie et l'Asie Mineure, avec retour par le même trajet, est également bon en été. En hiver les conditions climatériques sont très variables. Sur la ligne de Trieste à Bombay, on a, durant l'été, la houle de la mousson et le voyage convient peu à cause de la chaleur. Au cours d'un voyage en Chine et au Japon, on se trouve jusqu'à Bombay dans les mêmes conditions que précédemment. Ensuite, la traversée est favorable jusqu'à Singapour pendant notre saison d'hiver. A Singapour le mois de janvier correspond à notre été européen. La température devient fraîche à mesure que l'on remonte vers Hong-Kong et Shangaï. Encore cinq jours de mer et l'on peut admirer au Japon de ravissants paysages d'hiver.

La traversée du Brésil doit être comptée parmi les meilleures, surtout aux mois de mai et de juin. La mer est généralement belle et l'on trouve à cette époque à Rio-de-Janeiro l'hiver à température très douce.

Comme conclusion, Freund estime que, dans les cas de phtisie pulmonaire très avancée, on doit déconseiller cette cure. Une tuberculose au début, de même qu'une bronchite chronique, bénéficiera d'un séjour prolongé sur mer en évitant la mauvaise saison.

En raison de l'opinion généralement admise que l'air de la mer exerce une action bienfaisante sur la tuberculose, bien des personnes devenues malades cherchent à prendre un emploi sur les paquebots ; malheureusement les nécessités du service, l'obligation d'un séjour continu sur mer en toute saison, l'impossibilité pour ceux qui font de la navigation leur carrière de prendre les précautions que réclame une cure, peuvent rendre très aléatoires les résultats de celle-ci.

Le Dr Bagot (de Roscoff) est très partisan, dans le traitement de la phtisie, de la navigation, « ce merveilleux moyen de combiner la cure de repos à l'aération continue ».

Hermann Weber, médecin de l'hôpital des phtisiques de Ventnor, traite la question de la cure marine dans un article intitulé : « *Remarks on sea-voyages in treatment of tuberculosis.* » (1).

« La meilleure traversée est celle d'Australie et de la Nouvelle-Zélande par le Cap de Bonne Espérance où l'on passe 60 à 70 jours sans voir la terre et où le voyage peut être combiné avec un séjour de quelques mois sur les plateaux de l'Afrique du Sud. »

Sur 70 phtisiques, ayant fait ces voyages, 34 présentèrent une amélioration très prononcée, 18 montrèrent quelques progrès vers la guérison et chez les 18 autres la maladie suivit son cours. La cure est particulièrement indiquée dans les cas de tuberculose torpide.

« Pour les personnes, surtout du sexe masculin, de constitution robuste, qui aiment les voyages en mer et chez qui la phtisie s'est développée sous l'influence du surmenage physique ou mental, par suite de fatigues ou de mauvaises conditions hygiéniques, ou bien par suite de maladies infectieuses aiguës, les longs voyages en mer sont préférables à toute autre méthode de traitement. Un avantage décisif des voyages en mer est que le patient sera beaucoup plus éloigné des excès qu'à terre. »

1. Weber. *British medical journal*, 3 juin 1899, p. 132 ; même article *in Boston A. S. J.* 8 juin 1899, p. 552. Voir aussi Weber, *Practitionner*, juin 1898, page 662.

On attribue, dit-il, l'action des voyages en mer aux avantages suivants : 1° Pureté de l'air ; 2° égalité de la température ; 3° abondance de la lumière ; 4° constante mobilité de l'air ; 5° repos d'esprit. Mais les voyages en mer sont loin de présenter toujours ces divers avantages. Les vents sont parfois violents ; en outre on traverse des climats différents.

Parmi les matelots, la phtisie est plus rare que parmi les soldats de l'armée de terre et la navigation à une grande valeur thérapeutique chez les sujets héréditairement prédisposés : « Sur 18 jeunes gens de famille tuberculeuse, à qui j'ai conseillé d'entrer dans la marine, deux seulement sont devenus phtisiques, tandis que parmi leurs frères et sœurs qui ont choisi des professions dans les sciences ou le commerce, ou des occupations sédentaires, le nombre des morts par phtisie a été au moins trois fois plus grand. » « Il serait avantageux qu'on emménageât des navires médicaux, des sortes de *sanatoria de mer* à la fois pour les longues et les courtes traversées, par exemple pour la Méditerranée et les Indes Occidentales pendant l'hiver, et pour la Mer du Nord pendant l'été... Dans le cas de personnes riches, j'ai fréquemment recommandé, souvent avec un très heureux résultat, l'usage du yacht ».

Dans un article du *Zeitschrift für déatestiche und physikalische therapie* (1), l'auteur commente les résultats obtenus. Il relate ceux ayant trait aux malades qui avaient fait les voyages aller et retour en Australie et en Nouvelle-Zélande.

1. Weber. *Zeitsch. fur diat. u. phys. Therapie*, 1899, volume III, partie I.

Parmi les 34 cas à progrès très marqué, il y en avait 10 où l'état général et celui de la nutrition s'étaient améliorés, tandis que les symptômes locaux ne présentaient pas de changements appréciables ; pour les autres 24, l'amélioration n'était pas moindre dans les symptômes locaux que dans l'état général.

Parmi les 18 cas offrant des progrès moindres, il y avait deux phtisiques qui furent atteints de la fièvre au commencement du voyage et qui la virent disparaître pendant le voyage.

Les 18 cas défavorables furent dus, en majorité, au dégoût pour la nourriture uniforme des bateaux (1). Parmi les 18 cas avec amélioration légère, la plupart des malades se plaignaient également de l'uniformité de la nourriture.

Dans les 70 malades sus-mentionnés, il n'y avait que 12 femmes ; chez celles-ci les progrès, sauf pour trois cas, paraissaient moins marqués que chez les malades du sexe masculin ; dans 4 cas la maladie continua son évolution.

11 malades étaient partis très à contre-cœur, et sans aucun espoir en l'efficacité de la cure.

En dehors de ces observations, l'auteur a eu l'occasion, il y a plusieurs années, d'observer l'influence des voyages maritimes sur la tuberculose pulmonaire chez 11 malades masculins d'une constitution plutôt robuste. Ces malades avaient entrepris de longs voyages à travers les mers septentrionales sur des bateaux qui servaient à la chasse des

1. Il s'agit des voiliers faisant le voyage d'Australie, le plus souvent sans escale.

baleines. L'âge des malades était entre 30 et 35 ans. Tous les malades étaient exempts de fièvre ; 9 malades présentaient le premier degré de la maladie, tandis que deux se trouvaient au second degré de la tuberculose pulmonaire. Les *résultats furent très favorables* localement aussi bien que généralement chez 6 malades ; favorables chez 3 malades, indéterminés chez le dixième malade et mauvais dans le onzième cas. La cause principale de l'insuccès, dans les deux cas qui présentaient le premier degré de l'affection, était le dégoût pour la nourriture uniforme et mal préparée des bateaux, qui, notamment, dans un de ces deux cas, avait donné origine à une sorte d'inappétence avec amaigrissement, affaiblissement des muscles et de tous les organes, aussi bien qu'à des catarrhes fréquents ; après le retour de ce malade il se développa chez lui une phtisie qui prit un cours rapide et à laquelle il succomba.

L'auteur rapporte encore un certain nombre de cas, avec bons résultats, de tuberculose au premier et au deuxième degré. Les malades avaient entrepris des voyages à la République argentine où ils firent un séjour plus ou moins permanent, en se vouant à leurs occupations habituelles.

L'auteur a observé des résultats satisfaisants chez un grand nombre de ses malades non fiévreux et atteints de tuberculose pulmonaire au premier ou au deuxième degré. « Ce furent des malades qui avaient fait des voyages maritimes sur des bateaux privés (yachts), bien équipés et pourvus de bonne nourriture, voyages en été, le long des côtes de l'Angleterre, de l'Ecosse, de l'Irlande, de la France, de la

Suède et de la Norwège, et en hiver, particulièrement dans la Méditerranée. La plupart de ces malades *se portèrent très bien ;* dans plusieurs cas pourtant, des refroidissements et des états inflammatoires survinrent. Aussi de tels voyages à bord des yachts, quoiqu'ils aient autrement tous les avantages, ne sont pas sans quelques inconvénients. Les grands vapeurs ont toujours l'avantage d'avoir un médecin et, en dehors de cela, les arrangements sur ces vaisseaux sont propres à empêcher, jusqu'à un certain point, que de grandes fatigues ou des excès, de quelque nature qu'ils soient, n'interviennent. Une autre source de danger sur les navires sont les refroidissements. Il existe une opinion erronée à cet égard, trop répandue, à savoir que l'on ne se refroidit pas sur les vaisseaux. La plupart des hommes peuvent en effet se protéger contre les refroidissements par un endurcissement graduel, mais il faut que cet endurcissement se fasse avec précaution. »

La presqu'unanimité des auteurs affirme, comme nous, cette immunité spéciale à l'égard des refroidissements sur les vaisseaux ; mais elle entend immunité sur la haute mer seule et non, ce que Weber ne distingue pas ici, immunité dans les petites croisières le long des côtes européennes, au plein hiver. Thompson s'exprime clairement à ce sujet lorsqu'il nous montre les malades absolument à l'abri de tout accident en pleine mer, mais payant, comme à terre, leur tribut à l'hiver, en arrivant sur les côtes anglaises. Notre expérience personnelle de la Méditerranée nous permet d'ajouter que certaines journées au cœur de l'hiver y sont assez fraîches, l'atmosphère de la Méditerranée n'ayant pas toute l'égalité thermique de celle de l'Océan. Même avec une grande pureté de l'air et une extrême rareté de germes morbides, des phtisiques exposés à ce moment-là aux mauvais temps, dans des locaux le plus souvent mal chauffés, au cours de cette navigation peu éloignée des continents et des îles, ne peuvent être assurément, nous ne faisons aucune difficulté de le reconnaître, à l'abri total des refroidissements. Ce sont, durant cette période, les croisières dans les parages des Iles Canaries, de Madère, des Açores, du cap Vert, de Saint-Louis, ou les voyages dans les mers du Sud qui sont indiqués. Mais, à l'époque des belles saisons, pendant la plus grande partie de l'année, la température est douce en Méditerranée, et le curiste n'a pas à craindre de refroidissements.

Le tout est donc d'établir la technique rationnelle de la cure et de choisir, suivant les saisons, les mers convenables.

Signalons encore l'observation suivante du Dr Thorowgood (*Ocean voyages in pulmonary phtisis.* Lettre au *British medical Journal*, 11 novembre 1899, p. 1338). « J'ai souvent observé le bénéfice remarquable que beaucoup de malades phtisiques obtiennent par un voyage en mer. Tout dernièrement le Dr Rushbrooke de Stamborg et moi avons félicité un malade sur l'évidence bien marquée de l'arrêt de sa maladie qui suivit un voyage sur la Méditerranée. Ce malade avait *un râle crépitant très marqué* à son sommet gauche lorsqu'il quitta l'Angleterre. A son retour le râle crépitant *était remplacé par un murmure respiratoire faible.* L'appétit était excellent et, quoiqu'il eût essuyé de gros temps sur le golfe de Gascogne et qu'il n'eût pu ainsi rester à loisir sur le pont, il est retourné chez lui guéri de sa maladie, suivant toute apparence. »

« L'inhalation constante de gouttelettes salines pendant le voyage doit certainement s'opposer au développement du bacille tuberculeux dans le poumon. *Aucun bacille ne put être trouvé dans les crachats* de notre patient au retour de son voyage, quoiqu'ils eussent été trouvés avec évidence en petit nombre au départ. »

« J'ai aussi parlé d'un ami phtisique qui alla à Melbourne et revint avec les plus satisfaisants résultats, quoiqu'il semble qu'une cure radicale ne puisse être affirmée dans ce cas. Dans ma propre expérience, *je n'ai jamais vu un traitement climatérique aussi efficace* au point de vue de la guérison que le voyage d'Australie et retour sur un voilier. La navigation sur ces navires est bien meilleure qu'elle n'était antérieurement et, à beaucoup d'égards, le confort des passagers a été recherché. »

« En sélectionnant les cas, il serait bon de rejeter tous ceux qui sont très avancés et de prendre autant que possible des tuberculeux à tempérament gai et porté à l'espoir. »

R. Lee (*British medical Journal*, 18 nov. 1899, p. 1449), confirme, sans fournir d'observation personnelle, l'opinion du Dr Thorowgood. Le voyage d'Australie qui, dit-il, tient aujourd'hui la première place dans la thérapeutique de la tuberculose comme mode et comme cherté, offre d'abord l'avantage de faire échapper à notre hiver, et a, de plus, la bonne influence que le Dr Thorowgood a bien mise au point, par l'inhalation ininterrompue de l'air marin. Il ajoute que le changement constant d'atmosphère à bord du navire doit avoir aussi son action thérapeutique.

Pour Bouillet (*Traité prat. de la tuberculose pulm.*, 1899) : « Les voyages sur mer sont certes à considérer dans les formes peu avancées de la tuberculose. Souvent ils produisent des *cures merveilleuses* ou tout au moins des améliorations durables ». L'auteur a vu plusieurs de nos confrères atteints de cette affection « *être parfaitement guéris* après quelques années de services en mer pris à dessein. »

Inglott (*Ocean voyages in pulmonary phtisis*) (1) apprécie ainsi le travail du Dr Thorowgood : « Les observations du Dr Thorowgood sont d'une parfaite exactitude. J'ai aussi observé le bénéfice remarquable que beaucoup de patients souffrant de la phtisie ont retiré d'un voyage en mer. Le cas suivant en est un exemple remarquable :

J'ai eu en traitement, avec mon père, une famille souffrant de tuberculose. Quatre fils moururent à différents âges pendant que mon père leur donnait ses soins et trois sœurs pendant que je les soignais. Le plus jeune des enfants connaissant l'histoire de sa famille, me consulta et me demanda ce qu'il devait faire pour éviter la terrible maladie à laquelle

1. Inglott (de Malte) (1re lettre au *British med. Journal*. Londres, 1900, I, 47). Voir aussi *British med. Journ.*, 1900. Dr Wood, p. 704 et Dr Campbell, 2 octobre.

tous ses frères et sœurs avaient succombé. Il avait l'intention d'étudier la médecine et je lui conseillai d'étudier la navigation, arguant, que par de longs voyages, il pourrait probablement éviter la maladie. Il suivit mon conseil, et passa près de dix années à la mer, toujours en bonne santé. Il est encore vivant, jouissant, d'une heureuse santé, et a cinq enfants de robuste constitution qui présentent les couleurs d'une parfaite santé. »

Par contre, dans le même numéro, HERMANN JOHNSTON JONES, qui a fait le voyage d'Australie sur un voilier et est revenu par le Cap Horn, montre les inconvénients de ce voyage : les chaleurs de l'équateur, les mauvais temps du Cap de Bonne Espérance, puis du cap Horn, avec, en ce dernier point, du brouillard et la perspective des ice-bergs.

Inglott dans une deuxième lettre au même journal, (1900, p. 492) dit qu'un réel bénéfice découle de ce traitement dans les mois où la mer est belle, pourvu que le malade soit capable de prendre de l'exercice sur le pont. Il cite « le cas d'un prêtre auquel un éminent praticien maltais, le Dr Adami, avait conseillé de faire quelques voyages pour arrêter la maladie dont il souffrait déjà depuis quelque temps. Cet honorable monsieur, après avoir voyagé environ deux ans retourna à Malte en parfaite santé, tant et si bien qu'il vécut jusqu'à l'âge de 74 ans ».

« Un autre cas intéressant est celui d'une Anglaise qui avait quitté Malte pour accompagner son mari, laissant dans l'île une fille malade comme elle. La mère profita beaucoup des voyages en mer qu'elle accomplit pendant plusieurs années. »

« Elle est retournée à Malte, il y a quelques mois à peine, en très bonne santé, tandis que la fille qu'elle avait laissé à Malte suit encore mon traitement pour sa phtisie. »

DEBOVE et ACHARD dans leur *Manuel de thérapeutique* (1900, p. 221) formulent le traitement type de la tuberculose, que la cure nautique nous paraît seule en état de réaliser pleinement : « Que doit-on chercher?

a) Un air pur privé de poussières et d'impuretés ;

b) Le soleil : la lumière solaire favorise grandement les échanges nutritifs et active les combustions ;

c) Une température égale, sans de trop brusques variations, permettant au malade d'être dehors le plus possible, de réaliser aussi complétement que le permettent les circonstances l'aération continue. »

J. BURNEY YEO (*Ocean Voy. British med. J.*, 1900, p. 108) dit que les avantages du voyage en mer lui paraissent se limiter aux tuberculeux adultes, vigoureux et jeunes, avec une lésion locale très circonscrite, avec des fonctions digestives et nutritives actives et régulières, et avec un goût réel pour la vie à la mer. Autre chose est l'action préventive dont parle Inglott et la cure elle-même. Il recommande, après Andrew Clark (*Brit. med. J.*, 1890), la circonspection dans la prescription de ces voyages aux jeunes gens.

ELIZABETH GARRETT ANDERSON, fait les mêmes remarques que Jones sur le voyage d'Australie ; il n'est partisan de tels voyages que si les sujets sont bons marins et n'ont pas de maladie organique. C'est chose cruelle de les ordonner à un phtisique au dernier degré.

Hubert Male (*Brit. med. J.*, 1900, 13) dit que le voyage d'Australie peut seulement être recommandé à ceux qui déjà connaissent la mer, qui ne souffrent pas de maladie invétérée, qui sont assez forts pour rester sur le pont pendant les gros temps et ne regardent pas à la défectuosité du confort.

Moreau (*Journ. d'hygiène,* xxv, 1900) analyse les travaux de Weber que nous avons rapportés plus haut. Il ajoute : « Un avantage incontestable qu'offrent les voyages sur mer est de mettre plus qu'à terre à l'abri des écarts de régime. Il serait bon que l'on puisse organiser des navires-sanatoriums pour des voyages de courte ou de longue durée dans la Méditerranée, les Indes pendant l'hiver et les mers du Nord pendant l'été. »

Sicard (*La tuberculose*, 1900) signale les merveilleux résultats obtenus par la cure marine. « La mer, dit-il, vaut la montagne. »

Lannelongue (*Influence du climat sur l'évolution de la tuberculose* (1), a étudié expérimentalement l'influence des conditions climatériques sur la marche de la tuberculose. De nombreux cobayes inoculés ont été répartis par voie de tirage au sort à Paris, sur le bord de la mer en Seine-Inférieure et à la montagne. La mortalité a été plus rapide à la montagne qu'au bord de la mer.

Ide (*Inselarzt. fur. H. des christlichen sechospizes*,

1. Lannelongue. *Influence des climats sur la tuberculose.* Rapport au Congrès de Naples, 1900.

1901) montre que « le climat marin est un sédatif puissant du système nerveux ». Il explique son effet: 1° par l'action que produit directement le climat sur les nerfs ; 2° par le changement occasionné dans l'échange matériel et dans la nutrition du système nerveux. Selon Benecke, dit-il, le poids du corps, diminue d'abord, augmente ensuite.

« Le climat de mer est indiqué dans les maladies nerveuses qui sont une conséquence de l'altération des corps cellulaires des neurones et dans les maladies causées par une mauvaise nutrition du système nerveux : Asthme nerveux, névroses du cœur, dyspepsie nerveuse, migraine, névralgies, insomnies causées par l'hypéresthésie. Les crampes des muscles de la face, les crampes hystériques en sont justiciables. »

« L'influence sur l'échange matériel est surtout visible dans les paralysies apoplectiques et dans la neurasthénie des enfants et le tabes. »

« Selon Krucke, le climat de mer s'applique aux cas dans lesquels la nutrition générale du corps a souffert comme aussi aux troubles de l'appétit et de la digestion produits par les autres cures. » Il recommande dans ce traitement une durée suffisante et une certaine circonspection.

Teutsh dit que la cure marine peut être seulement conseillée aux tuberculeux depuis longtemps apyrétiques et n'ayant jamais eu d'hémoptysie.

Taylor (*Le climat marin pour les tuberculeux*) (1) est un enthousiaste de l'air marin pour les malades

1. Taylor. *Medical News*, n° 8, 1901.

avec lésions externes ou périphériques, cutanées, articulaires, etc. Guéneau de Mussy, Germain Sée, Doutreleau, Van Merris (Sur l'action thérapeutique du séjour à la mer dans la tuberculose: *Rev. d'hygiène*, 1890), Aviragnet, Kuborn (Congrès d'Ostende), se sont aussi montrés favorables à l'aérothérapie marine.

Mentionnons encore les articles suivants: Voyage des phtisiques au Cap (*British medical Journal*, 18 mars 1899). Tuberculous emigrants (*New-York medical journal*, 9 mars 1903) et les statistiques de la tuberculose dans les hôpitaux des marines française (Vincent. *Archives de méd. navale*, 1899); italienne (Feindel, P. M. 1900); autrichienne (*Rev. de la Tuberc.*, 1900); portugaise (*Rev. med. portugueza*, 1900, n° 85, p. 11); anglaise (*British med. journ.*, 1902, p. 1029).

Déchamp (1), Vandam (2), Casse (3), Durante (4), L. Petit, Houzel et Lalesque, ont également étudié la cure marine, mais en temps que cure de la tuberculose dans une station maritime (côtes de l'Océan).

Lalesque, sous le titre: « *Cure marine de la tuberculose* » a écrit une monographie très complète sur

1. Déchamp. *Climat marin et phtisie pulmonaire* (Clinique française, 26 octobre 1895).

2. Vandam. *Traitement de la tuberculose pulmonaire par la thalassothérapie* (*Courrier Médical*, 18 avril 1897 et *Presse Médicale Belge*, 18 octobre 1896, p. 1021).

3. Casse. *La tuberculose pulmonaire au bord de la mer. Presse Médicale Belge*, 15 septembre 1897, p. 293.

4. Durante. *Thalassothérapie. Riforma Medica*, 27 juillet 1897.

les propriétés thérapeutiques de la station d'Arcachon dans la phtisie pulmonaire et sur les succès cliniques obtenus dans cette localité. Il a, en outre, communiqué à l'Académie de médecine et au congrès de Paris (1900) les résultats favorables d'expériences faites en barque captive sur le bassin d'Arcachon.

Il a également traité plus récemment la question du séjour des tuberculeux sur les plages au congrès de Biarritz.

« C'est pour le corps médical de notre contrée, dit-il ailleurs, une coutume déjà vieille, constante dans ses résultats, que de conseiller la profession de pêcheur à tout sujet menacé de tuberculose pulmonaire directement ou par hérédité. » Il parle de l'opinion identique de Pereyra, Hameau, etc. Le docteur Bonnal, ajoute-t-il, rappelle les faits bien constatés ailleurs que chez nous, permettant d'affirmer que le séjour au bord de la mer aide puissamment à la guérison de la tuberculose... (*Journ. de méd. de Bordeaux*, 1895, p. 219).

« L'atmosphère marine si pure en haute mer s'atténue, nous le savons, en approchant des côtes ». De plus, le séjour au bord de la mer peut produire, a-t-on dit, de l'excitation, mais à Arcachon pas de grands vent, de bruit monotone et énervant des vagues sur la plage. C'est un lac abrité. Les vents prédominants d'Ouest, vents de l'Océan, sont tièdes et humides. Ils arrivent après avoir léché au large les courants chauds du Gulf Stream. Ils apaisent le système nerveux et respiratoire... La région est protégée contre les grands vents dont les propriétés excitantes sont du reste atténuées par leur degré hygrométrique.

La cure est faite sur un bateau muni d'une chaise-longue et d'un large parasol, soit à l'ancre, bercé doucement par les flots, ou bien en marche à l'aide de rames ou de voiles, cure égayée par le va-et-vient des pêcheurs. Les résultats obtenus sont les suivants : toux calmée, absence de fièvre et d'hémoptysies. Le séjour sur l'eau « facilite la respiration, excite l'appétit, procure le sommeil, provoque un bien-être physique et moral très apprécié d'abord, très recherché ensuite des malades » (1). Nous trouvons encore rapportée dans le *Concours médical* (1903, page 515) une étude du même auteur sur la cure marine. L'ensemble des éléments du climat marin produit des effets de préservation, des effets sédatifs, toniques et antiseptiques, dont l'action est défavorable au développement des formes aiguës et à la généralisation de la tuberculose. Au bord de la mer, il sera bon cependant de se précautionner contre un élément parfois excessif, le vent.

« Un malade, habitant aux environs d'un port du Nord, devra préférer le voyage par mer, aller et retour, pour se rendre dans une station maritime de cure. Ce procédé m'a donné de bons résultats ».

A Arcachon « le tuberculeux habite sur la plage et fait de fréquentes sorties en bateau. L'accoutumance arrive vite et, sauf par tempête, ni le vent ni le froid ne sont des contre-indications.

« Cette technique a pour but de mettre le malade en contact plus direct avec la grande pureté de l'air,

1. Lalesque. Cure marine sur le bassin d'Arcachon, *Gazette des Eaux*, XLIV, 1901, et *Journal de méd. et de chir.*, 25 février 1902.

comme aussi de le soumettre à une action plus directe des rayons chimiques du soleil et enfin de le faire bénéficier des mouvements passifs transmis au corps par la mer et le bateau. Cet exercice passif constitue un heureux correctif de l'immobilité imposée aux tuberculeux fébriles. »

« La cure sur mer a pu être pratiquée, en été, sur des plages de la Manche, par des tuberculeux à cavernes, préalablement entraînés sur le bassin d'Arcachon. »

« La durée des sorties en mer est fort variable ; pour quelques malades, elle a pu se prolonger de six à huit heures. »

Si la fièvre s'observe, elle est le résultat d'imprudences. La mer, a-t-on dit, provoque facilement les hémoptysies. Rien n'est plus faux : jamais M. Lalesque n'a vu d'hémoptysies chez les tuberculeux pulmonaires qui ne commettaient pas d'infractions à ses prescriptions : « Il faut, dit-il, rester le plus possible au bord de la mer, sur la plage, ou même dans une embarcation, mais surtout se garantir des rayons du soleil par une bonne toile ou une bonne ombrelle et porter un vêtement de laine supplémentaire dès que le vent fraîchit. Le principal auteur des hémoptysies au bord de la mer, c'est le plein soleil ; il est facile d'éviter ces erreurs de technique ».

Lyon (*Tr. de clinique thérap.*, p. 531, 4e édition, 1902) remarque que « les climats maritimes ont joui d'une vogue bien antérieure à celle des climats d'altitude. Les voyages en mer étaient recommandés dans l'antiquité et nombre d'Anglais privilégiés de la fortune ont retrouvé la santé, à la suite de longues croisières, notamment en Océanie et sur les côtes de l'Afrique méridionale. » L'air de la mer, comme celui des altitudes, est salubre parce qu'il est pur. Il paraît cependant influencer particulièrement les tuberculoses des sujets jeunes, scrofuleux, lymphatiques, atteints de lésions ostéo-articulaires. Il convient mal aux tuberculeux arthritiques comme celui des altitudes. Le séjour dans les îles (Madère, Barbades, etc.,) permet aux malades d'utiliser au maximum l'air marin.

« Il est certain que le voyage en mer peut être des plus salutaires pour les malades. L'exposition continue à la brise de mer, le repos absolu, l'absence de toute occupation ou préoccupation *sont un appoint considérable pour la guérison* : mais les voyages en mer ne sont à la portée que d'une classe privilégiée. »

Marfan (*Traité de médecine*) (1) expose que « l'air marin est remarquable par sa pureté et sa densité et, par là, influence favorablement la respiration et la circulation ; il est tonique. Il contient de l'ozone, du chlorure de sodium, du brome, de l'iode dont l'influence n'est peut-être pas négligeable ». « Le climat marin est caractérisé par un état thermométrique et hygrométrique très stable. » Les climats maritimes, comme la station d'Arcachon, par exemple, « conviennent aux phtisiques fébricitants, disposés aux congestions, aux hémoptysies, aux bronchites

1. Marfan. *Traité de Médecine* de Charcot et Bouchard, 2e édition, 1902, t. IV, p. 552.

simples, mais avec lésions bacillaires circonscrites, à ceux qui ont de la laryngite catarrhale ou tuberculeuse... »

PÉGURIER (de Nice) (1) trouve très rationnelle, avec un confortable suffisant, la navigation dans la phtisie. *La question de navires-sanatoriums pour indigents, posée dans un temps prochain, n'aurait rien qui puisse surprendre.* L'air marin est plus oxygéné et plus dense que celui de l'altitude. Il paraît plus utile. L'auteur rappelle les expériences de Pravaz et les bons effets des hautes pressions.

HUCHARD est favorable, sous le bénéfice de certaines réserves, à la cure marine.

Le D[r] LOP, professeur à l'Ecole de Marseille, a plusieurs fois constaté, dans son service de médecin en chef d'une des compagnies de navigation et comme médecin de compagnies étrangères, les excellents effets du séjour en mer sur des malades atteints de tuberculose. Il a bien voulu nous communiquer deux observations probantes à cet égard.

Il est également très partisan de la navigation dans la cure de la neurasthénie, exception faite dans quelques cas, pour les sujets excités.

LA HARPE, dans son *Formulaire des stations climatériques* (p. 34 et 35), expose que les voyages sur mer « représentent l'utilisation la plus complète possible du climat marin. L'air de la haute mer est absolument pur et le malade le respire toute la journée. La température est très égale, l'air très humide et sédatif, mais le climat est cependant fortifiant. »

1. Pégurier. *Traitement de la phtisie*, in-8, 1902.

« L'humidité de l'air, le spectacle de la mer, l'absence de préoccupations, de soucis et d'excitations, le repos combiné avec une bonne hygiène en font un traitement tonique et réparateur. »

« Les meilleurs voyages sont ceux de l'Amérique du Sud et de l'Océanie par voiliers. »

Ces voyages peuvent présenter cependant certains inconvénients : 1° Il ne faut pas être trop sujet au mal de mer ; 2° On traverse des climats variés ; 3° Par les mauvais temps, l'air confiné remplace l'air marin.

Nous répondrons plus loin à ces objections. En ce qui concerne la dernière, elle peut être adressée seulement aux vieux navires où n'existent pas d'emménagements spacieux, et où sont rares les prises d'air et les grilles de ventilation.

« Indications : Les voyages sur mer conviennent dans la pleurésie chronique, l'empyème chronique, la bronchite chronique, la tuberculose à la période d'excavation, pourvu que la caverne soit petite et l'affection unilatérale, la scrofule, la phtisie scrofuleuse, la phtisie hémorrhagique, les névroses, les insomnies, les suites de surmenage. » Ils sont à conseiller aussi aux jeunes gens prédisposés à la tuberculose. « Contre-indications (Hayem) : Sénilité, grande faiblesse, grande susceptibilité au mal de mer, dyspepsie rebelle... »

Gimbert écrit que le « Golfe de la Napoule offre aux malades qui doivent faire la cure intensive de l'air marin, une rade des plus sûres à la navigation. »

Guiter dit aussi que « la cure marine en bateau est réalisable par les belles matinées ensoleillées sur les golfes de Cannes et de la Napoule. »

LAGRANGE à propos de « La cure d'air marin » (*Revue des maladies de la nutrition*) est heureux de constater « que notre pays dont nous avons eu si souvent le regret de signaler l'infériorité au point de vue du traitement hygiénique, marche cette fois en tête de tous les autres. »

Les MÉDECINS DES SANATORIUMS MARINS POUR ENFANTS sont convaincus de l'action prophylactique de la mer en ce qui concerne la tuberculose. Quant à son action curative dans les cas de phtisie confirmée, Cazin, Calot, Camino, etc., ont pu observer des cas probants, quoique, d'une façon générale, les jeunes sujets atteints de bacillose pulmonaire ne soient point reçus dans ces établissements.

CAZIN a constaté de grandes améliorations, même au point de vue des lésions locales, dans la phtisie scrofuleuse à forme torpide.

CALOT écrit : « C'est en m'appuyant sur un nombre déjà considérable de faits que j'admets cette opinion qui va à l'encontre de l'opinion classique. Souvent c'est la guérison complète et durable que les malades trouvent à Berck, même s'ils sont porteurs de cavernes pulmonaires. »

CAMINO donne la statistique suivante : « Sur plus de cent enfants à tuberculose ouverte, dont quelques-uns cavitaires, 3 seulement ont succombé et 5 ont été renvoyés à Paris. Ils deviennent gras, vigoureux. A un moment donné, beaucoup cessent de cracher, mais le résultat n'est pas définitif ; en effet, les enfants ne passent que six mois au sanatorium d'Hendaye. »

VIDAL parle de 11 enfants phtisiques envoyés malgré lui au sanatorium de Gien, près d'Hyères. « Leur état dit-il s'est largement amélioré. »

PIERRE (*Le traitement marin à Berck*, 1903) est tout opposé à la cure de la phtisie sur la plage et n'est pas partisan d'attirer dans cette station une clientèle de tuberculeux. Le séjour sur la plage peut favoriser la fièvre, l'état congestif, etc. Il remarque cependant qu'il serait aisé de développer une longue liste de poitrinaires qui ont dû à Berck, soit la guérison, soit une étonnante prolongation de la maladie.

L'action favorable de l'air marin tient à la densité de l'air qui oxyde et multiplie les globules, à la lumière qui est l'agent de santé et le désinfectant par excellence, aux rayons chimiques, aux principes que contient l'air marin. Toutefois, en ce qui concerne le chlorure de sodium, celui-ci est en trop faible quantité dans l'atmosphère pour avoir une action bonne ou nuisible.

Le Dr BOINET, professeur à l'Ecole de Marseille, qui a étudié la tuberculose chez les navigateurs de la marine du commerce, lorsqu'il avait à l'hôpital le service des marins, nous dit que « la bonne influence du climat marin est évidente (1) ». Ce serait dans le personnel de cuisine et d'hôtel, puis chez les chauffeurs que la tuberculose aurait été le plus souvent observée. RAYBAUD et BRUNEAU ont également traité la question dans le *Marseille médical* (La tuberculose dans la marine marchande, mars 1903).

L'existence plus fréquente de la tuberculose, au dire

1. Boinet. Comité méd. des Bouches-du-Rhône, nov. 1902).

des auteurs précédents, chez le personnel de cuisine et d'hôtel et chez les chauffeurs et soutiers s'expliquerait pour nous, surtout par ce fait que ces derniers, à l'encontre des matelots, ne sont pas, pour la généralité, des professionnels de la mer. Beaucoup d'entre eux ne prennent du service sur tel ou tel navire et dans telle ou telle compagnie que transitoirement, et s'emploient à terre dans des établissements ou usines entre leurs divers engagements sur mer. L'alcoolisme pourrait aussi être un facteur étologique à considérer.

Toutefois, l'un de nous chargé par intérim à plusieurs reprises du service de médecin en chef d'une des principales compagnies de navigation de Marseille, a eu à examiner de très nombreux sujets présentés, en vue de congés ou de séjours à l'hôpital, par les médecins des divers paquebots, et ce n'est que tout à fait exceptionnellement qu'il a constaté, comme cause de maladie, la tuberculose, même parmi les cuisiniers ou les chauffeurs.

Le Dr Lop, dont l'expérience porte à ce sujet sur une période de onze années, n'a, pour sa part, observé que quelques cas de cette affection sur des milliers de navigateurs, entrés sains en service et examinés pour maladie par lui dans la suite.

Landouzy parlant des enfants délicats et affaiblis auxquels l'atmosphère marine rend la santé, écrit que « à ce titre ce serait absolument méconnaître la thalassothérapie que de ne pas s'en servir comme moyen préventif contre la tuberculose ».

Robin et Binet (*Indications de la cure marine dans l'anémie et la tuberculose* (Congrès de Biarritz et *Bulletin de l'Académie de médecine,* 12 mai 1903) (1) ne sont partisans de la cure au bord de la mer que pour les tuberculeux chez qui n'existe pas l'exagération des échanges respiratoires, la suractivité des réactions chimiques de l'organisme. Toutefois, le climat marin n'est stimulant des échanges organiques que dans les 2/3 des cas. Certains malades, même à chimisme exagéré, s'améliorent sur les plages et leur chimisme peu à peu s'apaise.

« M. Robin a reconnu qu'un malade s'améliora à Menton, contrairement aux indications du chimisme respiratoire, et pense que « certaines influences latérales sont capables d'atténuer les inconvénients des échanges respiratoires à la mer. » (Comptes Rendus du Congrès de Biarritz).

Les expériences de Mendel n'aboutissent point aux mêmes conclusions que celles de Robin et Binet. Pour Mendel, il y a d'abord chez le tuberculeux anoxyhémie, et l'indication formelle est, au contraire, d'augmenter sa faible puissance respiratoire de façon à prévenir l'intoxication des tissus et la déchéance organique.

Gaudy (Congrès de Biarritz, 1903, *in Comptes Rendus du Congrès*, 1904) se demande, à propos des théories de Robin, « s'il n'y a pas analogie de contre-indications du climat marin et du climat d'altitude chez les phtisiques à échanges respiratoires exagérés ? M. le professeur Robin a établi, il y a quelques

1. Voir aussi Robin, *Effets du climat maritime sur l'anémie et la tuberculose (Bulletin général de thérapeutique,* 23 mai 1903).

mois, au congrès de Grenoble, les inconvénients de l'altitude pour la phtisie. N'est-ce pas le même ordre de faits qui contre-indiquent la mer ? »

Mendelssohn étudie au même congrès les effets physiologiques et thérapeutiques du traitement marin sur le système nerveux et croit à son action très favorable dans nombre d'affections nerveuses.

Les médecins de Biarritz se sont montrés au congrès de 1903 partagés sur la question du traitement de la tuberculose au bord de la mer. Si certains affirment des effets favorables, d'autres, comme Legrand, sont délibérément hostiles à la cure des tuberculeux à Biarritz.

Baradat (*Les agents physiques dans la cure de la tuberculose, 1903*, et *choix d'un climat*, in *Cannes médical*, sept. 1903) dit que la cure marine est préférable à la cure d'altitude. Après avoir cité les arguments des adversaires de l'aérothérapie marine, notamment le rapport de Legrand au congrès de Biarritz, concluant que le séjour au bord de la mer exerce sur la phtisie une action excitante, il ajoute « mais les partisans de la mer sont plus nombreux encore et parmi eux se glisse maint repenti. » L'air très pur qui souffle du large est précieux. « Au bord de la mer, il n'y a à redouter que les vents du continent. » L'air de la Riviera est aseptique et fortifiant. Il convient aux torpides. Le professeur Robin raisonne juste quand il déconseille le littoral aux cachectiques, aux phtisiques qui suent beaucoup. Quant aux effets même de l'altitude et de l'air marin, ils sont subordonnés à trop de facteurs individuels pour qu'on puisse formuler une règle uniforme.

Les congrès de thalassothérapie de Boulogne (1894), d'Ostende (1895), de Tunis (1896), et de Biarritz (1903) n'ont pas même posé la question de la cure en haute mer et ne nous fournissent aucun document à ce sujet. On voit jusqu'à quel degré ce traitement est présentement méconnu.

Au récent congrès de climatothérapie de Nice (1904), les rapports de MM. Rénon et Barety formulent les indications de la cure sur le littoral français de la Méditerranée, région à climatologie spéciale, différente de celle des climats maritimes purs, côtes atlantiques, Berck, Arcachon, Biarritz, etc., dont nous avons parlé plus haut :

Les tuberculeux du premier et du second degré, lymphatiques, blafards, pâles, à chairs flasques, peu ou pas fébricitants, voilà surtout les sujets tributaires du climat méditerranéen. La tuberculose des gens âgés, des enfants, la tuberculose compliquée de manifestations locales, cutanées, ganglionnaires, articulaires, osseuses, génitales, constituent d'autres formes justiciables de la cure sur la Riviera.

L'action heureuse du climat semble plus accusée pour le sexe féminin et dans la tuberculose par accident ou par contagion.

A la fin de cet historique où nous avons réuni les documents parus jusqu'à l'année 1904 sur la question de la cure marine, nous allons donner les observations que nous a fourni notre expérience

1. Physiothérapie : Le climat marin et la tuberculose (Comptes rendus du congrès de Nice, 1904).

personnelle et l'enquête à laquelle nous nous sommes livré auprès de nos confrères des diverses compagnies de navigation.

Citons d'abord celles de plusieurs médecins qui, convaincus de l'efficacité de l'aérothérapie marine, ont entrepris pour leur compte, avec succès, cette cure peu connue et à peu près oubliée :

L'un, M. O..., atteint de tuberculose au deuxième degré, entré en service au printemps de 1898, a repris en mer, après quelques mois, des forces et des couleurs, a vu son expectoration, purulente au début, et sa toux s'amender rapidement. L'amaigrissement, peut-être à cause de voyages en Amérique centrale, a été plus lent à disparaître que chez les autres tuberculeux que nous avons pu observer.

Nous avons revu après quatre ans, ce médecin, qui continuait toujours son service, ayant engraissé et présentant toutes les marques d'une florissante santé.

Un deuxième, M. P..., atteint d'une tuberculose torpide dont l'origine remonte à cinq années, s'est beaucoup fortifié à la mer où ses lésions tuberculeuses sont restées depuis lors à peine marquées, et n'ont plus, malgré les fatigues d'un service ininterrompu en hiver en Méditerranée, aucun retentissement appréciable sur la santé générale.

Un troisième, M. R... P..., que nous avons pu ausculter avant son entrée dans la marine, présentait il y a huit ans, à la fin de ses études médicales, des lésions des sommets où l'on constatait des craquements assez nombreux ; il était amaigri, décoloré, dans un profond état de langueur et avait eu plusieurs hémoptysies. Expectoration et toux assez fréquentes.

Il commença à naviguer en Méditerranée au printemps de 1896. Nous le vîmes au sortir de l'hiver suivant, tout heureux des excellents résultats obtenus pour sa santé.

La pâleur du visage, l'amaigrissement avaient disparu. Il avait fait de grands progrès dans son état général. Ses forces lui étaient revenues.

Plus de toux; expectoration diminuée, réduite à quelques mucosités par jour.

En 1898 il eut à subir l'action déprimante d'une longue station d'été sur une ligne intercoloniale des Messageries maritimes, dans un climat torride et malsain. Il dut abréger, après quelques mois, son séjour par suite d'une atteinte de paludisme. De retour en Europe et ayant repris depuis lors sa navigation dans la Méditerranée occidentale, son état général est redevenu excellent et son affection locale a continué à s'améliorer à tous les points de vue. Aujourd'hui, la guérison est complète.

Nous connaissons encore un docteur déjà âgé qui est entré dans la navigation à cause d'une entérite chronique, diagnostiquée tuberculeuse et qu'il est, ainsi, arrivé à améliorer au point de récupérer peu à peu un état général très satisfaisant.

M. G..., capitaine au long cours, 33 ans, jouissant aujourd'hui d'une bonne santé et n'ayant aucun symptôme d'affection pulmonaire malgré une convalescence assez récente de pneumonie, était dans sa jeunesse d'une santé très frêle, très sujet aux bronchites. A 17 ans, il vit, nous dit-il, à la suite d'un rhume négligé, s'installer chez lui une « bronchite chronique » qui dura plus d'une année, avec amaigrissement et état de faiblesse générale. Cette bronchite rebelle et cet état de dépérissement ne se guérirent peu à peu que du jour où il prit la profession de marin et partit sur mer.

On trouvera plus loin, à propos des lignes de Chine, l'observation d'un infirmier des paquebots de cette ligne, atteint de tuberculose il y a dix ans : dont l'état général est devenu excellent, et dont les lésions, au deuxième degré, ont subi un arrêt complet.

Nous avons également eu sous les yeux une femme de chambre, neurasthénique et suspecte de tuberculose qui, quoique n'ayant passé que quelques mois à la mer, débarqua avec un air de santé, des forces, des couleurs au visage, faisant contraste avec son état général au jour de l'embarquement. En outre, les quelques symptômes morbides qu'elle présentait au début, et qui nous faisaient craindre la tuberculose, n'étaient plus sensibles.

On lira aussi au cours de l'ouvrage l'observation d'un ouvrier imprimeur qui se guérit de la tuberculose en embrassant la profession de pêcheur sur la Méditerranée.

Nous pouvons encore joindre à ces observations les suivantes : M. A..., atteint d'une tuberculose pleurale étendue et présentant un état général très déprimé (amaigrissement et affaiblissement très marqués, facies phtisique, etc.), s'améliora considérablement par le séjour en mer, et après une année et demie tous les symptômes morbides étaient atténués au point que le sujet présentait les dehors d'un bon état de santé. Ce malade, médecin d'un paquebot, passa non seulement l'été mais l'hiver sur la Méditerranée.

La cure fut malheureusement interrompue par l'accident suivant: chargé à Marseille, en pleine épidémie d'influenza, au cœur d'un hiver rigoureux, du remplacement très laborieux d'un confrère, il contracta une pneumonie lobaire aiguë, due au surmenage dans ce milieu infectieux, pneumonie qui eut une issue fatale en moins d'une semaine.

Un autre jeune médecin présentait, en 1898, une affection du sommet gauche, caractérisée, comme signes stéthoscopiques, par des modifications du murmure respiratoire à ce sommet, une expiration prolongée, des symptômes de congestion chronique. On constatait en outre des vibrations exagérées, de la submatité, enfin le signe subjectif du retentissement pulmonaire que nous décrirons plus loin. Un de ses médecins affirmait même avoir perçu quelques frottements au sommet et sous la clavicule. Malgré les traitements hygiéniques et médicamenteux antérieurement suivis (cures d'air, saison dans une station d'eaux thermales, médication créosotée, etc.), l'affaiblissement, les douleurs intercostales, les sueurs nocturnes étaient devenues plus marquées. Le malade prit alors du service sur les paquebots de la Méditerranée.

Après plusieurs mois de mer, non seulement l'affection n'avait point progressé, mais encore les lésions locales avaient rétrogradé et l'état général s'était fortifié : disparition rapide et complète des sueurs nocturnes, diminution sensible de l'expectoration, réduite à une simple mucosité le matin, accroissement des forces et de la vigueur, aguerrissement contre le froid. L'état de santé s'est maintenu et confirmé depuis lors. On ne trouve aujourd'hui au sommet du poumon qu'une faible nuance de submatité, reliquat probable de la cicatrisation.

Jouissant donc d'un bon état général et d'une santé satisfaisante, assurée depuis plusieurs années, ce jeune homme, qui continue à naviguer, semble bien arrivé à cette guérison réelle vers l'obtention de laquelle ont toujours convergé les efforts de la médecine. Cette observation a été prise il y a deux ans. Depuis cette date, l'état de santé n'a pas décliné.

Un de nos confrères, médecin à Marseille, a eu l'occasion de donner ses soins à un officier de cargo-boat anglais, tuberculeux depuis plusieurs années, qui lui disait ne se trouver bien et amélioré que pendant le cours des traversées, malgré les fatigues du service, et qui lui affirmait être infailliblement repris de fièvre et d'une recrudescence du malaise général toutes les fois qu'il séjournait à terre, dans l'intervalle de deux voyages.

M. L..., mécanicien, était dans son enfance très sujet aux bronchites. Aux approches de la vingtième année, sa santé se trouvait à tel point menacée par un « rhume chronique » accompagné d'affaiblissement et d'amaigrissement que, lorsqu'il se vit retenu par le conseil de révision, et appelé à servir dans la marine, il pensa que tout espoir de guérison ou d'amélioration lui était par là même enlevé. Cette triste conviction était d'ailleurs partagée par les membres de sa famille.

Parti pour les mers d'Extrême-Orient où il resta en station, il alla de mieux en mieux à son grand étonnement. Cette existence passée au grand air de la mer, malgré les fatigues du métier, lui étaient, nous dit-il, plus profitables que tous les ménagements et petits soins de sa famille dans la ville qu'il venait de quitter.

De retour de son service, au cours duquel il prit part à la récente campagne de Chine, et apparemment guéri, il s'employa dans une usine électrique de petite ville dont les conditions d'aération n'étaient pas trop défectueuses. Il se nourrissait bien, mais néanmoins maigrissait.

Il vécut dans la maison de son beau-frère qui, six mois après son arrivée, mourut phtisique. Sa santé ne tarda pas à s'altérer de nouveau gravement, peut-être à la suite d'une contamination. Il reparut une expectoration assez abondante, quelquefois striée de sang, des sueurs nocturnes, un amaigrissement prononcé, de la dypepsie.

Le malade, devant l'aggravation progressive de tous ces symptômes, effrayé par l'exemple qu'il venait d'avoir sous les yeux, résolut d'abandonner son emploi, mettant dans la vie sur mer, uniquement, son espérance de salut. Il prit du service sur un navire du commerce, où il exerce depuis un an ses fonctions, assez pénibles, de troisième mécanicien.

Ayant eu l'occasion de le voir à diverses époques, nous avons pu suivre les phases de son amélioration progressive. Le malade a engraissé ; les joues creusées au début, se sont remplies et ont pris couleur ; ses digestions sont redevenues normales, et il jouit d'un appétit remarqué de tous ses collègues. Il a la puissance de travail et la vigueur musculaire d'un homme bien portant. L'expectoration a beaucoup diminué, les sueurs nocturnes ont cessé. Les lésions locales stéthoscopiques du sommet gauche déjà marquées, se sont immobilisées et améliorées.

M. L..., qui vient de passer brillamment son examen de mécanicien de 1re classe, sans que sa santé se soit ressentie de la préparation de cet examen, compte faire sa carrière de la navigation « car, nous disait-il, *je ne puis vivre que sur mer*. En ce seul traitement, j'ai confiance... Toujours à terre ma santé périclite. Quitter la navigation pour une autre carrière, serait inévitablement me perdre. »

Ce mécanicien nous cite un de ses collègues et amis qui, atteint, comme lui, de tuberculose, tient le même langage et n'a, comme lui, confiance qu'en le seul traitement marin.

M. N.., également mécanicien à bord d'un steamer, amaigri et porteur d'un tœnia dont il n'a pu se débarrasser qu'au bout de deux ans, se mit à tousser et à cracher, irrégulièrement du reste, en 1900, époque où il perdit sa jeune femme de phtisie. Il avait passé un congé à terre pour lui prodiguer ses soins. A la suite de cette mort, sa santé déjà compromise déclina de plus en plus. L'amaigrissement et l'affaiblissement devenaient très accentués ; toutefois la toux, l'expectoration et les signes stéthoscopiques furent trop peu marqués pour faire porter, à ce moment, le diagnostic de tuberculose confirmée. Mais, au début de l'hiver suivant, une bronchite subaiguë s'installa avec un état général si mauvais que son médecin ne douta plus d'une affection tuberculeuse et lui fit accorder un congé de maladie.

Quand l'acuité des symptômes se fut calmée et que le repos eut fait prendre à la maladie une forme chronique, le malade retourna à son poste. L'expectoration, la toux, la grande maigreur, la faiblesse durèrent tout le cours de l'hiver et du printemps et ne s'atténuèrent qu'en été. L'hiver suivant l'état général se maintint meilleur et cette période critique passa sans aggravation. L'été fit ensuite disparaître peu à peu les reliquats de cette atteinte de tuberculose, atteinte indubitable malgré que nous aît manqué dans cette observation le contrôle de l'auscultation.

Nous avons revu récemment ce malade aujourd'hui méconnaissable: les symptômes morbides que nous avons mentionnés se sont entièrement effacés. La santé est excellente.

Chez les tuberculeux allant à Alger, Biskra, Le Caire, Palerme, etc., que nous avons eu l'occasion d'observer à bord, pendant de trop courts trajets, nous avons noté surtout l'état de bien-être général, la réapparition immédiate de l'appétit, la suspension de la fièvre et des sueurs nocturnes, la rareté de la toux. Nous avons voyagé il y a quelques mois avec un malade espagnol qui venait de faire un séjour dans les Pyrénées, près de Puigcerda, et qui nous manifestait son étonnement de se sentir si bien en mer, ne toussant pas, délivré de son oppression et, par-dessus tout, des malaises de l'état fébrile journalier qui lui était habituel.

Mentionnons encore l'observation de quelques

curistes, qui, nous a-t-on dit, à Bordeaux, à bord même des navires de la compagnie des « Bateaux à vapeur du Nord », ont fait avec succès pour leur affection pulmonaire une série de voyages sur cette ligne côtière de l'Atlantique.

Rapportons enfin le cas que nous avons plusieurs fois entendu citer comme un exemple des bienfaits de la navigation, du fils d'un officier supérieur en garnison en Algérie, M. E..., qui atteint de tuberculose manifeste, assez avancée pour être considéré comme « perdu », s'embarqua, il y a plusieurs années, comme élève-officier dans la marine du commerce et est aujourd'hui bien guéri.

Nous avons eu connaissance en outre de plusieurs autres cas de jeunes médecins entrés dans la marine du commerce sur les conseils de leurs maîtres pour tuberculose, ou affaiblissement de la constitution, et dont la santé a tiré grand profit de la vie sur mer, mais nous ne pouvons produire leurs observations n'ayant pu nous procurer de documents précis à leur sujet.

Nous connaissons, d'autre part, un assez grand nombre de malades souffrant de neurasthénie ou de suites de surmenage, etc., qui se sont traités avec plein succès par le yachting, par les croisières, les voyages en mer ; mais il est difficile de fournir leurs observations détaillées, l'excellente action des voyages en mer dans ces cas étant notoire, même dans le public, et ces malades par suite recourant rarement aux soins du médecin pour cette cure qui souvent n'est pas moins, à leurs yeux, un agrément qu'un traitement.

Tel retire les plus grands avantages d'un voyage autour du monde à bord de son yacht O..., pour neurasthénie, en 1902 et 1903.

Tel autre, M. C..., prend, pour traiter la même affection, la profession d'officier de la marine marchande et revient à la santé dans le calme silencieux des longs quarts, dans la sérénité douce des soirées passées sur la passerelle, caressé par l'haleine dépurative et régénératrice de la pleine mer, ainsi que dans la vie active et non moins fortifiante des gros temps.

Certains vont et viennent sur mer, entre Alger, Palerme, Nice, Naples, Londres, Marseille, l'Orient, etc., et trouvent dans la navigation un remède à leur neurasthénie comme à leur spleen, remède qu'ils n'ont pu rencontrer jusque-là dans les diverses médications dont, à terre, ils ont fait l'essai.

Un de nos amis enfin, médecin spécialisé dans les affections pulmonaires, auteur d'ouvrages estimés sur la guérison de la tuberculose et sur la méthode des sanatoriums — atteint lui-même de neurasthénie à la suite de surmenage, ainsi que de tuberculose, celle-ci aujourd'hui, il est vrai, à peu près immobilisée — accomplit actuellement, comme médecin de paquebot, des voyages de santé sur la Méditerranée et sur l'Atlantique. Répondant à nos demandes, il n'hésitait pas récemment à qualifier, d'après les résultats de sa propre expérience, la cure pélagienne, d'agent thérapeutique merveilleux dans ces deux affections.

Rappelons que nous avons donné au début de notre travail plusieurs exemples récents de croisières de santé, ordonnées à certaines personnalités dans des cas semblables aux précédents.

Nous citerons encore, au cours de l'ouvrage, plusieurs observations ayant trait à des affections diverses autres que la tuberculose ou la neurasthénie.

Tel est l'ensemble des documents et des observations qu'il nous a été possible de réunir sur la cure de haute mer.

LIVRE II

Action thérapeutique de l'atmosphère marine et de la navigation elle-même.

CHAPITRE I

Composition de l'air marin.

I

Oxygène et azote.

L'air de la mer présente les particularités suivantes :

En ce qui concerne l'oxygène et l'azote, la proportion est, à bien peu de chose près, la même que dans l'air terrestre. L'air recueilli dans les mers polaires par le capitaine Ross s'éloigne peu de la composition normale. Les analyses faites en Islande par M. Bunsen présentent les mêmes résultats. Cependant M. Lévy dans une traversée du Havre à Copenhague trouva dans l'air recueilli sur la mer une proportion un peu moindre d'oxygène. Fonssagrives donne d'autre part les chiffres suivants : « L'air de Paris contient en volume $\frac{20,960}{100}$ d'oxygène et celui de l'Océan Atlantique à 400 lieues des côtes $\frac{21,019.}{100}$ Le premier contient en outre $\frac{79,19}{100}$ d'azote et le second $\frac{78,94.}{100}$ » La proportion d'oxygène affirme même Gigot Suard (*Traité de climatologie*) peut s'élever jusqu'à 23,67 pour 100 dans l'air recueilli à la surface des mers ».

D'après M. Babinet, la proportion d'oxygène sur 100 parties d'air en volume serait au niveau de la mer 21, à 2.000 mètres 20,46, à 6.000 mètres 19,42, 10.000 mètres 18,42.

II

Acide carbonique.

La quantité d'acide carbonique serait d'après Fonssagrives de 0,0003 en volume à Paris et de 0,000043 sur l'Océan.

Plus récemment, MM. Muntz et Aubin ont montré que sur le littoral, la proportion d'acide carbonique est de 2,9 pour 10.000, tandis qu'elle peut atteindre 4,22 pour 10.000 dans les villes.

III

Ozone, *Argon*, etc.

L'air de la mer contient une quantité beaucoup plus forte d'ozone que l'air terrestre, exception faite peut-être de l'air des hautes montagnes et des forêts à essences résineuses. Jacolot a constaté la richesse considérable de l'air de la mer en ozone, lequel s'élève parfois à 14° à l'ozonomètre (1). De Parville a également constaté la grande richesse en ozone des alizés de l'Atlantique. Alors que la quantité d'ozone est 1 milligramme 6 par mètre cube à Montsouris, Duphil trouve en moyenne sur la plage d'Arcachon 5 milligr. 68, et quand le vent souffle de la mer 6 milligr 28. Gautrelet nous donne pour la plage d'Hyères le chiffre de 4 milligr. 20. (Gautrelet. *Bulletin de l'ass. des doct. en pharm.*, Avril 1902). La quantité d'ozone est très élevée sous l'influence de la lumière du soleil, de l'évaporation et du mouvement de l'air. Jacolot a constaté que les indications ozonométriques les plus élevées correspondent à la plus grande vitesse des vents.

Il est prouvé en outre que la quantité d'ozone est augmentée par la pulvérisation des liquides, par une forte évaporation dans les chambres de graduation des salines, par la pluie et surtout par l'orage. On voit par là que le milieu marin se prête admira-

1. Jacolot. Recherches ozonométriques faites pendant la campagne de la frégate *Danaé* en Islande, 1864 (*Archives de méd. navale*, 1865, T. III, p. 115).

blement à la production de l'ozone. Aussi les vents marins qui incessamment balayent de grandes surfaces, resplendissantes de lumière, et où se produit une active évaporation, contiennent-ils, comme nous l'avons dit plus haut, des quantités toujours appréciables de ce gaz.

Nous ne croyons pas qu'on ait signalé de particularités spéciales à l'atmosphère marine en ce qui concerne les corps récemment découverts et qui entrent dans la composition habituelle de l'air, argon, néon, crypton, etc.

IV

Vapeur d'eau.

La vapeur d'eau existe dans l'air en quantité variable suivant les mers, mais toujours en forte proportion. Il y a de plus une grande uniformité hygrométrique dans l'atmosphère océanique.

Nous fournirons plus loin sur l'humidité relative de l'air de l'Océan les relevés journaliers de Toynbee et de Dixey pris durant deux voyages de Melbourne à Londres par le Cap de Bonne-Espérance.

V

Principes spéciaux de l'air marin; chlorure de sodium, brome et iode.

« Les principes de l'eau de mer, dit Poëhl (Congrès de Biarritz) sont dans l'air en forme de dissociation électrolytique, c'est-à-dire sous forme d'ions. La quantité de ces électrolytes peut être dosée au moyen de la conductibilité électrique de l'air ».

A ce sujet nous devons remarquer que l'air marin est plus chargé d'ions que l'air terrestre. En effet, l'air atmosphérique contient une proportion d'autant plus grande d'ions positifs et d'ions négatifs qu'il est plus pur, plus transparent et que la radiation solaire est plus intense (*Journal de physique*, 27 septembre 1902).

L'air marin contient en proportion variable du *chlorure de sodium*. « La salure de l'air marin, dit Fonssagrives, est de constatation vulgaire, et il suffit de s'être promené quelque temps sur le pont d'un navire pour que la langue en passant sur les lèvres y constate une saveur sensiblement salée ». Cela ne se produit toutefois que par gros temps. Dans les tempêtes, le visage, les mains et les vêtements se recouvrent rapidement d'un dépôt de sel, si l'on s'expose à l'air sur l'avant du navire qui est toujours, par intermittence, légèrement embrumé de poudrain. Les vieux matelots, à la robuste santé, se disent avec orgueil « conservés dans le sel ».

Armand Gautier a dosé le chlore contenu dans l'air marin du 22 au 25 octobre 1899 au phare de Roche-Douvres à 50 kilomètres des côtes et à 9 mètres au-dessus de la mer. Il constata par mètre cube d'air 22 milligrammes de chlore. Cette proportion est regardée par lui comme un maximum, par suite de la forte brise Ouest-Nord-Ouest qui soufflait pendant cette période (Gautier, *Quantité maximum de chlorures contenus dans l'air de la mer*. Société chimique de Paris, 1899).

Nous avons pour notre part répété l'expérience classique qui consiste à faire passer et barbotter de l'air marin dans une solution de nitrate d'argent. Nous nous servions à cet effet de flacons à double tubulure, réunis par un tube de caoutchouc à un aspirateur. L'expérience répétée nombre de fois, au cours de diverses traversées, sur le pont ou sur la passerelle du navire, n'a pas donné le plus souvent de trouble marqué. Le trouble est très léger même par mer assez agitée. Il n'est accusé que par gros temps.

Nous avons fait récemment aussi (octobre 1904) à de nombreuses reprises, au large des Baléares, des recherches à l'aide du papier Berzélius (papier chimiquement pur), que nous exposions plusieurs heures en des points choisis du navire et que nous lavions ensuite dans de l'eau distillée, laquelle était traitée par une solution de nitrate d'argent. Nous avons constaté plus fréquemment un léger trouble par jolie brise sans clapotis de la mer. Les manipulations à bord, dans ces dernières expériences, sont rendues très délicates par la présence de traces de sel sur tous les objets.

Quand les vagues sont soulevées, une cuvette de verre contenant une solution de nitrate d'argent posée sur un fond noir et mise sur le pont se tachette vite de petits flocons bleuâtres dus à la chute d'imperceptibles gouttelettes.

De la crête des flots qui moutonnent, comme des volutes des grosses lames qni déferlent, le vent emporte d'innombrables particules d'eau saline et la mer joue alors le rôle d'un immense appareil de pulvérisation.

Par sa marche, un navire au plus près, au cours d'une tempête, qu'il fasse cuiller ou choque simplement les lames, à chaque coup fort du tangage couvre son avant d'eau, qui retombe des bossoirs et du gaillard en bruyantes cascades. Il soulève aussi des nuages de gouttelettes salines qui, en fins embruns recouvrent la partie antérieure du bâtiment.

Il nous est arrivé, par les gros temps, de voir nettement au coucher du soleil, dans le pinceau lumineux passant par nos hublots, le poudroiement intermittent de l'eau de mer en perles d'une extrême ténuité. Celles-ci ne restent que très peu de temps en suspension. On les voit décrire une simple parabole ou parfois tournoyer un instant entraînées par le tourbillonnement de l'air, mais elle retombent presqu'aussitôt.

La présence du chlorure de sodium dans l'air de la mer est-elle intermittente et due à une action purement mécanique, à une véritable poussière d'eau saline enlevée parfois, comme nous venons de le dire, à la surface des flots, ou bien est-elle constante à dose très variable et proviendrait-elle soit uniquement de la cause précédente, soit aussi, par exemple, de l'évaporation incessante de l'eau salée de la mer comme le prétendent quelques auteurs ?

Ces questions ne sauraient être définitivement résolues que par une expérimentation longue, délicate, qu'il a été impossible de réaliser complétement jusqu'à ce jour. Ces points intéressants ont fait cependant l'objet de nombreuses études.

Nous avons donné plus haut le résultat de nos expériences qui semblent démontrer l'absence ou en tout cas la proportion infime de chlorure de sodium en haute mer par les temps calmes.

Ajoutons cependant que d'autres cristaux salins peu différents, des cristaux de sulfate de soude par exemple, sont constatés en tout temps en suspension dans l'atmosphère terrestre, comme le révèlent les analyses.

A. Gautier a expérimenté, *par forte brise*, du haut d'un phare, à 9 mètres au-dessus de la surface de l'eau ; mais il est certain, comme le reconnaît l'expérimentateur, que les gouttelettes salines enlevées à la mer peuvent s'élever à cette hauteur, puisque les embruns enveloppent parfois jusqu'à leur sommet, des phares-chandeliers de 40 mètres de hauteur, exposés directement aux lames sur la grève. La lanterne de ces phares se trouve alors souvent recouverte d'une couche de sel.

Donc, ces expériences, très intéressantes au point de vue pratique de l'aérothérapie marine, ne peuvent prouver la présence constante du chlorure de sodium dans l'air marin.

Duphil a expérimenté à Arcachon et nous fournit les chiffres suivants :

Par vent d'ouest, vent marin, soufflant en tempête, la quantité de chlorure dans l'air de la plage a été 0 gr. 015 et dans l'air de la forêt 0 gr. 006 ; par vent d'ouest et un temps beau et sec 0,0025 seulement sur la plage et 0,000 dans la forêt ; par vent d'est, vent de terre, et un temps humide et chaud 0,0045 et 0,0040 ; par vent d'ouest, avec bourrasque et pluie, 0,003 dans la première station d'expériences et 0,002 dans la seconde (Duphil. *Etude sur l'air d'Arcachon*, 1900).

Lemoine, pharmacien de la marine à Brest, a fait des distillations d'eau de mer et puis a chassé la vapeur d'eau dans une solution de nitrate d'argent qui ne s'est en rien troublée.

Chaix a fait les expériences suivantes, à Jersey, sur l'air marin : « Il a aspiré à chaque reprise 1000 litres d'air qu'il a fait barbotter dans une solution de nitrate d'argent. En aucun cas il ne s'est produit de trouble de la solution. L'air ne renfermait pas de sel. Cela n'a rien de surprenant d'ailleurs... Le sel de l'eau de mer ne peut pas se volatiliser dans l'atmosphère. La conclusion évidente est que, pour obtenir l'action bienfaisante de l'air marin, il faut s'adresser à un air suffisamment agité par le vent pour contenir de l'eau de mer en suspension. Il ne s'agit donc pas pour une cure d'air marin d'aller en Bretagne ou dans telle autre région calme du littoral. Il faut préférer de beaucoup les plages quelque peu venteuses, comme celles de Picardie et de Normandie où l'air est presque toujours chargé de parcelles salines... Elles sont infiniment plus bienfaisantes et actives » (*Revue scientifique*, 11 janvier 1896, p. 57).

Carrière conclut au contraire de ses études que l'évaporation de l'eau entraîne des principes salins. D'autres expérimentateurs soutiennent une thèse analogue.

La présence du sel marin est constatée dans les vapeurs des chambres de graduation des salines. La quantité des sels dans cette atmosphère est la suivante : Dans 1000 parties en poids de vapeur condensée produite pendant la concentration, Heine a trouvé à Artern : chlorure de sodium 12,41 ; sulfate de magnésie 1,03 ; de potasse 1,17 ; de chaux 0,92 ; sulfate de fer et d'alumine 0,92 ; matière organique 0,56. Total 17,01.

Sur le bord de la mer, nous dit Claisse, dans son rapport au Congrès de Biarritz, le chlorure de sodium existe presque constamment. La brise de mer apporte des vapeurs salées. En outre la chloruration de l'air est due aux gouttelettes pulvérisées provenant du choc des vagues sur la côte. L'air des côtes est beaucoup plus chargé de sel et des autres principes minéraux que celui de la pleine mer, car la vaporisation est énormément plus active au niveau des brisants.

Long Savigny, au même congrès, dit avoir trouvé le chlorure de sodium dans l'air de la plage par temps calme. Il aurait constaté la présence du sel jusqu'à 400 mètres du rivage.

Dans les laboratoires de l'Ecole de pharmacie de Marseille qui domine la mer, on trouve, comme l'un de nous l'a constaté, pour ainsi dire constamment dans les analyses, à l'aide du fil de platine, la flamme jaune caractéristique de la présence du chlorure de sodium.

L'eau de pluie au bord de la mer contient 0,001 à 0,005 de sel par litre (Daremberg).

Comme conclusion de ces différents travaux qui appellent de nouvelles études, on peut dire que si l'air marin contient en suspension, en général du sel, ou même presque constamment (Wilson, Cazin, Claisse, etc.), ce n'est cependant qu'en très faible quantité. Par beau temps, avec calme prolongé, les doses deviennent infinitésimales et paraissent pratiquement négligeables ; peut-être même l'atmosphère finit-elle par ne plus recéler aucune trace de chlorure de sodium.

Par vent ou mer agitée la quantité de sel est très variable. Les dosages de Duphil au bord immédiat de la mer, ceux de Gautier à 9 mètres au-dessus des flots, nous donnent quelques bases d'estimation.

Tout dépend de la force et de la durée du vent, de l'état de la mer, houleuse ou présentant des vagues aux crêtes écumantes, de la hauteur au-dessus de la surface de l'eau, etc. A bord d'un navire les proportions de sel dans l'atmosphère diffèrent totalement suivant la façon dont celui-ci se présente à la lame et suivant la partie du navire envisagée. On ne peut comparer l'arrière abrité à l'avant exposé aux embruns, ni le spardeck peu élevé au-dessus des flots au pont supérieur et à la passerelle situés parfois à 22 mètres au-dessus des cales et à 14 mètres au-dessus du niveau de la mer.

L'iode et le *brome*, qui ont une origine commune, existent encore dans l'air de la mer. L'eau de la mer en renferme normalement de petites quantités, mais certaines plantes marines jouissent de la propriété d'en absorber des proportions relativement considérables.

Ce sont les émanations des varechs, fucus, goëmons, etc., qui sont chargées de ces substances et donnent sur les côtes à l'atmosphère marine les âcres senteurs qui lui sont spéciales. Dans une communication faite le 13 mars 1899 à l'Académie de Médecine,

Gautier dit, au sujet de l'iode atmosphérique (1) : « Pourvu qu'on agisse sur 2000 à 3000 litres à Paris, sur 200 à 300 litres à la mer, on trouve dans l'air une petite quantité d'iode sous forme fixe insoluble dans l'eau... L'air de la mer contient 13 fois plus d'iode que l'air des villes... Cet iode semble exister dans l'air sous forme de principes iodés complexes. » Ceux-ci paraissent provenir du plankton, « cet immense réseau d'infusoires, d'algues, zooglées, qui vit à la surface des eaux marines et jusqu'à une certaine profondeur, et qui laisse arriver dans l'air de la mer ses débris, ses spores et autres organismes microscopiques généralement iodés. »

Duphil a trouvé dans l'air de la plage d'Arcachon, par vents soufflant de la mer, 0 milligr. 125 d'iode fixe soluble dans l'eau, sous forme d'iodures et d'iodates, et 0 milligr. 062 seulement d'iode fixe insoluble dans l'eau, sous forme d'iode organisé, algues, spores, etc.

Le brome qui existe indubitablement dans l'air au bord de la mer, notamment dans les microorganismes végétaux en suspension dont nous venons de parler, n'a pas, à notre connaissance, été dosé.

VI

Pureté chimique de l'air de la mer.

Enfin l'air de la mer se rapproche beaucoup plus d'une parfaite pureté chimique que l'air terrestre et que l'air des montagnes lui-même.

1 Gautier. *Presse médicale*, 29 mars 1899, p. 122.

Tout le monde a vu, comme le remarque Weber, quelles myriades d'impuretés et de corps étrangers flottent dans un rayon de soleil filtrant à travers une pièce obscure. Il n'en est point de même dans l'air de la haute mer.

On ne trouve pas dans ce dernier les gaz et émanations de toute nature, notamment l'acide sulfhydrique, l'ammoniaque, les carbures d'hydrogène, provenant de la décomposition des matières organisées ou produits de la combustion et de la respiration, etc. qui existent dans l'atmosphère terrestre d'une façon constante.

Il n'y a point non plus ces poussières innombrables (d'après les *Transactions of the British Institute of preventive medecine*, dans l'air des grandes villes, on trouve en moyenne 300.000 à 400.000 particules poussiéreuses par mètre cube d'air dans les coins des maisons) (1), poussières faites de charbon, de pierre pulvérisée, de poils brisés finement provenant des animaux et surtout des plantes... de fragments d'épidermes ou carapaces de diatomées, de pollen des fleurs... en un mot de tout ce qui est très menu, sec et inaltérable, et enfin de microorganismes dont certaines espèces jouent un grand rôle dans la pathogénie d'une infinité d'affections. Gautier, dans un gramme de poussière recueilli dans l'air de la rue Monge, a trouvé jusqu'à 2.100.000 bactéries.

1. D'après les *Annales d'Hygiène publique*. Février 1900, p. 162.

VII

Pureté bactériologique de l'air de la mer.

Les statistiques de Miquel (1) nous donnent des chiffres précis sur les bactéries de l'air terrestre et de l'air marin. Alors que l'air de l'hôpital de Pitié contient *79000 bactéries* par mètre cube, l'air de la rue de Rivoli *3480*, du parc de Montsouris 480, celui des hautes montagnes (d'après Frédenreich) 1 à 3, et d'après des expériences plus récentes 4 à 11 (Bissot, observations faites au sommet du Mont-Blanc à 4810 mètres en 1901), celui de la mer, pris à moins de cent kilomètres des côtes n'en contient en moyenne que 1,8 et l'air du large, à plus de cent kilomètres des côtes que 0,6. (D'après Miquel et Moreau. Observations du capitaine Moreau, commandant la « Gironde », prises durant une traversée de Bordeaux à La Plata) (2). M. Moreau filtrait l'air au niveau de la passerelle (c'est-à-dire sur le milieu du navire) au moyen d'aéroscopes à aspiration et de tubes à bourre stérilisée. Le tube restait en place 48 heures. Ainsi 3980 litres d'air furent filtrés. L'ensemencement (3) donna naissance à deux bactéries : un

1. Miquel. *Annuaire de Montsouris*, 1885.
2. Moreau et Miquel. *Semaine médicale*, 1884, p. 91.
3. Pour éviter les manipulations du bouillon, etc., on pourrait se servir plus commodément de l'appareil suivant, recueillant les poussières à sec. Il consiste dans une tige de fer plantée verticalement dans un support de bois ; en haut de la

bacille peu vigoureux et un microcoque vulgaire. Dans deux expériences suivantes la bourre émulsionnée dans l'eau distillée et distribuée dans du bouillon de bœuf n'accuse que deux microbes : un micrococcus et un bacille rameux cladothrix. Après un certain nombre d'expériences semblables, M. Moreau donnait les chiffres suivants : 1° Observations sur la côte de l'Amérique du Sud, vent du large : au total, microphytes, 5 ; 2° observations en pleine mer, 5 ; 3° observations en pleine mer, 5 ; 4° observations sur la côte d'Afrique, vent de terre, 60 ; 5° observations sur la côte des îles Canaries, vent de terre, 9. Donc l'air de la mer est excessivement peu chargé de microphytes. De plus ces rares microorganismes (non pathogènes du reste) ont-ils pu venir à la rigueur, dit M. Miquel, de l'atmosphère du navire, par suite d'imperfections dans l'expérimentation, et non de l'air libre de la mer. La passerelle est en effet vers le milieu du navire et non tout à fait à l'avant des emménagements et des cales. L'air de la mer est 30 fois plus pur en spores cryptogamiques que l'air analysé au parc de Montsouris. Les algues, lichens, moisissures, etc., ont été trouvés de 530 par mètre cube au lieu de 14.000. Encore le vaisseau fournit-il les 9/10 des semences recueillies. En effet, on trouve

tige on fixe un fil de fer étendu en croix et se terminant à ses deux extrémités par des crochets. Dans l'un des crochets on glisse une plaque de verre enduite de glycérine, dans l'autre une feuille de carton qui sert de contre-poids au verre et transforme l'appareil en une véritable girouette. Orientée face au vent, la plaque de verre reçoit les poussières de l'atmosphère que l'on observe au microscope lorsque l'on juge leur nombre suffisant.

dans l'air surtout des grains d'amidon comme 2 est à 3 par rapport aux spores, tandis qu'à Montsouris la proportion est comme 1 est à 20.

On le voit, si l'air pélagien n'est pas d'une pureté chimique et bactériologique absolue — quoiqu'en pratique il pût être, au point de vue thérapeutique, considéré comme tel—c'est, en tout cas, de beaucoup l'air le plus pur du monde, et il doit cette incomparable pureté non seulement à l'absence au large de toute souillure, mais encore à l'*épuration rapide* que subit au contact des vagues l'air que les vents portent de terre (1).

1. Cette *action incessamment épurative et désinfectante de la mer* est prouvée par le fait suivant : A 100 ou 200 kilomètres des terres, on constate dans l'air l'absence de pollen, ce qui indique que l'air s'est vite purifié au contact de l'immensité liquide dont la température uniforme détermine sans cesse des courants ascendants et descendants, grâce auxquels l'atmosphère vient pour ainsi dire *se laver en frôlant les vagues*... De plus, « en temps normal, la mer ne cède pas à l'air les bactéries qu'elle roule dans ses flots. Aussi, elle met un complet obstacle à la propagation des maladies contagieuses épidémiques, mise à part la question des conditions hygiéniques de l'intérieur des navires... Des quelques microbes recueillis, tous injectés à des cobayes, aucun n'a déterminé le moindre abcès ou le plus léger trouble morbide » (Miquel et Moreau). Ce qui confirme bien ce que pensait Wilson déjà en 1879 (*The ocean*, page 7) à savoir que, vu le fait reconnu de la rareté des maladies infectieuses, si par hasard il existe dans l'air marin des germes morbides, ceux-ci sont privés de leur vitalité au cours de leur déplacement vers la haute mer.

VIII

Autres particularités de l'atmosphère marine : densité, mobilité, luminosité.

L'air marin est un air plus dense que tout autre, un « air comprimé » comme le dit Peter. La pression atmosphérique est, au niveau de la mer, de 762 millimètres au 40e degré, de 760 au 50e degré, de 758 millimètres à l'équateur. La hauteur sur les océans est de 761 millimètres.

De plus, on doit regarder l'ozone, dont l'atmosphère marine est si riche, comme de l'oxygène condensé. Trois volumes d'oxygène se contractent sous l'influence d'une série d'étincelles électriques en deux volumes d'ozone. La molécule d'ozone a pour symbole atomique O^3.

L'atmosphère marine jouit d'une égalité de température remarquable et d'une perpétuelle mobilité. Enfin le milieu marin est très lumineux.

Nous nous étendrons sur ces particularités du climat marin, ainsi que sur l'action de la navigation elle-même, qui complètent les effets thérapeutiques de la cure pélagienne, après avoir passé en revue les avantages qui ressortent de la composition spéciale de l'air marin, telle que nous venons de la donner.

CHAPITRE II

Triple action curative de l'atmosphère marine. L'air marin agissant par ses qualités nutritives.

L'air de la mer a, croyons-nous, une triple action curative sur l'organisme dans la tuberculose, à la fois comme incomparable *aliment*, comme *pansement* de la plaie pulmonaire et *médicament de l'état général*. Nous croyons ne tomber dans aucune exagération en attribuant à l'air ce *triple rôle*.

Et d'abord, l'air est le plus nécessaire et le *plus essentiel des aliments* (*pabulum vitæ*, *alibilis aer*). Comme on l'a très bien dit, la réparation vitale qui se fait par la voie digestive est infiniment moins urgente que celle qui a lieu par les voies respiratoires. On sait que c'est à l'oxygène de l'air que revient le rôle d'entretenir la vie, et des expériences bien précises ont permis de voir avec quelle rapidité cet oxygène est consommé par les êtres vivants.

L'on ne saurait attribuer à d'autre cause qu'aux *qualités plus nutritives de l'air la santé plus robuste* des hommes vivant à l'état libre et soumis d'autre part aux conditions hygiéniques les plus défectueuses. Malgré la misère, le surmenage, la malpropreté et l'insuffisance d'alimentation, les montagnards présentent une vigueur, une santé et un teint florissant que leur envient les citadins les mieux nourris et les plus attachés à l'observation des préceptes de l'hygiène. Il en est de même des habitants des côtes, et l'on se demande souvent comment ces hommes nourris de débris de poissons, rebut de leur pêche, peuvent supporter les rudes fatigues de leur métier et présenter le plus souvent l'aspect de la plus florissante santé. C'est que, comme ils le disent eux-mêmes, *« l'air les nourrit »* (1). « Nous avons suffisamment rappelé les faits scientifiques qui le démontrent... L'air est véritablement un aliment gazeux et l'expression populaire « vivre de l'air du temps » est moins ironique au fond qu'elle ne prétend l'être. » Les grandes cités, par l'infériorité de leur aération surtout, sont, au contraire, ainsi que le disait Jean-Jacques Rousseau « les gouffres de l'espèce humaine ; au bout de quelques générations il faut les renouveler et c'est toujours la campagne qui fournit ce renouvellement ».

Comme le dit encore Régnard : « La vie est un phénomène d'oxydation... Toute la vie est liée à l'oxygène, même pour les êtres qui ne l'utilisant pas à l'état libre et gazeux sont obligés d'aller le chercher dans ses combinaisons dont ils le font sortir (anaérobies) » (2).

On voit par là toute la valeur de l'air comme aliment et que, s'il est une suralimentation que l'on

1. Lagrange. Le traitement hygiénique en Allemagne et la cure d'air (*Revue des maladies de la nutrition*, 1895 et 1896)

2. P. Régnard. *La cure d'altitude*.

doit rechercher chez le phtisique, c'est bien avant tout la suralimentation d'air pur.

Il en est de même dans les autres affections de langueur.

Cette suralimentation est d'autant plus précieuse que chez le phtisique le champ de l'hématose diminue progressivement. D'autre part, elle n'a pas non plus les inconvénients et les échecs de la suralimentation par l'estomac, qui doit, du reste, toutes les fois que cela est possible, marcher de pair avec elle.

Or, pour remplir cette indication de suraération, le meilleur des moyens nous paraît être incontestablement la cure en mer.

L'air de la mer, qui par sa haute pression et sa richesse en ozone est « naturellement de l'air comprimé et en offre les bienfaits thérapeutiques (1) », active l'hémostase et mécaniquement réalise en quelque sorte un « gavage » d'oxygène.

Nous montrerons plus loin que la cure marine réalise mieux qu'aucune autre l'aération permanente, l'incessant apport d'un aliment toujours nouveau dans les voies respiratoires.

De plus l'air marin, par sa pureté, sa fraîcheur, sa bonne saveur, si l'on peut ainsi parler, la douce brise qui presque constamment l'accompagne et qui est un condiment pour les fonctions respiratoires, enfin par l'influence eupnéïque de l'espace, que l'horizon du large donne comme celui des montagnes, l'air marin, par toutes ces qualités, contribue encore à la réalisation de cette suralimentation par la voie respiratoire dont nous venons de parler.

1. Peter.

En disant que la pureté de l'air marin contribue à son action éminemment nutritive, nous avons en vue deux propriétés que l'air terrestre ne réalise que plus ou moins imparfaitement. L'air marin est un aliment qui n'est ni *lourd* ni *toxique*, termes que l'on peut employer par comparaison avec une eau ni indigeste ni impure.

Cet air, en effet, sans cesse vivifié, ne contient ni substances inertes étrangères ni, d'autre part, gaz toxiques ou poussières virulentes. « On ne peut trouver un air vraiment pur qu'au milieu des déserts, sur le sommet des montagnes ou en mer ; mais à cet égard la mer présente une supériorité marquée (1) », comme nous l'avons déjà vu.

Et d'abord l'air marin n'est pas *lourd* et indigeste au poumon, car incessamment en mouvement, il n'est jamais ni « prérespiré » ni corrompu. En mer, les vents réguliers et irréguliers, la simple brise comme la tempête, les trombes et les tourbillons ne rencontrent aucun obstacle pour brasser et renouveler sans cesse, électriser et vivifier l'atmosphère qui recouvre la surface des flots. Or, le mouvement, comme l'a si bien dit Peter, c'est la vie : « Comparez l'eau vive... qui coule rapidement, docile à la pesanteur, comparez-la à l'eau stagnante ; autant la première est attrayante et savoureuse, animée qu'elle est par l'air dissous, électrisée qu'elle est par le frottement, autant la seconde est repoussante d'aspect, d'odeur et de goût, envahie, comme on le voit, par les végétations proto-organiques qui se développent sur tout ce qui

1. Hayem. *Leçons de thérapeutique. Les agents physiques.*

meurt ou est mort, et se hâtent sous les formes les plus rudimentaires de recommencer la vie ; or, il en est de l'eau vive comme de l'air vif, *l'un et l'autre ne valent que par le mouvement* dont ils sont animés ; immobiles et stagnants, ils perdent leurs qualités, « ils sentent le moisi ».

Enfin ce qui contribue encore à donner toute sa puissance nutritive à l'atmosphère marine, c'est que, comme nous venons de le dire, l'air ne contient aucune de ces matières étrangères qui, de même que pour une eau lourde, entravent une parfaite absorption. « Les poussières dures et insolubles, transportées avec l'air dans les poumons, se fixent bientôt dans les cellules inactives, analogues aux cellules emphysémateuses. Si le nombre de ces cellules inactives s'accroît avec le temps, la respiration deviendra de moins en moins complète et la consommation des éléments de calorification deviendra de moins en moins active, non parce qu'ils feront défaut, mais bien parce que l'oxygène indispensable aux réactions ne sera pas introduit en quantité suffisante dans l'organisme (1) ». Cet obstacle mécanique à la consommation totale de l'oxygène introduit à chaque inspiration n'est absolument levé que par l'air idéalement pur de la pleine mer.

Ajoutons que l'inhalation des poussières irrite les bronches et le poumon. C'est un fait d'observation que tout tuberculeux qui s'est promené sur une route poussiéreuse ou qui a veillé, éclairé par une lampe fumeuse, crache le lendemain davantage. A terre,

1. Bouchut. *Supplément à l'Annuaire de thérapeutique*, 1865.

nous l'avons vu, il existe constamment de la poussière en quantité plus ou moins grande dans l'atmosphère. Après la pluie qui lave l'air, l'horizon est toujours manifestement clarifié et plus limpide. L'inhalation de poussières, non moins que la fatigue et l'alimentation insuffisante, hâte, comme l'ont montré les expériences de Lannelongue (1), l'évolution de la tuberculose chez les cobayes.

L'absence totale de poussière constitue pour l'air marin une supériorité inappréciable sur l'atmosphère des stations climatériques les plus réputées, dont aucune n'a pu encore se soustraire entièrement à cet inconvénient.

L'air marin, avons-nous dit, ne contient non plus ni gaz *toxique*, ni poussières virulentes.

Sans insister sur les fumées et les proportions plus grandes d'acide carbonique dans l'air des villes ni sur les émanations plus ou moins malsaines de certains terrains, qui rendent les brumes du matin et du soir pernicieuses, nous voulons dire un mot des ptomaïnes respiratoires de l'habitat terrestre.

Si les établissements de cure échappent presque entièrement aux poisons de l'air confiné, nous montrerons toutefois que l'aération est, même là, inférieure en pureté à celle de la pleine mer, soit par les « espaces morts » des appartements, soit par la courte durée du jour et le froid qui gênent en partie la vie au dehors, etc. Mais c'est surtout quand il s'agit de la cure libre à la campagne ou en ville que

1. Lannelongue, Achard et Gaillard. Académie des Sciences, 6 mai 1901.

l'avantage de l'aérothérapie marine à ce point de vue apparaît considérable. Par la force des choses, du fait du déplacement du navire et de la disposition des lieux, sur les paquebots notamment, le malade est soumis sur mer, nous le verrons, fût-ce à son corps défendant, à cette constante aérothérapie, qu'il pratique à terre si imparfaitement et à laquelle il est si souvent rebelle.

Et pourtant, est-il besoin d'insister sur l'action si funeste dans la tuberculose du séjour dans une atmosphère mal renouvelée. L'accord est unanime parmi les phtisiothérapeutes pour stigmatiser les méfaits de l'air « ruminé », des espaces mal ventilés où les poumons macèrent, suivant la forte expression de Peter, comme dans une sorte de « saumure respiratoire. » « Le meilleur air, comme l'avait déjà si bien dit Oribase, est celui qui est parfaitement pur. »

L'air si pur de la pleine mer qui n'a aucun des dangers d'un aliment plus ou moins corrompu et qui ne contient aucune toxine, ne renferme pas non plus, nous l'avons montré, les organismes virulents et infectieux, les germes septiques que l'on rencontre dans l'air terrestre, source de mille affections qui éprouvent l'homme sain et de complications et d'aggravations, de maladies intercurrentes, qui fondent à l'envi sur l'homme en état de moindre résistance organique.

Tyndall et Lister ont prouvé que les spores manquent dans l'air rendu par l'expiration profonde. Les expériences de MM. Strauss et Dubreuilh ont montré que « tandis que l'air ambiant d'une salle de l'hôpital Saint-Antoine renfermait par mètre cube 20.700

germes cultivables, ce même air au sortir de la poitrine humaine n'en contenait que 40. » (1).

On se berçait autrefois d'illusions en croyant que la filtration se faisait parfaitement par les longs conduits respiratoires. D'ailleurs en admettant même une filtration sans défaut par des poumons sains, on ne saurait avoir la même certitude pour des poumons ulcérés.

Ajoutons que ce n'est pas sans une sorte de fatigue et d'usure que le tissu pulmonaire s'emploie sans cesse dans les milieux urbains à détruire d'innombrables microbes et à lutter contre l'incessant apport des poussières.

Une preuve de l'action pernicieuse de la pullulation des bactéries est dans cette statistique que M. Miquel a faite depuis des années. Il compte chaque jour les bactéries de l'air et du même coup les cas de maladies épidémiques signalés par le service de la statistique de la ville de Paris. Il y a toujours concordance entre les deux courbes (2).

Le danger d'un air septique est double :

D'une part, les germes vivants d'une atmosphère exempte de toute bactérie spécifique sont néanmoins à redouter, car ils entrent en ligne de compte dans l'étiologie et le développement des maladies infectieuses. « Combien de bronchites simples ont ouvert la porte à la tuberculose, et combien de phtisiques sont allés demander à l'air de la mer ou des hautes montagnes l'amélioration de leurs suppurations pul-

1. Chantemesse. *Traité de pathologie générale* de Bouchard. T. II, 1896.

2. D'après Régnard. *La cure d'altitude.*

monaires ! » (Chantemesse). On connaît en effet l'action si nocive des associations secondaires bactériennes dans la phtisie. La mer met à l'abri de ces contaminations microbiennes. Aussi les affections banales sont-elles très rares au large : « Le refroidissement est inconnu en mer » (Lindsay). « Les rhumes sont très rares dans les hautes mers ; c'est un fait reconnu de tous les marins » (Dujat, 1838). « Le catarrhe commun d'où dérive si souvent chez les prédisposés le catarrhe tuberculeux spécifique est très rarement contracté à la mer » (Thompson), etc.

D'autre part, le bacille de Koch, évidemment le plus dangereux ennemi du tuberculeux ou du prédisposé à la tuberculose, foisonne à terre dans toutes les agglomérations urbaines. Le malade, s'il ne fuit celles-ci, ne peut que se tuberculiser chaque jour davantage. Les statistiques de mortalité par la phtisie arrivent toutes, comme l'ont montré les recherches de L. Petit, à cette conclusion que le nombre des phtisiques est proportionnel à la densité de la population.

Nulle part à terre, du reste, le malade ne pourra se soustraire aussi bien qu'à la mer au danger permanent de nouvelles contaminations.

La campagne et les stations climatériques, par le fait même qu'elles sont habitées d'une manière fixe, n'ont point elles aussi l'asepsie du désert océanique. Comme le dit M. Grancher (1), « partout où l'homme vit, la bactérie tuberculeuse peut vivre et pulluler. »

1. Grancher. *In Dict. encyclopédique des sciences médicales*, art. *Phtisie*.

Et nous l'avons vu, seule à terre, l'atmosphère des hautes altitudes se rapproche en pureté de celle de la mer. Mais si l'immunité de ces dernières est vraie, « elle le devient surtout, ce qui me paraît une amère dérision, sur les sommets inhabitables. A l'Eyger, que M. de Fredenreich a, le premier, osé gravir pour recueillir de l'air à 4000 mètres d'élévation, l'air est absolument pur. Plus de microbes. Hélas ! c'est bien haut et bien loin ! » (1). Autant vaudrait parler de cure en aérostat !

On le voit la vie sur mer est le moyen le plus pratique dont dispose le tuberculeux pour trouver dans l'air qui l'entoure un aliment absolument sain et perpétuellement pur et inoffensif, un air qui par ses qualités et sa surabondance lui permette de réaliser cette précieuse suralimentation par les voies respiratoires dont nous avons parlé plus haut.

1. G. Sée. *Phtisie bacillaire*.

CHAPITRE III

L'air marin comme pansement local de la plaie pulmonaire.

Etudions, en second lieu, l'action thérapeutique de l'atmosphère marine, comme *pansement local :*

L'air de la mer, par son absence de germes infectieux, joue encore un rôle important dans le pansement de la plaie pulmonaire. La lésion tuberculeuse peut, en effet, être comparée à une plaie découverte et l'expectoration qui vient d'elle n'est en somme qu'une suppuration de cette plaie.

Cette expectoration est un des principaux facteurs de la fièvre et du dépérissement général. Nous avons de plus parlé du rôle important que jouent dans l'aggravation de la tuberculose à toute période les associations microbiennes et l'entrée en ligne des bactéries pyogènes. Aussi « dans la période de ramollissement, alors que, comme le dit Evans (1), 200 pieds carrés de surface respiratoire baignent à peu près complétement dans le muco-pus », il importe avant toute autre chose d'arrêter l'auto-infection.

1. *New-York Medical Journal*, 17 février 1900.

Or, pour détruire la suppuration pulmonaire qui la cause, pour déterger la plaie et la mettre dans les meilleures conditions de cicatrisation, il faut raviver la vitalité des tissus ayant tendance à l'ulcération, et, de plus, il faudrait porter et entretenir sur cette plaie, comme on le fait sur tout ulcère, un pansement aseptique et antiseptique.

Mieux que tout autre agent, l'air marin si tonique réalise, en baignant constamment les tissus malades, la première condition. De plus le renouvellement incessant d'un air toujours pur et chargé d'ozone, dans le milieu pulmonaire, entrave le développement des bactéries anaérobies. Cette action est d'autant plus marquée qu'un des premiers effets du climat maritime, de par la haute pression atmosphérique, est de donner plus d'ampleur à la respiration et par suite d'aérer sans cesse ces régions paresseuses du poumon, régions qui ont peu de vitalité et sont des lieux d'élection pour la germination tuberculeuse et, conséquemment, pour la formation et le développement de l'ulcère pulmonaire.

Quant à la seconde condition de cicatrisation, la chirurgie pulmonaire a tenté, mais sans succès réel, de la réaliser. Dans un but analogue, à peu près tous les antiseptiques connus ont été employés tour à tour en inhalation. On a cherché également à faire arriver au contact de la plaie tuberculeuse, par voie d'élimination, ces mêmes substances introduites dans l'organisme par la voie buccale, rectale ou hypodermique. On a ainsi obtenu quelque résultat. Mais l'élimination de ces substances tout comme leur inhalation n'est que de courte durée, intermittente, irrégulière, incomplète, et ne touche pour ainsi dire pas les régions reculées et peu actives du poumon qui précisément sont les plus atteintes.

D'autre part les germes nouveaux, spores et bactéries, sans cesse apportés au contact de la plaie, ont vite fait de détruire l'action bienfaisante que ces substances ont pu passagèrement produire. C'est pourquoi, le résultat ainsi obtenu est-il, en ce qui concerne la plaie pulmonaire, trop souvent médiocre.

Aussi, croyons-nous supérieure à ces divers traitements pour la cicatrisation du poumon (1), l'inhalation ininterrompue de l'air marin, à haute pression barométrique, qui constitue pour la plaie le meilleur des topiques et comme un spray idéal dans lequel elle baigne sans cesse. L'asepsie constante de cet air, due à l'absence de bactéries tuberculeuses et de

1. Cette action spéciale de l'atmosphère marine est du reste connue. Comme l'écrit Weber : « On a conseillé le séjour au bord de la mer pour hâter la cicatrisation de certaines plaies » (Weber. *Climatothérapie*, p. 90). Récemment les chirurgiens d'Edouard VII, roi d'Angleterre, après la grave opération qu'il venait de subir, le firent transporter, vu l'état général et la faiblesse des tissus lésés, à bord de son yacht, pour obtenir par la pleine mer une cicatrisation plus rapide et plus certaine, non moins que pour assurer en peu de temps la convalescence de l'organisme entier et le retour normal à l'état de santé.

Ainsi s'explique ce qu'avaient observé les médecins de l'Antiquité, et, dans la période moderne, Gilchrist et nombre d'autres auteurs, à savoir que l'air de la mer dessèche les ulcères, en particulier les ulcères tuberculeux du poumon. Aussi recommandaient-ils tout spécialement aux malades le séjour sur le tillac pendant les tempêtes.

germes pyogènes, sa pureté chimique exempte de toute poussière irritante, sa douce uniformité de température, les principes qu'il contient (ozone, iode, chlorure de sodium), à la fois puissants antiseptiques et modificateurs efficaces des tissus ulcérés dont ils réveillent la vitalité, tout cela fait de l'air marin un pansement dont on ne peut trouver ailleurs l'équivalent.

CHAPITRE IV

L'air marin régénérateur de l'état général.

Nous avons dit que l'atmosphère marine agissait non seulement comme aliment de tout premier ordre et comme pansement des lésions pulmonaires, mais encore comme *médicament capable de relever l'état général.*

Comme l'a écrit Huchard : « L'air est non seulement le premier des aliments, mais aussi le premier des médicaments pour les phtisiques. »

Son efficacité médicamenteuse à ce point de vue vient évidemment de toutes les propriétés que nous lui avons déjà énumérées et décrites comme aliment, mais encore : des principes toniques et sédatifs qu'il contient, de l'état hygrométrique élevé, de l'égalité de la température, de la haute pression, de l'action fortifiante et stimulante des brises sur l'organisme et les voies respiratoires en particulier, de l'abondance de la lumière.

A ces actions thérapeutiques si puissantes dans la tuberculose et dans les autres affections qui relèvent du traitement marin, viennent encore s'ajouter les conditions de la vie à bord que nous étudierons ensuite : aération continue, repos physique et intellectuel, changement d'air et de climat, changement radical de vie.

I

Action des principes médicamenteux de l'air marin.

Les principes spéciaux dont l'étude de la composition de l'atmosphère marine nous a révélé l'existence (ozone, chlorure de sodium, iode, etc.), ont sur l'organisme du tuberculeux une action des plus favorables :

L'*ozone* est un des plus puissants oxydants que l'on connaisse. A dose suffisante, il stimule la nutrition et les oxydations organiques. Il a plus de propriétés désinfectantes que l'oxygène (Frankland). C'est un puissant destructeur des micro-organismes. Il débarrasse l'atmosphère des germes pathogènes, qui à certains moments y pullulent et sont causes d'épidémies. Rietch désinfecte par l'ozone les eaux destinées à l'alimentation.

« On sait aujourd'hui, écrit M. Chantemesse (1), que l'air, indépendamment de tout élément figuré, microcoque, spore ou bactérie, peut jouer pour l'arrêt ou le développement d'une maladie infectieuse, un rôle de premier ordre. *Chargé d'ozone* ou pénétré de gaz volatils et toxiques, *il sera capable d'aider l'organisme à triompher d'une infection* ou de paralyser ses efforts dans la lutte contre l'envahisseur. »

1. Chantemesse. *Traité de pathologie de Bouchard.* T. II.

Labbé et Houdin, Bontemps, et d'autres praticiens, ont obtenu d'excellents effets du traitement de la tuberculose pulmonaire par les inhalations d'air artificiellement ozonisé.

Mélangé à l'air, même en de très faibles proportions, ce gaz porte au sommeil. Shœnbein a vanté l'action sédative de l'ozone sur le poumon.

Le *chlorure de sodium* est un médicament on ne peut plus utile dans la tuberculose. Amédée Latour en faisait un spécifique de cette affection et il est encore journellement prescrit (1). Son action bien connue sur la nutrition, ses propriétés antiseptiques et, d'autre part, la nécessité de réparer les pertes journalières en chlorures que font les tuberculeux par les urines, les sueurs et l'expectoration, indiquent son emploi chez ces malades. MM. Hérard, Cornil et Hanot écrivent, dans leur *Traité de la phtisie pulmonaire*, qu'Amédée Latour arriva bientôt à reconnaître que le sel marin « jouit d'une incontestable efficacité dans le traitement de la phtisie ». « Nous n'avons eu, ajoutent ces maîtres, qu'à nous en louer pour exciter l'appétit, relever la nutrition et augmenter l'embonpoint. »

On connaît l'utilité du sel marin non seulement dans la tuberculose, mais dans la scrofule, le lymphatisme, l'anémie, la neurasthénie, et l'on sait le grand rôle que jouent aujourd'hui sous le nom de sérums les solutions salines faibles dans les traitements de tous les états d'asthénie, de langueur, de cachexie.

1. Galopin. *L'oxygène et le chlorure de sodium dans la tuberculose*. Thèse de Paris, 1894.

Le chlorure de sodium arrête les hémoptysies. Il est fébrifuge (Dujardin-Beaumetz).

M. Potain prescrit aux tuberculeux le chlorure de sodium sous la forme suivante :

Chlorure de sodium .	10	grammes
Bromure de sodium .	5	»
Iodure de sodium. .	2,5	»
Eau.	100	».

Une cuillerée à café chaque matin.

Cette association médicamenteuse ne rappelle-t-elle pas, trait pour trait, les substances que, par une heureuse association de polypharmacie, contient naturellement (*natura medicatrix*) l'atmosphère marine.

Toutefois, la quantité de chlorure de sodium, introduite chaque jour par la respiration dans les poumons, est si faible en temps ordinaire au cours de la navigation, que nous nous demandons si son action peut dans ce cas être sensible.

D'après la moyenne des divers dosages précédemment cités, ce seraient quelques centigrammes seulement qui pénètreraient en vingt-quatre heures dans les poumons — ou plutôt dans les premières voies aériennes ; et ce par journée venteuse ou mer agitée.

Il est vrai que la dose peut être très augmentée par l'air embrumé sur le bord immédiat de la mer quand les vagues déferlent ou au large en se tenant à l'avant du navire par gros temps et vent debout.

Aussi l'on peut admettre dans la cure marine deux aérothérapies bien distinctes, celle des temps calmes où l'air n'est que très légèrement salé ou ne l'est point du tout, et agit par sa grande pureté, par ses qualités nutritives et toniques, et celle des gros temps, où le navire en heurtant les lames projette fréquemment sur son avant des nuages de poudrain.

Nous avons connu un confrère qui se délectait, par les gros temps qu'il croyait les plus efficaces, à s'exposer longuement sur la passerelle découverte au choc de l'embrun et du grand vent, doux, mouillé, savoureux et antiseptique, qui n'enrhume pas, qui ne refroidit pas, qui caresse, qui imprègne la peau et remplit le poumon de cette brume saline jugée bienfaisante. Quoique la cure ait donné chez ce malade les heureux résultats attendus, néanmoins nous devons prendre en considération les craintes formulées par divers auteurs, Daremberg notamment, et plus récemment par Legrand, Claisse, etc., relatives à la possibilité, dans la tuberculose, d'une action irritante du chlorure de sodium sur le poumon ou excitante sur l'organisme entier, action susceptible de favoriser les états fébriles ou congestifs.

Aussi convenons-nous que le rôle thérapeutique du sel atmosphérique est trop peu connu pour qu'il puisse être formulé des règles définitives sur le choix qui convient entre ces deux aérothérapies.

Par précaution, et jusqu'à ce que la science possède de nouveaux documents cliniques permettant d'élucider la question, nous conseillerions néanmoins aux malades congestifs ou fébriles, à tempérament éréthique ou sujet aux hémoptysies, d'éviter pendant les gros temps l'exposition prolongée aux embruns sur l'avant du navire et de rechercher de préférence le côté abrité, dit « sous le vent », ou l'arrière du navire. Quant aux tuberculeux torpides, de souche lymphatique, l'air parfois embrumé ne peut au contraire que leur être favorable. Enfin cette aération spéciale des gros temps et l'exposition au plein air chargé de principes salins convient tout particulièrement aux anémiques et aux neurasthéniques.

Claisse a montré les bons effets sur ces derniers de la chloruration de l'air marin (Congrès de Biarritz, 1903; voir « Comptes Rendus du Congrès », 1904).

Calmette, qui a étudié à Belle-Isle-en-Mer la phtisie importée du continent depuis vingt ans, nous dit que l'air salin lui imprime un cachet particulier. L'infection phymique s'y caractérise par la lenteur de l'évolution et par sa localisation exclusive sur les viscères.

« L'atténuation par l'air chargé de sels marins peut seule expliquer cette *allure gênée de la tuberculose* dans son extension et sa bénignité relative dans ses déterminations pulmonaires. »

Outre le chlorure de sodium, l'air marin contient du *brome* et de *l'iode*. Rappelons brièvement l'action sédative du premier sur le système nerveux, sur la toux, etc., et l'action toute spéciale du second sur la tuberculose, indépendamment de ses effets antiseptiques à l'égard de toutes les infections ou suppurations.

« L'air marin a, dit-on, la propriété de s'opposer jusqu'à un certain point au développement du bacille de la tuberculose, par l'iode et le brome qu'il renferme. » Leroy-Dupré. *Traité d'hydrothérapie*, 1899, p. 491. « A très petites doses, les solutions d'iodure de potassium, dit encore Leredde, mettent en évidence le bacille. Peut-être l'iodure de l'air marin amène-t-il de même une élimination bacillaire. »

Pietra Santa rappelle, à propos de l'excellente action de la navigation dans la phtisie, la puissante tonicité que la mer possède, à ce point de vue, triplement : dans ses eaux, iodées à la surface, dans ses varechs, enfin dans sa plus féconde tribu, les gades (morues).

L'iode si préconisé par Germain Sée contre la tuberculose au début, et plus récemment par Cadier et Joly, a une action particulièrement marquée chez tant de tuberculeux atteints dans leur enfance d'engorgements ganglionnaires ou d'autres manifestations lymphatiques ou scrofuleuses, dans les tuberculoses torpides et chez les phtisiques héréditaires.

Malgré qu'ils soient en faible proportion dans l'atmosphère marine et sans invoquer une thérapeutique dosimétrique, il y a lieu de croire que ces corps, relativement actifs à petite dose, peuvent manifester à la longue, surtout dans les lieux où l'air est fréquemment embrumé d'eau, des effets thérapeutiques réels sur l'organisme. Les admirables résultats obtenus dans les sanatoriums d'enfants, à Berck, Hendaye, etc., et par la cure marine exclusivement, semblent bien dus en partie à leur action spéciale.

Enfin, il existe encore dans l'atmosphère surtout intérieure du navire, des produits *créosotés*, le goudron, le coaltar, etc., que nous devons mentionner ici et auxquels certains auteurs ont attribué une partie des bienfaits de la cure marine.

A bord, en effet, les planchers, rainures, fissures,

les cordages fixes, les haubans, les toiles, tout est imprégné de goudron. Toutefois l'odeur que dégage celui-ci est trop peu marquée pour être sentie dans les emménagements et dans les endroits ventilés. Elle n'est réellement perçue qu'auprès des objets que nous venons de mentionner ou dans les cales et dans les postes.

C'est à bord des voiliers ou des vieux steamers que ces émanations balsamiques pénètrent légèrement toute l'atmosphère intérieure du navire et peuvent avoir par leur constance une action réelle. Le mal de mer ne leur a-t-il pas été en partie attribué?

Le goudron a été préconisé depuis longtemps contre la tuberculose. Dès 1744, Berkeley l'avait proposé comme curatif par excellence de la phtisie. Plus tard, Chricton à Berlin et Cayol en France eurent recours avec succès aux inhalations goudronnées. Hufeland conclut qu'il convient surtout à la phtisie à sécrétion abondante. C'est le résultat auquel ont abouti les recherches modernes.

II

Action thérapeutique du degré hygrométrique élevé et de l'égalité de la température. Avantages de l'humidité marine.

L'atmosphère de la mer présente encore quelques propriétés qui lui sont spéciales et qui ont une action thérapeutique que nous devons ajouter à celle des substances médicamenteuses dont nous venons de parler :

Le degré hygrométrique élevé et l'égalité de la température jouent un certain rôle dans la cure. Les effets de l'état hygrométrique élevé de l'atmosphère océanique ne doivent pas être comparés à ceux que nous sommes portés à attribuer sur terre à l'humidité.

Celle-ci est trop souvent aux yeux des malades, synonyme de brouillard, de froid et de mauvais jours, et elle leur est par suite, à juste titre, en horreur. Mais l'humidité océanique n'a rien de commun avec les froides brumes, véhicules de germes infectieux et de miasmes, qui sur terre ont fait à l'humidité un si mauvais renom. Elle est, au moins dans les mers propices à la cure, une humidité douce et imperceptible qui ne trouble point la limpidité de l'atmosphère et coexiste avec un climat sans cesse ensoleillé. La pluie persistante est d'ailleurs rare en mer ; on n'y rencontre d'habitude, nous le verrons plus loin, que des « grains » passagers.

Cette invisible vapeur d'eau, plus abondante que dans l'atmosphère terrestre, contribue avec l'ozone à procurer l'agréable sensation de fraîcheur que nous trouvons à l'air de la mer. On sait encore le rôle si important de l'humidité sur la vie organique. « Elle est aussi nécessaire à celle-ci, dit Weber, que l'oxygène, la chaleur et les parties solides qui constituent les corps. » C'est dans les maladies nerveuses, un excellent agent de sédation.

Dans l'affection tuberculeuse, l'humidité marine possède de nombreux avantages. Elle combat et apaise l'irritation nerveuse due aux lésions locales des tissus et aux toxines microbiennes passées dans le sang. Elle prévient l'insomnie. Elle diminue la toux et contribue, en facilitant l'expectoration, à laver l'arbre respiratoire, à déterger le poumon des bactéries et des sécrétions morbides. On sait les bienfaits des inhalations de vapeur d'eau pratiquées dans les cures au Mont-Dore, à Royat et dans toutes les stations que fréquentent les tuberculeux.

Elle peut avoir aussi une bonne action sur les états congestifs, cause habituelle des hémoptysies et des poussées tuberculeuses. (Sur l'action sédative de la mer, voir la communication de Lobit « Sédation et climat marin » au Congrès d'hydrologie de Grenoble, 1902).

Quant à ce qui est du rôle qu'on pourrait prêter à l'humidité dans la pathogénie de la tuberculose, il est, comme le dit Lindsay, absolument nul. « L'opinion très enracinée que l'humidité est par elle-même l'une des principales causes de la maladie est absolument fausse... l'air marin est chargé d'humidité et cependant les peuples marins souffrent moins de cette affection que les populations continentales ; la rareté relative de la phtisie pulmonaire dans la marine comparée à sa fréquence dans l'armée de terre est incompatible avec la croyance que l'inspiration de l'air humide prédispose à cette affection. »

Les Hébrides, bien que constamment balayées par les brises humides du Gulf-Stream, jouissent d'une immunité remarquable. Il en est de même de l'Islande, des îles Shetland, des îles Féroë, etc. Les contrées orientales de l'Angleterre sont plus humides que celles du Sud-Ouest et la mortalité par phtisie y est sensiblement moindre que dans ces dernières. Verhaëghe (De la rareté comparative de la phtisie au bord de la mer, 1858, Bruxelles) et divers auteurs que nous avons cités dans notre historique ont fait, pour d'autres pays, des constatations analogues.

Enfin l'opinion médicale d'après laquelle les climats secs conviendraient aux sécrétions bronchiques abondantes et les climats humides aux sécrétions bronchiques rares est entièrement erronée en ce qui concerne la tuberculose pulmonaire. Souvent une abondante sécrétion bronchique se tarit à bord en plein océan, où l'air est presque saturé d'humidité d'une façon constante. Williams, Lindsay, Thompson préconisent spécialement la cure marine dans la phtisie catarrhale.

L'humidité a surtout un rôle bienfaisant dans la cure de la tuberculose par l'égalité de température qu'elle produit dans le climat marin. On sait, en effet, que les oscillations du thermomètre, de l'hygromètre et du baromètre se font dans l'atmosphère marine avec les variations les plus minimes. Cela est dû à ce que, comme l'a montré Tyndall, l'air humide est doué d'une grande puissance d'absorption des rayons caloriques, alors que l'air sec au contraire, se laisse traverser par eux comme le vide. L'air humide tempère ainsi, le jour, l'ardeur des rayons solaires et entrave, la nuit, le refroidissement de la surface de la mer. Comparativement à l'atmosphère terrestre, la température sur mer est donc moins chaude le jour et moins froide la nuit. En mer, dit Lindsay, « les variations thermiques d'un jour à l'autre sont insignifiantes, et se reproduisent régulièrement et progressivement avec le changement de latitude. Les oscillations brusques sont presque totalement inconnues. Tous les vents sont des brises de mer, tempérées par l'océan, soufflant d'ordinaire d'un même point de l'horizon pendant plusieurs jours. Le refroidissement, mal si terrible à terre, n'existe pas en mer. »

« Les marins souffrent rarement de catarrhes ordinaires ou rhumes et peuvent même dormir impunément sur le pont. Les variations thermométriques, régulières et graduelles en mer pouvant être prévues, on s'y prépare à l'avance. Le vent d'est perd sa mauvaise réputation, la caresse de la mer dissipe sa rudesse et lui donne une douceur inaccoutumée. Le voyageur s'intéresse à noter la direction du vent afin d'en apprécier les effets sur la marche du navire, mais ne songe pas à en rapprocher la direction de particularités inhérentes à la température. »

L'égalité de la température, comme le signale Wilson, est surtout remarquable si l'on considère les diverses heures d'une même journée. Les changements subits de température, qui s'élèvent si souvent à terre à 15 ou 20° Farenheit et même à plus au cours des 24 heures, sont à la mer inconnus. Ici les oscillations de la température ne dépassent pas d'ordinaire 4 à 5° Farenheit.

On n'a pas au coucher du soleil à redouter les brusques changements de température, à regagner à cette heure des appartements clos ou à prendre les plus grandes précautions, comme dans les meilleures stations hivernales.

Quant aux variations de température de jour à jour, elles diffèrent suivant les traversées, et c'est un point qui importe dans le choix des lignes, mais elles sont comparativement faibles, surtout dans le cas de voiliers, même allant du nord au sud ou du sud au nord. Ces changements sont lentement progressifs quand les navires passent des latitudes tempérées à des latitudes plus chaudes et vice-versâ.

On se précautionne sans difficulté contre les variations de température dangereuses, en rayant d'un programme de cure les lignes desservant l'hiver les mers froides.

Ajoutons que cette égalité de température n'est pas seulement due aux vents maritimes qui, par leur passage comme vents d'évaporation sur les mers, se chargent abondamment de vapeur d'eau et la diffusent ensuite partout dans l'atmosphère, entretenant dans celle-ci un état hygrométrique élevé ; elle est encore due au moindre rayonnement de la nappe des eaux.

Pendant le jour, la mer absorbe plus de chaleur, quoique plus lentement que la terre, car, par suite du pouvoir diathermane de l'eau, les rayons chăuds pénètrent dans les profondeurs de l'Océan, tandis qu'ils n'échauffent que la surface du sol qui les réfléchit aussitôt. Pour la même raison, le jour, la surface de la mer ne s'échauffe pas autant que celle de la terre.

De nuit le refroidissement à la surface de la mer est moins fort par suite de la tiédeur de l'eau et parce que le rayonnement dans l'espace est, nous l'avons vu, entravé par l'humidité de l'air.

De plus, l'eau est le corps qui a la plus grande chaleur spécifique pour une même quantité de chaleur absorbée ou émise. C'est donc l'eau, et, par suite, l'atmosphère ambiante, qui éprouvent la plus petite variation de température.

En hiver, l'atmosphère marine ne peut être aussi froide que celle du continent, parce que l'eau de la mer est échauffée jusqu'à une très grande profondeur, et que les couches refroidies de la surface retombent au fond et sont remplacées par d'autres plus légères et plus chaudes qui remontent d'en bas.

En été, une partie de la chaleur absorbée par les eaux est employée à produire la vaporisation. Pour ces diverses raisons, les climats marins sont, entre tous, les climats les plus constants.

Sachant combien est dangereux et nocif pour un poumon délicat, même non altéré, le séjour dans les régions à brusques changements de température, on devine que l'uniformité du climat marin est une qualité, on ne peut plus précieuse, pour le tuberculeux qui entrepend une cure au plein air.

C'est ce qu'exprimait Fonssagrive en disant : « La formule de la recherche d'un climat pour les phtisiques se résume à peu près dans ce seul mot : stabilité thermique. »

A cet égard, les océans présentent une supériorité sur les mers d'une plus faible étendue, la Méditerranée en particulier.

Le CLIMAT DE LA MÉDITERRANÉE, par suite de son faible degré hygrométrique, comparativement à l'Océan, diffère des climats maritimes types, contrairement à ce que laisserait croire la grandeur de la nappe d'eau. La partie occidentale a un caractère plus océanique que la partie orientale ; néanmoins dans cette région même, le mistral qui vient par la vallée du Rhône, depuis les environs de Montpellier jusqu'à ceux de Toulon et la « tramontane », qui en Italie descend des Alpes, rendent durant l'hiver la température quelquefois rude dans le golfe du Lion et de Gênes et dans l'Adriatique qu'ils agitent violemment. Par contre, ces vents sont une des causes de la grande sérénité du ciel et de la richesse en lumière solaire. Et cette splendeur de l'atmosphère, cet éclat radieux de la mer n'est pas un des moindres attraits de la Méditerranée. Là, comme le dit M. Fonssagrive, une lumière éclatante, un air sans cesse renouvelé et d'une vivacité proverbiale... concourent chez les malades à modifier puissamment l'organisme.

Les vents océaniques chargés de vapeur d'eau, d'électricité positive et d'ozone, ont une action différente des vents méditerranéens qui se rapprochent davantage des vents continentaux.

En Méditerranée, sur les côtes au moins, « l'âpreté de l'air, comme le dit Grisebach, est due évidemment à la rareté des vapeurs aqueuses ». « Quand le mistral souffle à Marseille et au delà, il a déposé en partie son eau sur les crêtes les plus élevées de ce couloir situé entre les Cévennes et les contreforts des Alpes » (Pauly. *Esquisse de climatologie comparée*). C'est un vent dont la sécheresse oblige à des précautions les malades de la Riviera. Williams (1870) s'exprime de même que les auteurs précédents : « La première caractéristique du climat de la Méditerranée est sa sécheresse (relativement à l'atmosphère de l'Océan) ; la seconde, ses qualités stimulantes ; la troisième, sa chaleur modérée ».

« Cette mer, ajoute-t-il, a en outre de nombreuses particularités. Elle a à peine quelques marées. Elle est plus salée que l'Atlantique. Ses eaux contiennent moins d'oxygène et plus d'acide carbonique (Carpenter). Elle est plus chaude que l'Atlantique. »

Les vents méditerranéens, sans avoir entièrement les propriétés des vents océaniques, participent toutefois, à mesure qu'ils s'éloignent des côtes, des avantages de tous les vents maritimes. Leur pureté s'accroît, leur degré hygrométrique s'élève considérament, le courant plus libre se diffuse sur une plus grande étendue et il n'y a pas ici, il s'en faut de beaucoup, des écarts aussi brusques, d'aussi rapides oscillations de température qu'à terre.

En haute mer, d'habitude, l'air est nuit et jour d'une délicieuse douceur, ce qui est un des plus grands charmes de la cure marine. Il est rare que les marins se plaignent du froid, malgré la nuit passée sur le pont; mais ils s'aperçoivent du changement de température lorsque les côtes sont peu éloignées. Aussi soupçonnent-ils le voisinage des continents à la fraîcheur de la mer qui augmente à mesure qu'ils approchent de terre.

Personnellement, il nous est arrivé couramment, même en Méditerranée, de juger ainsi, dans des trajets connus, du point où nous nous trouvions. Il nous souvient qu'au cours de la nuit par exemple, et encore dans un demi-sommeil, il nous suffisait d'étendre le bras et d'entr'ouvrir le hublot situé à portée de la couchette, pour nous rendre compte à la douceur ou au degré de fraîcheur de la brise qui pénétrait, de la position du navire, soit au large, soit au voisinage encore plus ou moins distant de la terre, de juger de son état d'avance ou de retard, d'estimer la proximité d'une île troublant la parfaite égalité de température de notre air par le contact de son atmosphère terrestre rude, âpre et inégale.

L'humidité de l'air des océans qui égalise parfaitement la température est plus spécialement utile aux tuberculeux déjà sérieusement atteints ; le climat un peu plus vif, plus tonique de la Méditerranée conviendrait plus particulièrement aux prédisposés et aux tuberculeux au début, pendant les belles saisons de l'année. Mais ce n'est là, somme toute, qu'une simple nuance climatologique à laquelle le praticien n'a pas en réalité à s'arrêter dans la prescription de l'aérothérapie marine.

Pour Guimbail (1), le climat de la Méditerranée, tonique et sédatif comme celui des grands lacs où n'existent pas de marées, serait préférable pour des tempéraments très excitables, des éréthiques, au climat océanique, mais ceci ne saurait à notre avis s'appliquer qu'à la cure au bord de la mer ou en barque, ou bien à des croisières faites à peu de distance des côtes.

III

Effets thérapeutiques de la haute pression barométrique.

Quant à la haute pression de l'atmosphère, elle n'est pas non plus sans une réelle valeur thérapeutique.

1. Guimbail. *Thérapeutique par les agents physiques*. Paris, 1900.

Nous avons déjà montré que l'air, étant plus dense, réalise d'une façon toute naturelle, à volume égal, la suraération pulmonaire.

La haute pression provoque en outre une respiration plus lente mais plus profonde, ce qui déplisse, aère et peut par suite contribuer à décongestionner les régions paresseuses du poumon dans lesquelles débute d'habitude la tuberculose.

Le pouls devient moins fréquent mais plus fort, l'appétit augmente, le malade absorbe proportionnellement plus d'oxygène et dégage plus d'acide carbonique (Expériences de Vivenot, Panum et G. Liébig). Gréhant a montré que deux inspirations profondes sont plus efficaces pour l'absorption de l'oxygène que quatre inspirations courtes.

D'autre part la combinaison de l'hémoglobine et de l'oxygène absorbés est d'autant plus facile et plus complète que la pression atmosphérique est plus haute.

Non seulement cet air plus dense enrichit le sang, en oxydant davantage les globules rouges, mais encore il le régénère en les multipliant. Les médecins des sanatoriums marins constatent une hématopoièse intense, ainsi qu'une augmentation très nette de l'hémoglobine. Le taux de cette dernière s'élève en moyenne de 12 o/o. On voit par là toute l'efficacité de l'aérothérapie marine dans la cure de l'anémie et des autres affections où l'appauvrissement du sang devient un des principaux symptômes morbides.

La haute pression offre pour diverses maladies, les avantages thérapeutiques des atmosphères artificiellement comprimées, mis en lumière par Tabarié, Pravaz, Bertin, etc.

Ajoutons enfin que les auteurs anglais attribuent une action sédative très marquée à la haute pression unie à un état hygrométrique élevé. « Que cette influence sédative existe, cela est montré, dit Wilson, par l'abaissement de la température du corps humain que l'on constate durant un voyage en mer et qui atteint une moyenne de près de 1 degré. »

Le ralentissement et l'amplitude des mouvements respiratoires expliquent la sédation pulmonaire due au climat marin et les bons effets de celui-ci dans les affections dyspnéiques.

L'atmosphère marine a encore deux propriétés spéciales qu'il nous reste à étudier: une perpétuelle mobilité et l'abondance de la lumière.

IV

Effets thérapeutiques des brises.

Nous avons déjà indiqué les propriétés vivifiantes que son déplacement incessant imprime à l'air du large, et nous avons vu que l'air qui stagne ne vaut pas mieux que l'eau qui croupit. « Ce qui prouve bien que l'air est beaucoup plus en stagnation sur terre que sur mer, dit Gilchrist, c'est ce brouillard, cette brume qui couvre toujours la terre et qui sert à l'indiquer aux marins de très loin. »

A l'action biologique de l'air de la mer sur l'organisme s'ajoute encore l'action mécanique de cet air à laquelle le curiste est sans cesse soumis sur le pont du navire.

A terre, le vent est l'ennemi du tuberculeux. Le vent qui soulève des tourbillons de poussière est vraiment pernicieux. Dans les villes, c'est un grand ensemencement microbien qui se fait alors. En outre, c'est une cause incessante de bronchites, de congestions, etc. En mer, rien de semblable. Toutefois, malgré l'asepsie de l'air du large et le danger bien exceptionnel d'inflammation des muqueuses à la suite de refroidissement, nous conseillerions toujours au tuberculeux, dans le cas de grand vent, de se soustraire à son atteinte, en se confinant dans les « gîtes de lièvre » qu'il peut trouver en maints endroits sur le pont ou les dunettes. Mais le vent à redouter par sa fraîcheur ou par sa violence est rare par suite de la douceur du climat marin dans les mers chaudes ou dans les mers tempérées aux saisons indiquées pour la cure.

Le malade est exposé seulement, d'ordinaire, à une douce brise à laquelle il ne prête aucune attention. Il éprouve même un véritable bien-être à la braver sur la vaste dunette découverte. Elle lui manque dans les cabines et les salons qu'il déserte. On est si bien sur le pont ! Tel est l'avis général.

Ce bien-être que l'on recherche instinctivement ne répond-il pas, en effet, à une action vraiment salutaire de la brise modérée sur l'organisme ? Et rechercher comme un idéal pour le tuberculeux un air sans cesse calme, comme un repos toujours absolu, n'est-il pas irrationnel? N'est-ce pas aggraver ainsi la dépression nerveuse, la paresse de la circulation et la tendance congestive des organes lésés.

Le poumon et le système nerveux ont besoin de la mobilité de l'air, ainsi que d'un certain exercice musculaire pour le bon accomplissement de leurs fonctions, tout comme l'estomac a besoin d'être stimulé par des condiments et une nourriture variée.

Le Dr Knopf, dans son beau livre sur les Sanatoria, écrit : « M. le Dr Stubbert, médecin directeur du Sanatorium de Liberty, m'assurait que selon lui les vents ont plutôt une action favorable que défavorable sur les malades. Cette opinion concorde avec les expériences de Detwiler qui dit que l'air agité *« bewegte Luft »* est *essentiel* pour pratiquer l'aérothérapie des phtisiques » (1).

Aussi rien n'est plus vivifiant, plus tonique pour un tuberculeux peu blessé, que les promenades sur la dunette et l'exposition intermittente à la pleine brise du large.

« L'activité, la puissance thérapeutique de la brise maritime, dit Pietra Santa, est des plus incontestables. Nuisible dans les formes éréthiques, elle est souveraine pour les formes torpides. »

La brise a, en outre, une action tonique spéciale sur la muqueuse des voies respiratoires, des bronches en particulier qu'elle fortifie et aguerrit peu à peu.

La mobilité de l'atmosphère, pendant la marche du navire, exerce sur le malade un léger massage des régions découvertes, un « effleurage » continuel du visage, d'où l'air pénètre vers la racine du cou, et des mains, d'où il pénètre dans les avant-bras.

1. Knopf. *Les Sanatoria*, deuxième édition, 1900, p. 216.

Ne peut-on pas dire même que le malade reçoit ainsi une véritable « *douche* » d'air, douche en pluie fine et en jet brisé, qui ne laisse pas chez un débilité les fatigues de la douche d'eau et qui, ici, paraît avoir ses avantages. Comme pour une douche d'eau, il se produit sur la peau à la fois une impression de choc et une sensation de fraîcheur, double point de départ du reflexe auquel est due la réaction de la peau.

Enfin, cet air qui vous percute et vous fouette, a encore une autre action. Il pénètre plus ou moins à travers les vêtements et empêche, là aussi, la stagnation de l'air chargé des produits de la transpiration ; mais ici son action est assez faible et diffuse pour ne pas causer de refroidissement. Cette action, à travers même d'épais vêtements, qui peut paraître paradoxale, semble bien prouvée par des expériences précises. Le choc du vent sur un mur, même épais, suffit à lui faire traverser ce mur, en brisant et diffusant toutefois le courant, et l'on connaît cette curieuse expérience relatée dans les traités d'hygiène, qui consiste à éteindre la flamme d'une bougie en concentrant sur elle, à l'aide d'un entonnoir, l'air auquel on vient de faire traverser de la sorte, une épaisse muraille à chaux et à sable. La vacillation de la flamme des bougies dans les chambres les mieux closes, quand il vente au dehors, est du reste facile à constater.

Cette légère aération des régions couvertes du corps accroît d'une façon régulière l'évaporation cutanée et exerce ainsi une stimulation sur les nerfs de la peau.

Enfin, les régions les plus riches en ramuscules nerveux (les mains, le visage et surtout l'orifice des narines et la bouche, où le reflexe dermo-pulmonaire présente son maximum d'énergie), étant sans cesse excitées par la douche aérienne, il en résulte une suractivité toute particulière dans la nutrition, la respiration, les sécrétions et les diverses fonctions de la peau (1).

L'action eupnéique de la brise est de constatation vulgaire. On ressent une impression d'accablement, d'oppression dans un air que n'agite aucun courant atmosphérique. On traduit ce malaise en disant qu'on ne respire pas. Mais il suffit, au dehors, du moindre souffle qui passe, ou si on est dans une pièce close, de la moindre bouffée d'air qui pénètre par une fenêtre ouverte pour qu'on sente instantanément se dissiper la gêne qui oppressait la poitrine.

Sous l'influence d'un air mobile et frais, telle la brise du large, on sent, et c'est une sensation agréable, la poitrine se dilater. L'hémostase s'accomplit alors très facilement, l'oxygène est introduit dans le sang en plus grande quantité à chaque mouvement respiratoire et les tissus vivants l'absorbent avec une grande énergie.

Si, comme on l'a dit, tout traitement de la tuberculose doit commencer par la peau, nous espérons

1. La consommation d'oxygène est plus active. On est parfois comme grisé d'air. Aussi les auteurs anglais ont-ils comparé l'action des brises marines à celles du vin de Champagne : « *the Champagne atmosphere of the trades* ». Michelet disait dans le même sens, parlant de la mer : « Je ne sais quelle ivresse électrique est en elle, qu'on voudrait tout absorber ».

avoir montré que la cure marine réalise admirablement cette condition.

L'effet des brises n'est pas moins bienfaisant, il n'est pas besoin d'insister, dans les autres états de langueur et de dépression : neurasthénie, etc.

V

Action thérapeutique de la luminosité de l'atmosphère marine.

Enfin, une dernière qualité de l'atmosphère et du milieu marin est sa luminosité.

Cette abondance de la lumière est due à la pureté chimique de l'air, à l'absence de poussières ou fumées stagnantes, de brouillards (au moins sur les mers chaudes ou tempérées sur lesquelles la cure est recommandable).

L'abondance et la diffusion en tous sens de la lumière tiennent encore à la surface nue et ondoyante de la mer qui réfléchit de toute part les rayons lumineux.

A terre, une montagne voisine, des constructions, des arbres atténuent ou limitent dans sa durée la radiation solaire; en mer, aucun obstacle ne vient la contrarier. La durée de l'insolation est accrue. Le soleil est perçu tant qu'il reste au-dessus du plan de la surface des eaux, de sorte que dans l'arc de cercle qu'il décrit (variable suivant les saisons, mais supérieur en degrés à celui qu'il trace au-dessus de l'horizon terrestre plus borné), il envoie successivement sur le paquebot des rayons de tous sens, d'abord tout à fait horizontaux, et même obliques de bas en haut, puis obliques de haut en bas, de plus en plus voisins de la verticale à mesure qu'il approche du zénith. En redescendant sur l'horizon, il projette sur le côté opposé du navire des rayons qui passent de nouveau par toutes les variations d'obliquité. De la sorte, toutes les parties du paquebot reçoivent à leur tour leur bain de lumière.

Point n'existe ici de côté opposé au soleil, de « côté nord » car, indépendamment du grand arc de cercle, que décrit le soleil, le paquebot dans ses changements de route suivant l'état de la mer, la direction du vent, les courants, les embardées, la position des ports d'escale, enfin l'aller puis le retour dans les petis voyages de la Méditerranée, présente, tour à tour, à une radiation solaire prolongée son avant et son arrière, ses flancs de bâbord et de tribord.

Dans cette combinaison des multiples déplacements du navire et de l'astre ainsi que de la réflexion marine, les galeries, les cabines des passagers, par leurs larges hublots ou sabords, les salons, par leurs nombreuses glaces mobiles, reçoivent tour à tour, du parquet à la voûte, en tous sens, des flots de lumière.

Si cette profusion de lumière s'accompagne, malgré l'action modératrice de l'air humide et de la brise, d'une grande quantité de rayons caloriques, et rend, surtout sur les mers tropicales, les emménagements du bateau parfois désagréables à habiter, par contre, elle est un précieux désinfectant de ces intérieurs. La radiation solaire directe, on le sait, est un puissant destructeur des microorganismes et notamment des bactéries pathogènes. Et cet avantage de la lumière compense largement les inconvénients de la chaleur qui l'accompagne, et qui, du reste, pousse à la vie sur le pont, ce qui n'est que profit pour le malade.

A côté de cette action hygiénique de la lumière sur les locaux de la cure, nous devons mentionner son influence favorable sur l'état général des malades.

Sans parler de l'action des climats très ensoleillés sur leur moral et leur système nerveux, action qui, nous le verrons ailleurs, n'est pas à dédaigner, on sait que la lumière et la puissance actynique des rayons solaires ont aussi sur l'organisme, au point de vue physique et biologique, l'action la plus bienfaisante.

Ainsi que le dit Grancher (1), « le séjour dans les montagnes ou au bord de la mer doit sans doute une partie de son action aux irradiations lumineuses plus intenses et à la plus grande durée du jour. La lumière est un agent de stimulation actif. » Mais encore ici la mer est supérieure à tout. En effet comme le disait très bien Oribase (Tome II, p.303) : « Les lieux présentant une grande végétation sont moins bien aérés et moins bien éclairés par le soleil que ceux qui sont nus. Pour cette raison ils nuisent à la perspiration des habitants ».

1. Grancher, *in Traité de Médecine de Brouardel*, 1900, article *Phtisie*, p. 652

Une preuve de l'intensité de la lumière en mer est l'extrême et exceptionnelle rapidité avec laquelle s'impressionnent à bord les plaques photographiques.

Non seulement la lumière empêche l'organisme de s'alanguir, mais encore elle multiplie les globules rouges du sang, favorise les oxydations et active la nutrition. La fonction hématopoiétique peut être assimilée à la fonction chlorophyllienne, et la lumière est aussi nécessaire à l'homme tuberculeux qu'à la plante étiolée.

Comme on l'a dit, « en même temps qu'elle favorise le jeu des forces nutritives, la lumière assure la régularité du développement et l'harmonie des formes... L'atmosphère de certaines localités est très lumineuse et réfléchit l'azur avec intensité. Ce milieu vivifiant doit exercer une influence salutaire sur les constitutions inertes et chez lesquelles les centres nerveux ont besoin de stimulation ».

Pierre croit à l'action, dans le traitement marin, des rayons chimiques, des rayons ultra-violets. Souvent le ciel est en mer orangé ou violet.

Perdu et Blanc ont obtenu la guérison d'une tumeur blanche à marche rapide par de simples bains de soleil (*Annales de Chir.* Paris 1900, p. 19).

Comme l'affirme encore Guimbail, « les bienfaits d'un climat sont fonction de sa luminosité ».

Celle-ci est par excellence l'agent de santé et de salubrité.

Le curiste peut jouir sur un navire de la lumière, de la radiation solaire indirecte ou directe suivant son intensité, suivant la saison ou l'heure du jour au matin et au soir par exemple, bien mieux que dans une station climatérique.

Il ne doit évidemment pas rester exposé au soleil durant les heures chaudes de la journée. Mais les galeries et les pont-promenade couverts de doubles toiles sont toujours, par suite de la réflexion marine et de celles des nuages, éclairés à la lumière diffuse dont une grande partie des rayons caloriques ont été absorbés par la mer.

Le curiste trouvera toujours sans difficulté, soit à bâbord soit à tribord, près du poste d'avant ou du gaillard d'arrière, autour des machines, etc., à un étage ou à un autre, des lieux abrités et éclairés à souhait.

Le paquebot moderne réalise tous les avantages de cette ingénieuse « villa-soleil » à l'usage des sanatoria préconisée par M. Pellegrin.

Celui-ci (*In Concours médical*, 16 décembre 1899, p. 597) s'exprime ainsi : « Le soleil, ce grand guérisseur qui ne coûte rien, n'est jamais à la disposition des maisons actuelles — devant lesquelles il passe rapidement, en quelques heures l'hiver — le soleil, disons-nous, ce grand dispensateur de la santé, on peut l'apprivoiser et même le rendre captif tout le temps qu'il est à l'horizon..... en l'obligeant à frapper, soit directement l'hiver, soit indirectement l'été, la façade de la « villa-soleil ». Celle-ci, déjà réalisée dans certains sanatoria, est une cabine ou un kiosque, tournant sur pivot, dans lequel le curiste peut jouir pendant de longues heures de la lumière en variant à son gré l'orientation du côté dirigé vers le soleil.

VI

Résumé des effets thérapeutiques de l'air marin.

Si l'on réunit en faisceau les qualités et les propriétés de l'atmosphère marine que nous venons d'énumérer, on trouve réalisée en elle la synthèse des désidérata de l'aérothérapie. Il en ressort bien, croyons-nous, cette troisième action curative, que nous avons énoncée, de l'air de la mer comme médicament de l'état général.

La respiration prend plus d'ampleur et le pouls plus de force, et c'est là, nous l'avons vu, une condition excellente pour que l'oxygénation du sang se fasse bien. L'oxygène plus dense, l'ozone plus abondant, rougissent et régénèrent puissamment la pâle hémoglobine des globules sanguins anémiés. Les hématies prolifèrent et se multiplient. La peau se colore et se vascularise ; les organes profonds se dégorgent.

En outre, à l'action tonique des brises se joint l'action conservatrice et sédative non moins salutaire de l'égalité thermique et hygrométrique.

D'autre part, de l'hémostase plus complète et des oxydations organiques, ainsi facilitées et accrues, résultent un fonctionnement plus parfait de l'appareil digestif et une augmentation considérable de l'appétit, qui devient excellent « et souvent précisément, comme le dit Klein et comme nous l'avons constaté nous-mêmes, chez ceux qui à terre ont une anorexie habituelle. »

L'appétit dévorant que donne l'air de la pleine mer est un fait d'observation vulgaire, dont on entend faire la remarque chaque jour par les passagers aux repas. C'est un lieu commun qui, à chaque traversée, revient immanquablement dans les conversations de la table d'hôte.

C'est un fait bien constaté aussi sur les navires de guerre par les médecins de la marine : « Au début d'une campagne le chirurgien prononce en dernier ressort sur les doubles rations à accorder aux faméliques et fait donner du pain au lieu de biscuit à ceux des matelots dont la dentition est reconnue mauvaise. L'ambition de plus d'un vieux grognard est de cumuler ces deux vices de constitution. Sur le gaillard d'avant, on estime heureux les affamés aux dents branlantes qui ont droit à la double ration de pain. Tout vieux docteur du reste est fort indulgent pour les marins atteints de boulimie. Il pense que l'Etat et les matelots gagneraient à ce que le pain ou le biscuit fussent donnés à discrétion ». Landelle (*Les marins*, 1865, page 202).

Or, comme le dit Sydenham, « le remède, qui remplira le mieux l'indication de fortifier les digestions, sera le meilleur dans les maladies chroniques et l'on pourra avec un tel remède faire des choses auxquelles on ne s'attendait pas ».

D'autre part, quel meilleur contre-poison des toxines morbides, quel plus efficace dépuratif d'un organisme malade que le grand souffle du large ?

De toutes façons, le sang s'enrichit, l'élimination des déchets organiques et des excrétions est plus facile (1), les troubles multiples et complexes qu'a amenés une nutrition languissante se trouvent modifiés et supprimés.

Enfin, et conséquemment, cet air est encore un tonique et un régulateur du système nerveux. Il contribue puissamment à rétablir l'équilibre et la synergie des fonctions, et de plus la dépression générale, la neurasthénie essentielle ou tuberculeuse trouvent certainement en lui leur stimulant le plus prompt et le plus sûr.

Sous ces multiples influences l'état général se régénère et se transforme. Le phtisique — puisque nous avons pris pour type de cure la plus rebelle des maladies de langueur — se dépouille peu à peu du vieil homme et son organisme restauré et sain devient un terrain réfractaire à la germination tuberculeuse. C'est là le secret d'une guérison durable. En effet, pour lutter victorieusement contre le fléau tuberculeux, ce « phylloxéra humain », comme on l'a appelé, il n'y a à l'heure présente qu'un unique moyen, celui-là même qui est ici mis en œuvre, arriver à « greffer », qu'on nous passe la comparaison, le poumon malade sur un organisme nouveau, possédant une sève étrangère, vierge de toute faiblesse héréditaire ou acquise dans le milieu morbide.

1. Beneke a observé qu'il se produit sous l'influence des bains de mer du Nord une stimulation des échanges nutritifs, une très grande augmentation d'urée et d'acide sulfurique dans l'urine, une diminution des acides phosphorique et urique. La quantité d'urine et le poids du corps sont augmentés. Beneke affirme que l'air marin agit plus puissamment que les bains de mer pour produire tous ces effets.

« La puissance tonique — a dit avec vérité un auteur célèbre, ayant en vue la faiblesse et l'épuisement constitutionnels — elle est triplement dans la mer... Le beau sang rouge, le sang chaud, c'est le triomphe de la mer... Son souffle donne je ne sais quoi de gai, d'actif, de créateur, ce qu'on pourrait appeler un héroïsme physique. Avec toute sa violence, la grande génératrice n'en verse pas moins l'âpre joie, l'alacrité vive et féconde, la flamme du sauvage amour dont elle palpite elle-même... La médecine de plus en plus sera une émigration. »

CHAPITRE V

Action curative de la vie à bord et de la navigation proprement dite.

A ces vertus curatives complexes de l'atmosphère marine, se joignent encore les conditions de la vie à bord et l'action de la navigation proprement dite, qui, elles aussi, contribuent à placer hors de pair la cure marine pour le traitement des affections dont nous avons parlé.

I

Aération permanente.

Etudions d'abord l'aération permanente à laquelle le malade est soumis et ne peut pour ainsi dire pas se soustraire. Nulle part cette aération incessante, facteur primordial de la cure de la tuberculose, n'est aussi complétement réalisable ni surtout... réalisée.

Dans la cure libre, il n'y a guère espoir de la voir suffisamment observée par le malade. Celui-ci passera les après-midi au jardin ou à la promenade. Il laissera certaines nuits une fenêtre éloignée entrebâillée de quelques travers de doigts ; mais ce sera là presque toujours tout ce que le médecin pourra obtenir.

Dans un établissement fermé, la cure d'air est forcément acceptée ; mais, même là, l'aération est moins complète que sur un paquebot, sans cesse en mouvement sur le désert océanique.

Le jour il n'y a point au fond des galeries de cure le même renouvellement de l'air que dans les galeries couvertes les plus abritées du pont d'un navire.

De plus, dans les appartements d'un immeuble quel qu'il soit, il y a toujours, malgré la fenêtre ouverte, une certaine stagnation de l'air. Combien d' « espaces morts » où l'atmosphère se renouvelle mal, surtout aux angles des pièces opposés aux fenêtres, angles où se trouvent d'habitude le chevet des lits. Les ouvertures placées toutes du même côté pour éviter dans la cure les courants nuisibles, les meubles des appartements, enfin souvent le calme plat de l'air au dehors, voilà autant d'obstacles à une parfaite ventilation de l'air. Et c'est pourtant là l'atmosphère que le malade respire durant son séjour au dedans, c'est-à-dire plus de douze heures par jour, même par les belles journées (sommeil, repas, etc...)

Sur l'un des luxueux paquebots de nos compagnies, au contraire, la multiplicité des galeries couvertes et des promenoirs découverts, à l'avant, à l'arrière, au pourtour des machines, à bâbord comme à tribord, à l'étage du pont, et à celui de la dunette ou du pont-promenade, font, nous l'avons déjà exprimé, que le malade peut rester plus longtemps au dehors, trou-

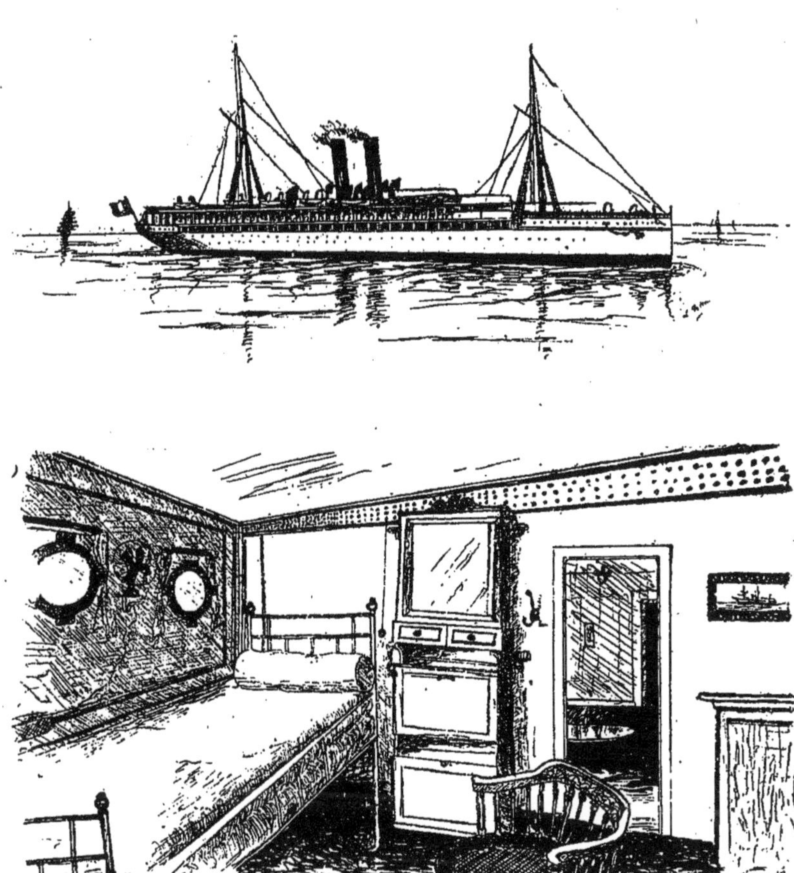

Vue d'ensemble d'un paquebot et intérieur de cabine

vant « au pas de sa porte », suivant les heures et à son gré, tel ou tel lieu abrité ou ensoleillé.

Alors que sur terre mille choses retiennent le malade au dedans, les occupations personnelles, les relations de société, le dégoût de l'effort et de l'exercice, à bord, au contraire, il n'a assurément point la tentation de rester dans l'atmosphère de la cabine. Quelques pas lui suffisent pour le conduire à l'air frais et doux de la mer, à sa chaise-longue ou à son hamac. sur ce pont où la vie du navire se concentre, où l'on trouve l'animation des jeux, la distraction des conversations, où l'on jouit des spectacles changeants de la mer, etc.

« Aux latitudes chaudes, dit Lindsay, les voyageurs vivent sur le pont, ne descendent qu'aux heures du repas ou du sommeil et séjournent fréquemment jusqu'à 15 heures par jour en plein air. *Le grand avantage d'une telle existence sera évident pour les partisans des idées modernes sur l'étiologie de la tuberculose* ». Nous ajouterons que sous les latitudes sus-indiquées la dunette est, à bord des steamers, couverte de tentes, et que sous cet abri le passager se sent infiniment mieux pour faire ses siestes que dans l'intérieur des emménagements.

De sorte que dans ces régions où l'aération des cabines pourrait, peut-être, dans quelques cas (arrêt du navire, etc.), être trouvée en défaut, la chaleur chasse d'elle-même les passagers de l'intérieur et que la recherche du bien-être suffit à assurer à peu près la permanence de l'aérothérapie.

Dans les régions tempérées où nous préconisons la cure d'été — l'Atlantique européen et la Méditerranée

— le malade passera de même facilement, comme le font un certain nombre de passagers, douze à quinze heures à l'air libre.

En effet à la journée solaire, toute passée au dehors, viennent s'ajouter des nuits d'une sérénité silencieuse et d'une douceur infinie.

L'on est si bien, couché mollement sur les chaises-longues ou les hamacs, ou assis sur les bancs confortables de la dunette, à « rêver aux étoiles » ou à causer nonchalamment avec quelque sympathique compagnon de voyage !

On s'oublie ainsi, et il est parfois bien tard quand on regagne sa cabine.

Au salon, à table et dans les cabines même, indépendamment des appareils de ventilation, les portes restent d'habitude ouvertes et les glaces des vitrages baissées. De grands rideaux flottants ferment seuls la plupart des portes. Que nous sommes loin des cinq ou six heures d'air libre des belles journées à Davos !

Lorsqu'au coucher ou aux repas (quand ces derniers ne sont pas pris au dehors) le malade interrompt sa cure à l'air extérieur, même avec les portes tenues fermées, il se trouve dans des lieux mécaniquement ventilés par l'air que refoulent sur les grilles d'aération les larges manches à vent dont les nombreux et volumineux pavillons s'étalent à l'avant de la dunette et des machines. Pendant la marche du navire, l'air s'engouffre dans ces conduits et se diffuse partout dans les emménagements.

Le courant ne pénètre dans les cabines qu'après s'être brisé sur des cloisons grillagées, dont les unes courent au-dessus de la porte et le long du couloir et dont les autres se dissimulent sous les meubles : table, lit ou lavabo...

A bord de bien des bateaux existent également, pour les cabines de l'étage du pont, de grand hublots mobiles sur un axe vertical qui peuvent être orientés de manière à faire un angle avec le vent et à le refouler à l'intérieur comme une véritable manche à air.

Les cabines situées sur le pont, ainsi que les salons, sont munis, en outre, de glaces mobiles et de châssis à persiennes.

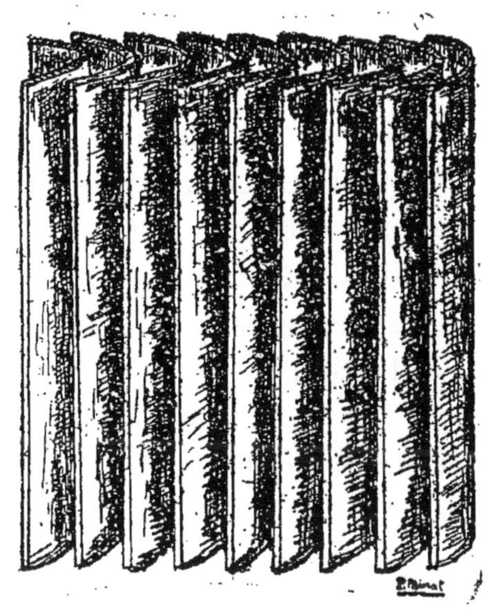

Celle de l'intérieur ont sur la plupart des navires leurs cloisons disposées elles aussi pour l'aération. Ces cloisons sont formées par l'emboîtement d'une série de planchettes courbes sur le plat, assez espacées pour laisser circuler l'air entre chacune d'elles, assez rapprochées néanmoins pour que la vue ne puisse pénétrer dans la cabine. Le côté concave est tourné vers l'avant du navire de façon à canaliser, pendant la marche du bâtiment, l'air des coursives vers l'intérieur des cabines.

Le croquis que nous donnons montre la disposition de ces jalousies spéciales qui ajourent les emménagements intérieurs et forment de toutes les cloisons un ingénieux grillage.

Avec de tels systèmes de ventilation, celle-ci s'effectue nuit et jour dans toutes les parties du navire habitées par les passagers et plus spécialement dans les cabines où le malade passe ses heures de sommeil. Même par calme de l'air au dehors il y a une certaine ventilation, par suite de la marche du navire.

De plus chaque cabine est munie de sa manche à air en zinc, manche mobile, que par les temps chauds ou en cas d'aération insuffisante, on emboîte dans le hublot, et qui faisant alors saillie, à angle droit, sur les flancs du navire, recueille et canalise le vent vers l'intérieur de la cabine.

Les odeurs que l'on peut sentir quelquefois sur de vieux bateaux, des cargos par exemple, en entrant dans des cabines mal tenues et avant d'avoir ventilé, sont le fait d'émanations des boiseries ou des parquets goudronnés et non d'un air ruminé, ce qui est le grand point.

En Méditerranée en particulier, la ventilation des cabines est très satisfaisante.

Au cœur de l'été on a l'habitude de dormir avec la porte de la cabine ouverte. Celle-ci s'ouvre sur le couloir intérieur et est munie d'un rideau mobile sur tringle que l'on déploie la nuit. Les crochets, dont chaque porte est pourvue, permettent de la tenir de nuit plus ou moins entrebâillée ou de la fixer grande ouverte. Quand l'automne tire à sa fin, la ventilation des cabines serait de nuit plutôt trop active. En décembre, on est parfois obligé non seulement de fermer hermétiquement les vasistas, mais encore de faire fixer des toiles goudronnées sur certaines grilles.

En admettant même, pour les mers tropicales, une certaine inégalité ou irrégularité dans la ventilation suivant la direction ou la force des brises, la rapidité de la marche du navire, etc., le renouvellement total de l'air s'effectue néanmoins par intermittence *de lui-même*, ce qui n'a pas lieu au même degré dans les appartements les plus hygiéniques des habitations fixes.

Enfin un autre avantage de la ventilation des paquebots, c'est que l'air ainsi renouvelé sans cesse ne vient pas — comme cela a lieu dans la cure chez soi ou dans un sanatorium — des appartements contigus, du village ou de la ville voisine, des chemins poussiéreux, des landes ou des bois rapprochés, après s'être ainsi plus ou moins mélangé à un air impur ou chargé de poussières minérales et végétales, sinon d'émanations malsaines et de micro-organismes.

Les catarrhes bronchiques saisonniers n'ont parfois d'autres causes que les invisibles poussières de pollen répandues dans l'atmosphère terrestre. La même cause, on le sait, rend irritante pour les bronches le séjour sous certains ombrages.

Sur mer, c'est au contraire un air vierge de toute

souillure que l'on reçoit sans cesse et qui, à peine consommé, fait incessamment place à un air pur nouveau (1).

L'aérothérapie marine possède encore de ce fait une supériorité sur toute autre méthode de cure hygiénique, et nous voyons combien est véridique cette affirmation déjà citée d'un auteur récent : « La pleine mer seule assure à ces lois (de l'aérothérapie dans la tuberculose) l'*application intégrale, absolue* et le *séjour des tuberculeux en pleine mer*, dans un sanatorium flottant et mobile, doit être considéré *comme l'idéal de la phtisiothérapie* » (2).

A ces avantages que présente l'aérothérapie sur mer, se joint encore celui d'une certaine asepsie des locaux de la cure. Sans vouloir nous étendre sur ce point qui sera étudié ailleurs, à l'occasion des objections possibles contre la cure marine, disons brièvement que cette asepsie forcée des locaux est due aux lavages quotidiens des parquets, bastingages, nattes, linoleums, avec l'eau saline et par suite microbicide de la mer.

Ces lavages qui répondent si heureusement aux desiderata de l'hygiène moderne et remplacent si avantageusement le balayage, se font à grande eau partout à l'extérieur et à l'éponge ou au linge mouillé dans les cabines.

1. Même non loin des côtes, nous l'avons vu, il est relativement pur, étant constamment lavé par son frôlement des vagues.

2. Cochy de Moncan. L'aérothérapie dans la tuberculose : Art. du *Concours médical* du 16 décembre 1899 et thèse de Paris 1899.

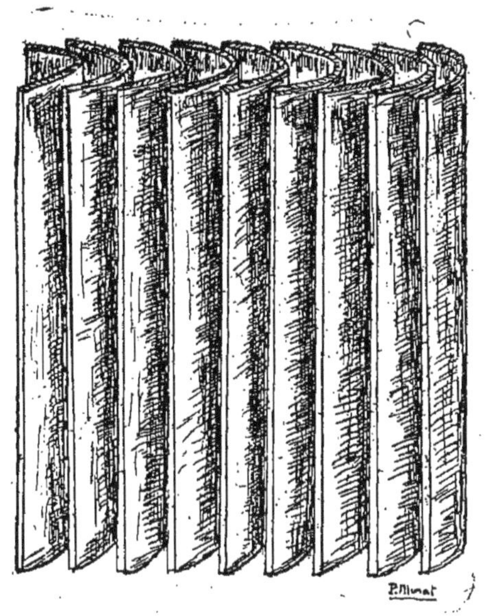

Cloison à persiennes des cabines
(dessin shématique).

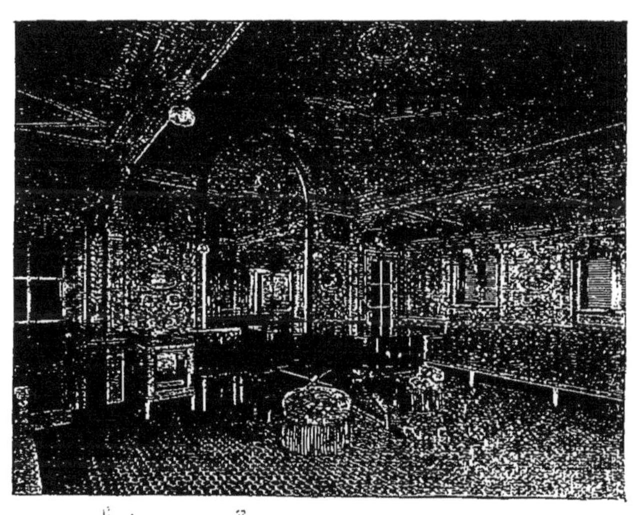

Salon de musique de paquebot
(cliché de la Cie des Messageries Maritimes).

II

Repos physique et intellectuel.

La deuxième condition d'une bonne cure est, après une aération prolongée, le repos physique et intellectuel de l'organisme.

Le repos physique que réclame la réparation de l'usure organique est forcément observé dans la cure sur mer. Il n'y a point à craindre, comme dans la cure des stations climatériques, les imprudences, les excès de fatigue, et les accidents parfois graves que ces derniers peuvent entraîner.

Point n'est besoin d'une surveillance constante. A bord la cure de repos s'accomplira toute seule, inéluctablement. Comme dans un sanatorium, le malade passera ici toutes ses journées à la galerie de cure, au repos. Les passagers sains eux-mêmes mènent cette existence, flânant à l'air tout le jour.

Le « farniente » et un doux oreiller vers lequel tous se sentent instinctivement attirés.

« L'air marin, écrit Leroy-Dupré (*Traité d'hydrothérapie*), détermine chez les malades une propension notable au sommeil, même pendant la journée ».

« L'action de la vie à la mer, a remarqué aussi Wilson, émousse et calme l'esprit. L'exercice physique, comme l'exercice intellectuel, devient souvent positivement détestable même pour les tempéraments les plus actifs ». « Il est heureux de faire remarquer combien peu se faire sentir la nécessité d'une occupation et combien tous les passagers se laissent aller à une paresse presque idéale. L'homme actif est un sujet de risée. Le voyageur cède aux douces influences qui le modifient, ne rougit plus de sa nonchalance, renonce peu à peu à tous les projets d'utiliser les longues heures passées à la mer pour sa culture intellectuelle et se fait pour le moment « mangeur de lotus » (Landsay).

Aimer ainsi à se laisser aller à un doux oubli du passé et des réalités de la vie, c'est là une tendance intellectuelle des plus bienfaisantes pour la cure, comme nous le verrons plus loin.

J'ajouterai que le bien-être, la liberté complète, la vie facile auprès d'officiers très affables et d'un personnel toujours aux petits soins du passager, autant par disposition naturelle que par ordre de compagnies, et encore un facteur de cure à prendre en considération. Pour ce qui est du repos physique, tout en étant ici forcé jusqu'à un certain degré, il n'est pas aussi absolu qu'il peut l'être dans un sanatorium. Pour un cachectique qui ne quitte guère la chaise-longue ou le lit, ce serait là une grave imperfection du traitement. Pour un tuberculeux qui, quoiqu'affaibli peut encore mener extérieurement la vie de tout le monde, ce manque d'un repos absolument complet n'est pas un inconvénient.

Que par les mauvais jours le malade soit exposé au roulis du navire ou qu'il ne soit pas ici strictement tenu un nombre mathématique d'heures à la chaise longue par la surveillance continue d'un médecin, nous n'y voyons pas grand désavantage.

Le repos est encore de la sorte si complet que

Wilson considère comme un véritable inconvénient de la cure pour les malades, l'insuffisance à bord d'exercice physique et intellectuel.

En ce qui regarde le mal de mer, auquel du reste les tuberculeux sont peu exposés, il n'occasionne pas à proprement parler de fatigue pour qui, n'ayant aucun service à bord, peut rester dans la position horizontale et se laisser aller au sommeil. C'est plutôt un simple malaise qu'il produit.

La liberté de passer les journées à son gré, d'aller et de venir suivant ses caprices, que conserve ici le curiste, n'ôte rien, à notre avis, aux bons effets de la cure.

Le bien-être moral d'une liberté non enchaînée sera aussi profitable au malade que les prescriptions inflexibles d'un traitement trop systématique.

Le Dr Voland (de Davos) s'est élevé avec juste raison dans le *Therap. Monatsh* (sept. 1895, n° 9) contre de réelles exagérations actuellement commises dans la cure de la phtisie. Nous avons vu des tuberculeux à phtisie lente, se plaignant d'être courbaturés et « ankylosés » par l'immobilité de la chaise-longue, presque ininterrompue des semaines et des mois entiers.

Il est si doux au tuberculeux, en particulier, de voir ses goûts respectés au moins dans une certaine mesure. Ici, mais ici uniquement, on peut, après quelques conseils généraux, livrer, sans que le traitement hygiénique puisse sensiblement en souffrir, le malade à lui-même et lui donner la douce règle de l'abbaye de Thélême : « Fais ce que tu voudras ! »

Pourvu que le malade se gave d'air, se grise de brise et de lumière, pourvu qu'il passe sa vie sur le pont, peu importe qu'il reste à la chaise-longue ou, pratiquant ce que les marins appellent « le tic de l'ours », « arpente » en allées et venues les 150 ou 100 mètres du paquebot, suive si souvent qu'il lui plaira le circuit de plusieurs centaines de mètres qu'offrent à chaque étage les galeries latérales du navire, qu'il joue « au tonneau » sur la dunette ou aux échecs devant les salons, peu importe en somme ; on n'a guère à redouter de surmenage.

Le petit exercice qu'un malade peut ainsi faire à bord lui est plutôt salutaire.

L'un de nous a remarqué, au sanatorium d'Aubrac, qu'il a dirigé plusieurs années, combien un léger exercice était préférable souvent, dans les formes torpides, pour les tuberculeux déjà reposés, à une immobilité prolongée. Quand ceux-ci ne quittent pour ainsi dire pas le sanatorium et leur chaise-longue, ils ont moins d'appétit, un sommeil plus troublé, des digestions plus lentes, moins de gaîté, etc.

Les jours au contraire où ils se livrent à de courtes et de lentes promenades, sans aller du reste jusqu'à la sensation de fatigue, ces malades sont le soir plus exubérants, ils éprouvent un plus grand bien-être, la joie de vivre, de sentir la monotonie rompue. Le sommeil est plus profond, l'appétit est plus vif, les forces même semblent accrues.

Enfin nous avons constaté très nettement chez les malades fébriles (entr'autres la malade dont nous avons rapporté l'observation dans les *Archives générales de médecine*. Etude sur les contre-indications de la cure d'altitude, février 1900. Observation n° 2) un abaissement de la fièvre à l'examen thermométrique de 5 heures du soir, les jours précisément où une promenade parfois assez longue venait d'avoir lieu, *quand celle-ci avait été précédée de journées de repos*.

Nous possédons même une belle observation dans laquelle la chute définitive de la fièvre est survenue au retour d'une promenade interrompant la cure classique de repos complet longtemps prolongée chez ce tuberculeux fébrile.

En réalité, tout dépend des réactions individuelles et la sagesse est encore aujourd'hui de s'en tenir, au moins pour les tuberculeux vigoureux et reposés, à cet aphorisme hippocratique : « le malade marchera si la marche lui réussit, si non il gardera le repos, autant que possible » (Hippocrate, *Aph.* titre II, Ve section).

A l'aide d'un repos forcé auquel on joint parfois le gavage, on arrive, dans la nature, à engraisser jusqu'aux plus extrêmes limites certaines espèces animales. Mais malgré leur embonpoint, ces animaux n'ont ni la vigueur musculaire, ni la santé robuste des animaux bien nourris, faisant sans excès un certain exercice et menant la vie commune. Ils n'ont certes point des organes aussi sains et n'offrent qu'une bien moindre résistance aux infections et à toutes maladies.

On comprend du reste que chez un malade à tuberculose torpide un repos exagéré soit plutôt nuisible en prédisposant les organes à un certain engourdissement : paresse de la digestion, paresse de la circulation, favorisant la stase autour des lésions tuberculeuses, paresse et petite amplitude de la respiration d'où mauvaise aération des sommets lésés.

Cette paresse respiratoire est évidemment plus grande dans une galerie de cure où l'air très calme stagne un peu, que sur le pont où la brise, caressant la peau, stimule le réflexe dermo-pulmonaire, et où, par suite de la marche du navire, même dans l'immobilité, l'inactivité n'est jamais complète.

La meilleure formule pour doser aux malades l'exercice nous paraît être celle-ci : L'exercice ne doit pas aller à la fatigue ; il doit être au contraire uniquement institué en tant que léger *délassement*.

Sous l'influence d'un tel exercice, la nutrition se fait mieux, le jeu des organes et la régularité des fonctions sont facilités.

« Tout organe qui s'exerce, se développe », a-t-on dit. Eh bien ! même pour le tuberculeux, s'il n'est déjà épuisé ou fébricitant, nous croyons qu'un développement à peu près normal des organes est préférable à la tendance à l'atrophie.

Aussi, le petit exercice auquel le tuberculeux qui a des forces pourra se livrer à bord, ne peut être considéré comme une imperfection inhérente à cette cure.

Gilchrist, et, après lui, Fonssagrives et Peter, font même jouer un rôle thérapeutique important, nous l'avons vu, à l'*insensible exercice musculaire auquel le passager est en mer incessamment soumis*, surtout dans la station debout, de par les oscillations du navire en marche par mer agitée.

Ainsi que le rappelle Pietra Santa, lorsque Bayle et Laënnec préconisaient les voyages en mer, ils s'appuyaient déjà sur Boerhave et Grégory qui avaient aussi vanté cet exercice « *æqualis, moderata et continua* ».

Cette gymnastique forcée devient rapidement inconsciente dès que l'on est habitué et que l'on a, comme on dit, « le pied marin ». « Un navire à la mer, écrit à ce sujet Fonssagrives, n'est jamais complètement immobile... L'influence de la houle ou de son propre sillage quand il est mû par la vapeur, lui communique toujours quelques oscillations. Sous l'action de la brise et des lames qu'elle soulève, ces mouvements s'accroissent... Lorsque le bâtiment descend dans le creux d'une lame et remonte sur la crête, sa ligne axuelle passe de l'horizontale à l'inclinaison, s'élève et s'abaisse alternativement... c'est là le tangage. Dans le roulis, au contraire, c'est l'axe transversal qui descend et remonte au-dessus et au-dessous de l'horizontale et le navire oscille d'un côté à l'autre... Les mouvements combinés ou successifs du roulis et du tangage ne permettent pas aux muscles, pour conserver au corps son équilibre, un seul instant de repos... »

« A ces mouvements volontaires s'en ajoutent de passifs, ceux du ballottement. Les organes meubles de l'économie les subissent. Le foie, les viscères digestifs, le poumon, le cœur, les gros vaisseaux, la moelle épinière, le cerveau, les fluides en circulation éprouvent toute cette influence. »

Cette action, qui s'exerce même pendant le sommeil, lorsque la mer est agitée, peut bien avoir pour effet de donner à l'organisme une certaine stimulation, d'empêcher, sans occasionner la fatigue d'un exercice commandé, la tendance à l'atrophie ou à l'engourdissement que provoquerait à terre un repos absolu prolongé ; mais ce léger exercice, d'autant mieux pratiqué du reste qu'il est passif, est trop faible, d'ordinaire où la mer est calme, pour avoir un action marquée.

Nous avons déjà vu que la tendance à la paresse est générale à bord et que cette paresse à l'égard de la peine physique s'étend aussi à l'effort intellectuel. Nous sommes heureux d'avoir trouvé dans les passages de Wilson et de Lindsay, cités plus haut, la confirmation d'une observation que nous avions faite nous-même.

La paresse intellectuelle existe non seulement pendant le séjour dans les latitudes tropicales, mais encore sur toutes les mers. Il faut attacher la plus haute importance à ce repos intellectuel forcé, facteur thérapeutique qui n'existe pas dans les cures sur terre. A notre avis, cette paresse à l'égard des travaux de l'esprit est due à un premier degré latent de mal de mer.

Mestiver (*J. de méd. de Bordeaux*, 1864), dit à propos des symptômes prodromiques de la naupathie, que « l'intelligence elle-même s'endort un peu ».

La tête n'est pas lourde ; il n'y a pas de malaise ni de mélancolie, mais on se sentirait un peu porté à placer le bonheur comme les Indous, dans la « Nirvâna ». Peut-être est-ce ainsi qu'à bord les passions s'émoussent et « sont influencées en bien » (1).

Par cet imperceptible degré de mal de mer, qui persiste souvent presque indéfiniment, l'esprit se sentirait plutôt très légèrement grisé, vide de pensées ; mais ça n'est là qu'une nuance indéfinissable et presque insaisissable à qui veut lui faire prendre corps. Après des mois de traversées, on remarque que l'on a eu à bord une certaine répulsion pour l'effort cérébral, que l'on ne s'est livré qu'à des lectures ou travaux qui ne nécessitent point une attention soutenue, que l'on a choisi les escales où le navire est amarré ou à l'ancre pour faire ses longues lettres, quitte à se priver quelquefois d'une agréable promenade à terre, que l'on a peu à peu renoncé à tous ses projets d'études, qu'insouciamment emporté sur ce « Léthé » qu'est l'Océan, on s'est seulement laissé vivre.

Il est évident qu'en réagissant contre ce laisser-aller intellectuel, on pourrait travailler en mer comme à terre. Les commissaires de marine, les agents des postes s'habituent bien sans difficulté à leurs travaux d'écriture, mais il n'est pas douteux qu'un passager, non aguerri contre le mal de mer et n'ayant à suivre que ses goûts, n'ira pas, en s'immobilisant dans sa cabine et en fixant longuement sa pensée et son regard, se livrer bénévolement à l'énervement, au malaise, que lui occasionnerait alors, par une mer même légèrement houleuse, un premier degré de naupathie.

1. Levêque. Thèse de Montpellier, 1842.

Une lecture sérieuse, un travail de rédaction exigent, en effet, non seulement une immobilité prolongée, mais encore une certaine tension d'esprit et une certaine fixité du regard sur le papier brillant. Or, le vertige naupathique, comme le sommeil hypnotique, est favorisé par cette immobilité, avec fixité du regard sur des objets éclairés et brillants.

Un travail intellectuel prolongé, au moins au début de la cure, ne serait guère possible que dans la position couchée et mieux à l'air libre du pont.

Il est inutile, pour les autres affections relevant du traitement par la navigation, d'insister sur l'excellence du repos physique et intellectuel, non plus que sur les avantages de changement d'air et de climat, de la possibilité d'un isolement relatif, du changement de milieu que nous allons maintenant étudier et qui sont des indications primordiales dans la cure de la neurasthénie notamment.

III

Changement d'air et de climat.

Aux bons effets déjà signalés de la navigation, remédiant, comme nous venons de le voir, au surmenage cérébral, cause, dans bien des cas, de l'éclosion de la tuberculose, nous devons encore ajouter l'action thérapeutique dans la cure marine du changement d'air.

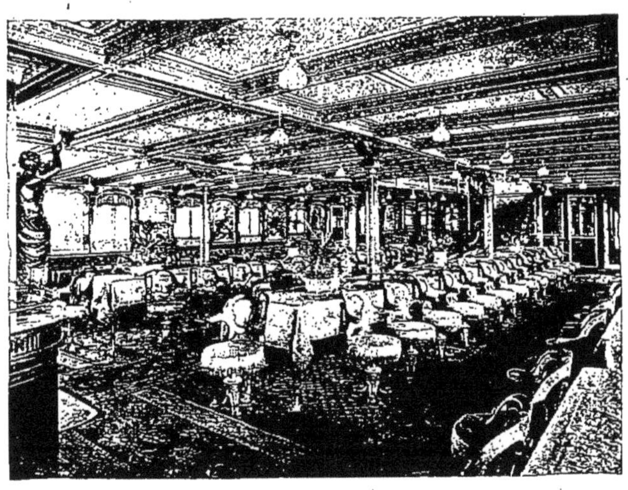

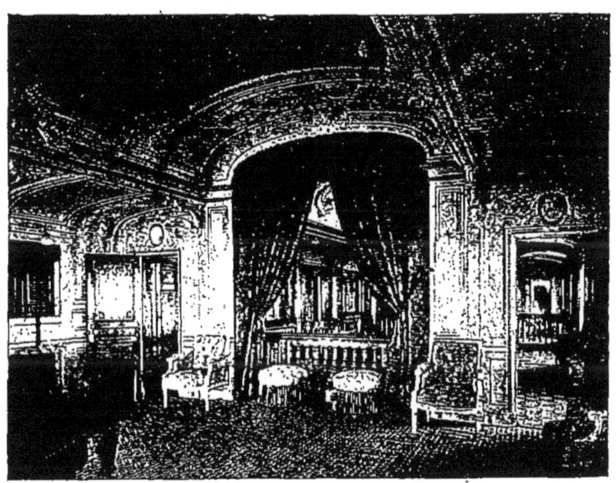

Emménagements de paquebots.

L'action efficace de ce changement dans beaucoup de maladies chroniques n'est pas contestable. Cette méthode de traitement a été consacrée par l'expérience des siècles : elle n'est pas dédaignée aujourd'hui et l'antiquité répétait comme un axiome après Hippocrate : « *In mobis longis, solum vertere conducit* ».

Les maladies chroniques guérissent, en effet, difficilement dans les circonstances et les lieux où elles naissent, et qui les ont fait éclore : elles tiennent pour une forte part à des habitudes que ces lieux perpétuent et rendent invincibles.

Eloigner le malade de ces lieux et le mener dans une région où son organisme trouvera une meilleure adaptation climatérique et des moyens nouveaux de défense, voilà donc une chance de guérison à ne pas négliger.

Laënnec a écrit : « Aucun moyen n'a été plus souvent suivi de la suspension ou de la cessation totale de la phtisie que le changement de lieu » (*Traité de l'auscult. méd.*, p. 468).

IV

Changement de milieu.

L'extraction du cercle coutumier d'affaires, de préoccupations, d'habitudes et de relations pourra avoir de son côté, sur la mentalité, une action non moins importante que le changement d'air sur l'organisme.

Comme le disait Pietra Santa, dans le traitement de la tuberculose par la navigation, « l'influence morale qui accompagne un changement complet de genre de vie a une action considérable ».

On connaît cette bienfaisante action qui entre certes pour une grande part dans les beaux résultats que donnent chez tant d'affaiblis et d'épuisés la cure estivale de vacances dans les villes d'eaux et qui dans nos sociétés modernes à activité si fébrile fait de plus en plus rechercher celles-ci.

Sur un navire, plus encore que dans une station d'eaux ou un sanatorium, le changement d'existence est radical et le tuberculeux se livre tout entier aux uniques occupations de sa « profession » de malade et de curiste.

Dans la cure pélagienne, on le voit, l'air marin, les particularités du climat, la vie au large, la navigation elle-même... tout concourt à imprimer à l'économie une de ces modifications puissantes que l'on demanderait en vain à des agents médicamenteux.

LIVRE III

Etude des mers et des lignes de navigation.

CHAPITRE I

Voyages dans les mers du Nord.

La cure est impraticable dans les mers brumeuses du Nord par suite de la rigueur du climat et des intempéries de toute nature contre lesquelles il est presque impossible en mer de protéger complétement un malade.

On pourrait faire exception durant les mois les plus chauds pour les côtes privilégiées de la Norvège, baignées par les courants tièdes du Gulf-Stream, où les malades, surtout de ces pays septentrionaux, peuvent trouver une température de choix et faire une cure profitable.

Peut-être même ne leur serait-il pas interdit d'aller en juillet, sur les bateaux bien emménagés qui font ce service (*Compagnie des Fjords : Christiansund S. S. C°*) jusqu'au Cap Nord contempler comme nos touristes les splendeurs du soleil de minuit.

Si la cure marine n'est pas recommandable dans les pays du Nord, ce n'est point qu'une température basse soit nuisible par elle-même, si elle est constante, si le ciel est pur et l'air calme. La « crymothérapie » pourrait même dans ces conditions donner de bons résultats. On sait, en effet, combien la phtisie est rare chez les Canadiens, dans des régions éternellement ensevelies sous les neiges (1). Ces températures basses contribuent très efficacement à produire une certaine asepsie de l'air et, surtout, chez le malade, une suractivité digestive et nutritive. Mais, dans toutes les régions septentrionales, les sanatoria terrestres, élevés dans des lieux abrités, sont infiniment préférables pour la cure à la navigation sur les mers de même latitude (2).

Rappelons toutefois les bons résultats obtenus par les malades de Weber sur les navires armés pour la chasse de la baleine dans les mers arctiques.

La tuberculose n'est pas inconnue chez les malheureux pêcheurs « terre-neuvâs », ou « islandais »,

1. V. aussi : Tuberc. inconnue chez les Esquimaux du N.-O. du Groënland, *The Sanitary inspector*, n°s 9 et 10, p. 52, 1894.

2. Voir Rochling Misdroy. Cure d'hiver de la Baltique. *D. med. Zeitg.*, 19 juin 1899, p. 541. Dr Vynhoff, *Sanatoria de la mer du Nord*, 1899, et Sanatorium marin danois de Vejlefjords. Ide, *Le climat maritime de la mer du Nord dans le traitement de la phtisie pulmonaire. Therap. Monash.* Décembre 1899, p. 659. Tiercelin, *Journal d'un baleinier*. Dikson, *The artic as a healt resort, Brit. med. J.*, 1902, p. 1377.

souvent prédisposés du reste par les brouillards et les tempêtes incessants, par la mauvaise nourriture, par les contaminations d'un poste d'équipage antihygiénique, par l'extrême dureté du métier et surtout par l'alcoolisme auquel les pousse la rigueur du climat. La plupart, d'ailleurs, partent malgré une tuberculose commençante. Le navire hôpital des Œuvres de mer, le « *Saint-Pierre* », dans sa campagne de 1898 à Terre-Neuve, a hospitalisé 35 malades dont 5 pour tuberculose et 1 pour pleurésie. En 1899, ce bateau a hospitalisé 34 pêcheurs, dont 5 pour tuberculose et 1 pour pleurésie. De son côté l' « *Espérance* », bateau hollandais, a reçu 11 pêcheurs, dont deux tuberculeux et trois pleurétiques.

A notre avis, quelques croisières ou traversées faites par des temps chauds, au meilleur moment de l'année, peuvent rendre des services, surtout avec un navire sanatorium ; mais une cure marine d'une longue durée dans les mers boréales semble impossible.

Le docteur *Sehon*, qui accompagnait l'expédition Peary et qui a constaté au cours de son séjour dans les contrées circumpolaires un beau cas de guérison d'un phtisique, affrète cependant, nous ont appris les journaux (mai 1904), un navire transformé en hôpital flottant et pouvant loger une quarantaine de tuberculeux auxquels il compte faire faire un séjour dans les régions arctiques.

CHAPITRE II

Voyages aux Etats-Unis et au Canada.

Quant aux lignes de l'Océan Atlantique qui relient l'Europe aux Etats-Unis, elles ne se prêtent également à la cure que pendant les mois de juin, juillet, août et septembre où la mer est belle et la température agréable. Au départ les climats de Liverpool (Compagnie Anglaise Cunard, etc.), du Havre (Compagnie Transatlantique française), de Southampton ou Cherbourg (Compagnies allemandes), de Bordeaux (Compagnie Bordes) sont meilleurs que celui si brumeux des parages de Sable-Island et d'Halifax par où la plupart des navires arrivent en Amérique.

Les paquebots de ces lignes offrent le plus grand confortable. Ceux de la Compagnie Transaltlantique française notamment réunissent en eux toutes les perfections de l'art des constructions navales comme hygiène, grand luxe, etc. Ils sont particulièrement renommés pour la richesse et le bon goût de leur décoration artistique, l'élégance sobre des ameublements, les soins impeccables du service, le talent des chefs cuisiniers.

La Lorraine, *La Savoie*, *L'Aquitaine*, *La Touraine* de la Compagnie Transatlantique (177 mètres de long) ; l'*Oceanic*, le *Celtic*, et le *Cedric*, nouveaux *Léviathans* d'une longueur de 215 mètres et d'une puissance de près de 40.000 chevaux, à la White Star Line, ainsi que le *Baltic*, de la même compagnie, encore en chantier (novembre 1904). navires de 40,000 tonnes, d'une longueur de 221 mètres et pouvant porter 3.000 passagers ; le *Deutschland* du Norddeutscher Lloyd allemand (202 mètres) et le *Kaiser Wilhem II* de la Compagnie Hambourg-Amérique, récemment lancés (1902 et 1903), sont les plus beaux types de navire du monde entier. Ces navires, les plus rapides « lévriers de l'Océan » ont comme désavantage leur vitesse qui rend la cure fort coûteuse (50 francs par jour environ en 1re classe, cabine à une couchette). La concurrence acharnée des compagnies fait, sur cette ligne, voyager le passager, suivant l'expression de Benett, « à la façon d'un boulet ». Le *Kaiser Wilhem II* (19.000 tonneaux 40.000 chevaux) est parvenu à faire en juillet 1904 la traversée de New-York à Cherbourg en 5 jours et 11 heures.

Cette rapidité de la marche, même en se plaçant au seul point de vue thérapeutique, est plutôt un inconvénient qu'un avantage.

Les navires de la Compagnie Bordes de Bordeaux, quoique n'ayant en rien le luxe et le confortable des paquebots précédents, pourraient être utilement employés pour la cure d'été.

On pourrait en dire de même des navires de la Compagnie Cyprien Fabre de Marseille, ainsi que des deux bâtiments affrétés par la Compagnie Franco-Canadienne de Bordeaux, le *Roger* et le *Mont-Blanc*, navires de trois à quatre mille tonnes qui possèdent, un peu trop à l'arrière, quelques bonnes cabines de première classe avec joli salon et petite dunette. Les voyages de Bordeaux à Montréal et Québec et retour durent un peu moins de deux mois. Ils pourraient être conseillés en été pour varier les voyages et distraire agréablement le curiste.

L'Angleterre a trois bonnes lignes pour le Canada : l'Allan Line, la Canadian Pacific et la Dominion Line.

On peut rencontrer de la brume à Halifax, pays de brouillard presque éternel, mais la température estivale est chaude dans ces régions. La navigation sur le fleuve Saint-Laurent jusqu'à Québec et Montréal, et sur les grands lacs, très pittoresques, est agréable et pleine d'intérêt.

CHAPITRE III

Voyages sur l'Océan Pacifique.

La ligne de San-Francisco en Extrême-Orient pourrait être plus longuement utilisée pour la cure par les Américains. Cette ligne est desservie par de confortables paquebots de la Pacific Mail Steamship Compagy.

Citons encore dans les mêmes mers la Compagnie russe de l'Amour, qui a pour point d'attache Vladivostok et qui prend part à l'intercourse du Japon et de la Californie, la Toyo Kisen Kaisha et la Canadian Australian Line.

Il existe encore une assez bonne ligne de San-Francisco à Melbourne, avec escale à Honolulu. Cette ligne desservie par plusieurs compagnies (Am. and Austral. Line ; Union Steamship Cy of New-Zeland) fait dans l'Océan Pacifique le pendant de notre ligne de Bordeaux à La Plata. La température uniforme et agréable des îles Sandwich a fait d'Honolulu une station hivernale. Les beaux parcs publics à flore tropicale, les promenades regorgent d'Américains et d'Anglais qui y viennent passer leur hiver.

Le plus souvent un calme plat règne dans les voyages sur ces mers et l'océan y justifie son nom de Pacifique (1).

1. Voir à propos de ces traversées : Davin, *5000 milles sur l'Océan Pacifique*, Paris, 1886.

CHAPITRE IV

Voyages aux Antilles.

Etudions maintenant, en descendant à des latitudes plus basses, les lignes d'Europe aux Antilles et en Amérique centrale.

Trois lignes de paquebots français y conduisent. La première va du Havre et de Bordeaux, à Pointe-à-Pitre et à Colon ou Haïti; la deuxième de Saint-Nazaire à Vera-Cruz ou à Fort-de-France et Colon. Ces lignes ont de bons navires.

La troisième ligne, de Marseille à Colon, par Ténériffe, également desservie par la Cie Transatlantique, moins favorisée sous le rapport du confortable des navires, semble préférable, car la température est plus uniforme sur tout le parcours, la tête de ligne, Marseille, est en effet à une latitude sensiblement moins élevée que Le Havre ou Saint-Nazaire. L'itinéraire de cette troisième ligne ne manque pas d'agrément.

Le paquebot touche à Barcelone, à Malaga, aux îles Canaries, arrive à la Martinique après quinze jours de mer et, de là, repart pour Aspinwall en Colombie ; puis revient en suivant les ports du Venezuela et touchant au retour à Pauillac. La durée du voyage est de deux mois environ, aller et retour. Cette ligne est desservie par trois navires : Le *Ferdinand de Lesseps*, le *Gard* et le *Tarn*. De ces bâtiments le *Ferdinand de Lesseps* a seul de bonnes cabines. Les deux autres ne prennent que très peu de passagers de classe et ne sont guère emménagés que pour les émigrants.

Le moment de choix pour un voyage aux Antilles serait l'hiver où la température est un peu plus fraîche, un peu moins lourde, où les accès pernicieux dans les ports ou après le départ des ports sont moins à redouter.

Toutefois les rhumes sont alors fréquents en Amérique centrale. Les grippes à forme intermittente ne sont pas rares. La navigation le long des côtes, au milieu des îles, etc., bien qu'exposant moins aux rhumes que le séjour sur terre ferme, néanmoins n'en préserve pas complétement. Nous connaissons même tel médecin de la marine de commerce qui pour cette raison aime mieux accomplir ce voyage pendant les chaleurs fortes et continues de l'été que pendant l'hiver où soufflent les « Nortes », brises froides de terre.

Le voyage d'été est pourtant pénible. Dans cette navigation par escales le long du golfe du Mexique ou de la Mer des Antilles, non loin des « enfers colombiens », les chaleurs lourdes et humides causent un malaise continuel, amaigrissent, dépriment l'énergie vitale, exacerbent les passions.

Les équipages sur ces lignes sont fort éprouvés

par la malaria, et nous ne parlons pas des autres affections moins graves ou moins fréquentes, diarrhées, anémie intertropicale, fièvre jaune, etc. Pour toutes ces raisons, les inconvénients du voyage en dépassent souvent les avantages, et nous ne nous expliquons pas que le voyage en Amérique centrale soit classé parmi les meilleurs dans des travaux récents, où la question de la cure marine a été envisagée (Klein, *Munchener Med. Woch.*, avril 1899, Cochy, *Etude sur l'aérothérapie*, juillet 1899, etc.).

De l'avis quasi unanime des médecins voyageant sur les lignes de cette région, même jouissant d'une assez bonne santé, on doit éviter ces voyages, s'ils ne sont accomplis pour affaires.

Les médecins eux-mêmes ne sont pas tous, au retour, exempts de paludisme. Nous possédons quelques observations d'accès intermittents survenus chez plusieurs d'entre eux. Un certain nombre en revient avec un peu d'anémie, des traits tirés, quelques fébricules, etc.

C'est assez dire que le voyage n'est pas recommandable, du moins accompli dans les conditions ordinaires sur les bâtiments actuels du commerce.

Nous conseillerions aux malades entreprenant ces voyages de ne pas accompagner les paquebots dans leurs nombreuses escales de la mer des Antilles ou du Golfe du Mexique et de s'arrêter à la première de ces escales, à la Martinique, où existent, non loin de Fort de France sur des collines à la végétation luxuriante, des stations salubres avec villas et hôtels à l'européenne, séjour très agréable, surtout pendant la saison d'hiver.

A cette condition seule, ce voyage paraît pouvoir être autorisé pour la cure.

Les voyages sur ces lignes sont évidemment très recommandables aux habitants acclimatés de l'Amérique centrale.

Tout pesé, le départ de France de février à avril nous paraît être l'époque de choix pour un tuberculeux. Il arriverait ainsi là-bas alors que les rhumes sont plus rares (*Statistiques médicales de la Martinique*, d'après Rufz Lawson) et alors que les plus fortes chaleurs ne se font point encore sentir. Enfin le retour dans les pays plus frais d'Europe aurait lieu, par suite, en plein printemps.

Pour un neurasthénique, le voyage aller et retour en hiver est préférable.

Ajoutons ici, à titre de document, l'opinion de Wilson sur ce voyage : « Le voyage aux Indes occidentales est spécialement convenable à ceux qui ont seulement un court temps à leur disposition. Le voyage se fera seulement en hiver (1), car en été le climat est loin d'être avantageux pour les Européens. Mais pendant les mois frais la plupart de ces îles peuvent être visitées avec confiance. La Royal Mail Steam Packet C° de Southampton va à Saint-Thomas, à la Jamaïque, aux ports de l'Amérique centrale et de la Guyane anglaise. La plupart des îles peuvent être visitées en hiver sans risque. Le climat est agréable et riant et forme un heureux contraste avec les rigueurs de l'hiver anglais. »

« C'est un beau voyage pour le touriste et le

1. Même opinion de Cook (*Ocean Sailing List*, 1904).

voyageur à la recherche du nouveau et du pittoresque. Pour le tuberculeux, cependant, ce voyage n'est pas aussi souhaitable. »

« La durée habituelle de la traversée de l'Océan Atlantique n'est pas assez longue pour que le climat océanique puisse avoir tous ses effets et le climat des îles lui-même n'est pas suffisamment bon pour constituer réellement un traitement de la phtisie. » (Wilson. *The ocean as a healt resort, a hand book of tourists*, 1879).

CHAPITRE V

Voyages au Brésil et à la République Argentine.

Vient ensuite, en descendant vers les latitudes plus méridionales, la ligne de France ou d'Angleterre à La Plata.

Sur cette ligne la cure est possible ; c'est même une de celles qui, pour un voyage au long cours, présentent le plus d'avantages. Elle est bien préférable à la ligne de l'Amérique centrale. Les traversées les meilleures sont celles qui de La Plata aboutissent aux ports français, à température encore douce, de Bordeaux ou de Marseille. Pour les lignes anglaises, le froid, au retour, pourrait être un peu à redouter en hiver.

Bordeaux étant au 45° de latitude Nord et Marseille au 43°, et d'autre part La Plata au 35° de latitude Sud, les climats de départ et d'arrivée diffèrent peu ; celui d'arrivée est à peine plus chaud. Le climat de Montevideo et de Buenos-Ayres est à peu près celui de l'Italie ou de l'Espagne. L'hiver y est plus doux que dans le midi même de la France.

Comme les saisons de l'hémisphère sud sont opposées aux nôtres et que nous considérons qu'il vaut mieux pour éviter toute crainte de refroidissement, cause possible d'aggravation loin des siens, au point terminus du voyage, atteindre celui-ci à l'époque où la température y est chaude, le moment de choix pour le premier voyage nous paraît être l'hiver européen.

Après quatre ou cinq jours de mer sous notre latitude tempérée (de Bordeaux ou Marseille aux Canaries), on entre dans la zone chaude et, l'été régnant dans l'Amérique du Sud, on ne trouve l'hiver qu'au retour à Lisbonne, un mois et demi après le départ. Ici encore la température est très douce et l'on pourra, sur l'Océan, remonter jusqu'à la latitude de Bordeaux sans souffrir du froid. Amélioré et rassuré par une première traversée, le malade pourra continuer avec avantage la cure dans les saisons suivantes.

Pour les Américains du Sud le voyage devrait avoir également lieu, d'abord, l'hiver afin de rencontrer, à l'arrivée en Europe, les températures douces de notre été.

Si le curiste partait du Havre ou des ports anglais, il devrait faire son voyage de préférence à la fin de l'hiver afin que le retour s'effectuât au printemps.

Les auteurs anglais reprochent à ces voyages leur trop courte durée. Rien n'empêche pourtant, le départ étant au moins hebdomadaire, de considérer le point terminus de ces voyages comme une simple escale et de reprendre ainsi la mer plusieurs fois.

Sur les lignes postales des Messageries maritimes de Bordeaux à La Plata, les escales sont : Vigo, Lisbonne, les Iles Canaries, Dakar, Rio de Janeiro,

Montevideo et Buenos-Ayres. Ce sont des escales salubres.

En cas de séjour à Rio, pendant l'hiver brésilien par exemple, on n'habitera pas la ville elle-même qui est basse, mais les localités élevées très salubres qui l'avoisinent. Une heure de trajet mène aux cascades et ombrages de Tijuca. En six heures, par steamer ou chemin de fer et voiture, on parvient à la station élevée de Persépolis ; en 12 heures sur les hauteurs de la Sierra des Orgoës et aux fraîches solitudes de Constantia. Un lieu de villégiature à recommander aux malades est la charmante île de Paqueta dont le climat est si apprécié des convalescents. Rio, comme on sait, se trouve au fond d'un golfe parsemé d'îles qui, comme celui de Naples, passe pour un des plus beaux sites du monde.

Le prix du voyage, aller, est de 700 francs en première classe pour 22 jours. L'aller et retour est du prix de 1125 francs. La cure reviendrait dans ce cas à vingt francs par jour. En première classe et première catégorie de cette classe, le prix du voyage aller est de 1000 francs ; l'aller et retour de 1500 francs. En deuxième classe de 400 francs aller ; de 725 aller et retour. Il y a à bord de chaque paquebot un médecin disposant d'une pharmacie. Le spardeck, le pont, la dunette, les gaillards forment des promenoirs, les uns couverts, les autres entièrement à l'air libre, où sont disséminés des bancs et où l'on peut installer à son gré sa chaise-longue, ses fauteuils ou ses pliants. Salons de musique, de lecture, etc. ; nourriture excellente, multiplicité des plats, cuisine de choix.

Le type moyen des navires (Chili, Cordillère, Brésil, Plata, Atlantique) a 146 mètres de long et 14 de large.

A Buenos-Ayres, « bon air », ville intéressante et à température agréable, on pourrait habiter, par exemple, à Retiro ou à Belgrano, beau faubourg où se trouve l'hippodrome. L'assistance aux courses est une des distractions de la « vie au grand air » qui pourrait être tolérée aux tuberculeux, mais dans les cas seulement où ils seraient en mesure d'éviter soigneusement tout lieu poussiéreux.

Les paquebots de la « Société Générale des Transports Maritimes à vapeur », ligne de Marseille à Buenos-Ayres sont aussi très confortables. Le voyage dure un mois environ (escales à Barcelone, Malaga, Gibraltar, Madère, Ténériffe, Las Palmas, Dakar, Bahia, Rio de Janeiro, Montevideo, et parfois courte escale à Santos. Le prix du voyage (aller) est de 750 francs en 1re classe ; le prix de l'aller et retour, soit deux mois de mer, est de 1200 francs en 1re classe et de 880 francs en seconde classe, qui est, elle aussi, confortable. La cure reviendrait ainsi à 20 francs par jour en 1re classe et un peu moins de 15 francs en seconde classe.

Voici quelques notes sur le climat des escales de l'Amérique du sud qui fixeront le curiste : L'époque la plus convenable pour arriver au Brésil, va de janvier à septembre (d'après M. Bowel-Roncière). Juin, juillet, août et septembre sont les mois les plus frais et les plus salubres et à ceux où les endémies ont leur minimum d'intensité.

Pour Wilson, « La meilleure saison au Brésil est l'hiver correspondant à notre été... Le départ d'Eu-

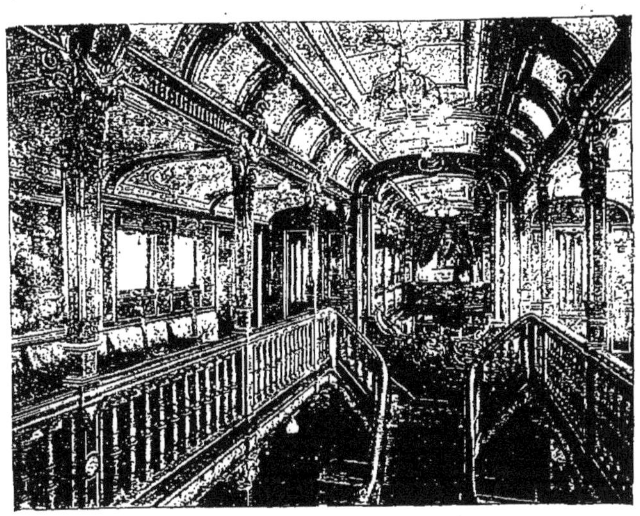

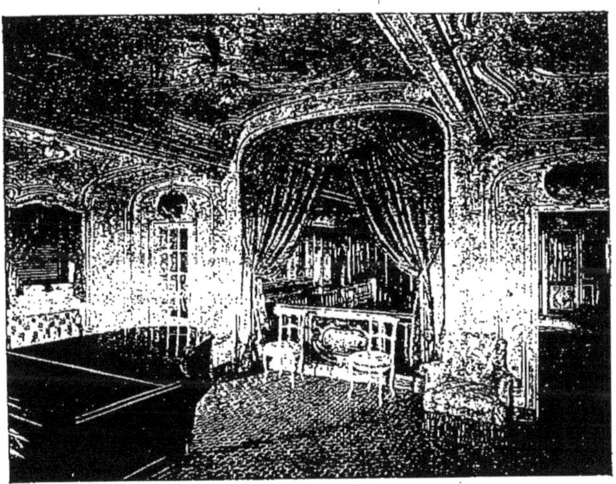

Emménagements divers de paquebots
(clichés Dalmouth de Yarochewitch).

rope aura lieu de préférence au mois de mai, à moins qu'il soit entendu que l'on passera l'hiver précédent hors d'Angleterre ; mais le voyage du Brésil conviendrait mal aux tuberculeux s'ils devaient revenir en Angleterre au plus mauvais moment de l'année, à l'entrée de l'hiver. »

Dans ce cas le tuberculeux, en effet, n'éviterait point les dangers de l'hiver anglais et se serait expatrié à la meilleure saison. Le voyage prolongé jusqu'à la République Argentine est donc préférable avec séjour pendant l'hiver européen, dans les environs de Buenos-Ayres, ou dans les stations climatériques des Andes, que l'on atteint du reste rapidement par l' « Express Villalonga » ; mais il vaut mieux encore ne pas interrompre les traversées et accomplir, durant l'hiver de nos climats, une série de voyages en mer sur cette ligne, sans dépasser au nord les escales de Lisbonne ou de Bordeaux.

L'estuaire de la Plata est d'habitude salubre. A Montevideo le printemps commence en septembre, l'été en décembre, l'automne en mars et l'hiver en juin. L'automne et l'hiver sont les saisons les plus agréables, l'hiver est l'époque la plus saine, dans les localités dont la salubrité laisse à désirer. En décembre, janvier et février, les nuits sont assez fraîches, mais la chaleur est un peu forte le soir. Les orages, sont presque journaliers.

En hiver, de juin à septembre, le froid est parfois assez vif pour que les Européens soient obligés de faire du feu, le matin surtout. A Buenos-Ayres, les vents de Nord-Ouest règnent pendant l'hiver, ils sont chauds et humides. Le « Pampéro », vent du Sud-Ouest, souffle parfois sur l'estuaire de la Plata avec une grande violence pouvant déterminer une différence de niveau des eaux de 4 à 6 mètres, en moins d'une journée (Fiz Roy : *Adventure and Beagle*, IIe vol. appendice, p. 89).

« L'hiver de 1863, écrit le Dr Armand, a été relativement rigoureux à Buenos-Ayres. Il y a eu parfois trois à quatre degrés au-dessous de zéro. En 1889, il est tombé un peu de neige, phénomène qui ne s'était pas vu depuis de longues années. »

Citons encore, comme desservant l'Amérique du Sud, la Compagnie des Chargeurs Réunis du Havre, dont les navires sur cette ligne n'ont qu'une ou deux bonnes cabines à plusieurs couchettes et ne transportent guère comme voyageurs que des passagers d'entrepont, dont le nombre n'est jamais considérable. C'est à la fin des travaux d'automne principalement, que s'embarquent les émigrants, Basques et Espagnols pour la plupart.

Ces navires, partis du Havre, vont sans arrêt de Lisbonne à Montevideo et au retour, de Montevideo à Londres, également sans escales. Certains paquebots de cette ligne font un voyage de près de cinq mois desservant au retour de l'Amérique du Sud, la Nouvelle-Orléans, ce qui double le voyage.

Sur chacun de ces navires se trouve un médecin. Je conseillerai d'éviter la ligne de cette compagnie qui va du Havre à Santos où elle prend des chargements de café pour la Nouvelle-Orléans. A Santos régnait la malaria et la fièvre jaune jusqu'aux grands travaux d'assainissement, qui sont, il est vrai, aujourd'hui terminés. Disons à ce propos que la Compagnie des Messageries Maritimes a un service de cargo-boats de Bordeaux à La Plata avec escale à Santos. Durée totale du voyage aller et retour : deux mois et demi, parfois trois mois.

Malgré le prix de revient inférieur des traversées sur les cargo-boats, les séjours assez longs de ces bâtiments dans ce dernier port jusqu'ici malsain nous auraient porté à rejeter cet itinéraire d'un programme de cure, quoique nous nous associons pleinement à l'opinion de Wilson à ce sujet : « Il est juste de dire que certains ports du Brésil sont visités par la fièvre jaune, mais, excepté durant une épidémie, les cas ne sont pas nombreux et je suis assuré qu'un visiteur accidentel n'est pas exposé à courir de risque de cette cause ».

Les compagnies anglaises les plus recommandables pour le voyage de l'Amérique du Sud sont la Royal Mail C°, la Pacific Steam C° et la Red Cross Line.

La compagnie des Chargeurs Réunis a également un service de steamers pour la Californie (Départ du Havre, escales à Pauillac, Lisbonne, Ténériffe, Montevideo, Buenos-Ayres, passage au détroit de Magellan, et parfois au Cap Horn, enfin traversée du Pacifique jusqu'en Californie avec escale au Chili. Valparaiso est sain et le pays est agréable, mais la ville elle-même devient poussiéreuse lors des longues sécheresses. Le voyage aller et retour dure six mois.

Nous parlerons plus loin des voyages de circumnavigation qu'accomplissent les nouveaux steamers de la Compagnie des Chargeurs réunis.

Ce voyage pourrait en somme être utilisé pour

une cure. Toutefois il est bon de faire remarquer que la mer est souvent agitée et la température rigoureuse au cap Horn dans la saison d'hiver.

A cette époque, les matelots trouvent parfois la température déjà un peu fraîche le matin au voisinage de Buenos-Ayres, quand le vent souffle de terre et que, nu-pieds, ils lavent le pont, au petit jour.

Un certain nombre de navires reviennent d'Australie par le cap Horn car les vents sont de ce côté plus favorables, quoique dans les mois d'été (janvier, février et mars), où la lumière du jour est la plus longue, il y ait pour les petits bâtiments à craindre les ice-bergs, grandiose mais dangereux spectacle.

Les voiliers souvent ne peuvent passer dans le détroit de Magellan, où s'engagent les vapeurs. Le détroit est pittoresque et déroule sous les yeux du voyageur de beaux paysages alpestres, d'immenses glaciers, de hautes cimes. On y rencontre fréquemment la flotte chilienne au mouillage près de Punta-Arénas. Les voiliers qui contournent le cap Horn sont témoins de la désolation de la pointe australe de la Terre de Feu.

En hiver le froid est vif au cap Horn. Il y a cinq à six heures de lumière seulement et les vents et les tempêtes y sont fréquents.

Les marins disent des tempêtes du cap Horn que, quoiqu'elles soient pénibles, elles sont « honnêtes », mais pour la majorité des voyageurs elles paraîtront néanmoins désagréables.

Pour ces diverses raisons, les auteurs anglais sont portés à préférer le retour d'Australie par le cap de

Bonne-Espérance, surtout vu l'époque où ce retour a l'habitude de s'accomplir.

Voici le relevé des températures journalières d'un voyage de la Nouvelle-Zélande à Plymouth par le cap Horn : (Crosbee Dixey, *The Lancet*).

Retour de la Nouvelle-Zélande, à bord du Rimutaka, le 5 avril 1888 par le cap Horn, Rio de Janeiro et Ténériffe.

Avril	Degrés Farenheit	Avril		Degrés Farenheit
5	56°	27		74
6	55	28		76
7	52	29	Arr. à Rio de Jan.	78
8	53	30		78
9	53	1er Mai		88
10	55	2		82
11	51	3		80
12	52	4		84
13	48	5		89
14	47	5		89
15	47	7		82
16	47	8		82
17	46	9		78
18	46	10		78
19	44	11		70
20	44	12	arrivée à Ténériffe	70
21	44	13		68
22	48	14		65
23	48	15		61
24	50	19		60
25	64	17	arrivée à Plymouth	61
26	72			

Sur la température du détroit de Magellan, M. Rochas, chirurgien-major du *Styx*, nous fournit les chiffres suivants : Du 24 juin au 3 août (hiver de l'hémisphère sud), le minimum a été — 3 et le maximum + 7. Il y a eu trois jours de pluie, quatre jours de neige et un jour de grêle. Du 30 novembre au 8 décembre (été), la température maxima a été + 14 et la minima + 4, 5. Quant au climat de Valparaiso lui-même, les changements de température et les vents forts y sont assez fréquents (d'après M. Chanceprat).

CHAPITRE VI

Voyages à la Côte occidentale d'Afrique, au Cap, à Madagascar et en Océanie.

La Compagnie des Chargeurs Réunis fait, avec la Compagnie Fraissinet (de Marseille), le service postal de la Côte occidentale d'Afrique. Les paquebots de ces deux compagnies sur ces lignes sont confortables. Mais ce voyage, indiqué par divers auteurs, comme celui de l'Amérique centrale, nous paraît, comme ce dernier, peu recommandable pour la cure. Ce voyage se fait uniquement sous les latitudes tropicales. Le navire est obligé de côtoyer sur une grande étendue des parages parfois malsains, faisant escale à tous les ports de nos colonies du Sénégal, du Dahomey et du Congo, qui eux-mêmes laissent à désirer sous le rapport de la salubrité. La fièvre bilieuse hématurique, la malaria, la fièvre jaune éprouvent quelquefois les équipages, peu observateurs, il est vrai, des précautions d'hygiène.

La barre rend le débarquement difficile aux escales et retient les passagers à bord. Le danger de chavirement des canots, au passage de la barre, est encore aggravé par la pullulation des requins dans ces rades. Au retour en Europe, il est curieux de voir entre deux eaux, à l'arrière, l'un de ceux-ci suivre fréquemment le navire pendant une bonne partie du voyage.

Le paquebot, dans ces traversées, présente souvent du roulis causé par les alizés, mais un roulis très doux qui n'incommode pas même les personnes très sensibles ailleurs au mal de mer.

Quant aux paquebots des compagnies bordelaises de navigation allant simplement à Saint-Louis, (Compagnie Maurel et Prom notamment) le voyage pourrait-être fait sur ces bons navires avec avantage au cours des années où l'état sanitaire du Sénégal ne laisse pas à désirer.

Mentionnons à propos de cette région l'opinion du Dr Armand, médecin en chef de l'hôpital militaire de Saïgon (*Traité de climatologie*, p. 621) : « D'après Thévenot, Chassagnol, etc, la phtisie pulmonaire ferait moins de victimes au Sénégal qu'en Europe. Les Européens qui vont habiter les colonies tropicales et spécialement le Sénégal, pourvu que le travail morbide ne soit pas trop avancé chez eux, ont un temps d'arrêt de la phtisie d'abord et arrivent souvent à la guérison confirmée ». Amédée Latour a rapporté l'opinion semblable de deux docteurs, qui s'étaient guéris de la tuberculose en allant vivre à la Martinique.

La Compagnie des Chargeurs Réunis dessert par le cap de Bonne-Espérance le Natal et Madagascar. Les steamers de cette ligne ont seulement quelques cabines de classe et portent surtout des passagers d'entrepont ; mais le nombre de ceux-ci n'est jamais élevé : 150 à 200 à l'automne, époque où le mouvement d'émigration est le plus marqué. Même nombre sur la ligne de la Plata. Il n'y a point à craindre d'encombrement.

Ces passagers sont surtout des Italiens et des Arméniens.

Le traitement pourrait donner sur cette ligne, qui ressemble beaucoup à celle de l'Amérique du Sud de la même compagnie, d'excellents résultats. Le voyage, comme celui de la Plata, est agréable. Sur les vapeurs, à la marche rapide, il y a toujours de l'air sur le pont et sur la vaste dunette couverte de toiles que l'on arrose. Le passage de l'équateur n'est pas pénible. Avant et après ce passage, se rencontrent les alizés qui attiédissent l'atmosphère du large.

Loti décrivant cette salubre traversée, nous dit : « Par le vingtième parallèle de latitude, le navire était là tout seul au milieu d'un bleu immense... » En approchant de l'équateur, « il se faisait dans l'air des tranquillités étranges... » Le désert d'eau « était d'un bleu laiteux, couleur de turquoise fondue ». Puis faisant la nuit par moments, « des nuées lourdes, obscures, se traînaient sur la mer comme de grands rideaux noirs. »

Dans ces parages, l'océan est pour ainsi dire constamment calme. Aussi les marins espagnols ont-ils surnommé l'Atlantique tropical et équatorial « *la mer des dames* », « el golfo de las señoras ».

Au Cap, on jouit à terre d'un climat tempéré et sain, malgré les variations de température.

Le Cap étant à la même latitude que La Plata, les

observations que nous avons faites à propos de ce dernier voyage peuvent aussi s'appliquer à celui-ci.

Quant à la côte de Madagascar, on ne doit pas oublier qu'elle est insalubre sur certains points. Il est vrai qu'à bord on ne se ressent pas d'habitude des quelques escales de courte durée qui peuvent être faites en ces lieux.

Voici l'opinion des auteurs anglais sur ces traversées : « Ce voyage est peut-être, parmi les petites traversées, la meilleure qu'un curiste puisse accomplir. Le plus grand nombre des journées se passe à travers les régions centrales de l'Atlantique, loin des influences terrestres. Et le temps occupé au voyage d'aller et de retour est suffisant pour permettre au climat océanique d'exercer son effet spécifique sur la constitution. Ajoutez à cela que le climat de l'Afrique du Sud est un des meilleurs pour les maladies pulmonaires qui puisse être trouvé dans le monde. Deux lignes de passagers y conduisent l'*Union Steamship Company* et *l'Union Castle Line*. De plus l'*Orient Line* qui va en Australie fait escale au Cap. La première de ces compagnies va à Port-Elisabeth et à Natal. Tous les derniers perfectionnements, comme ventilation, agrément des cabines, existent dans ces compagnies ».

La durée du voyage aller et retour est de quatre mois.

Si le malade ne suit pas le paquebot jusqu'au bout de la ligne à Madagascar, et s'arrête au Cap, à Lourenço-Marquez, Durban, etc., il devra se précautionner contre les oscillations de la température dans ces régions, produites par un certain écart thermique qui existe entre les vents de terre et les vents de mer.

Dans un séjour au Cap, les lieux qui conviennent aux tuberculeux sont la ville maritime de Seapoint en hiver et les villas ou hôtels-sanatoria des Monts de la Table en été (Weber, Lindsay, etc.).

Wymberg, situé derrière la Table, est aussi une station fréquentée. Douglas Powel recommande Grahams'town.

Capetown est désagréable à habiter. Cette ville est poussiéreuse et exposée à tous les vents.

Certains malades, dit Weber, ont retiré grand avantage, pendant leur séjour, de voyages à Bloemfontein dans leur « cape-cart » ou chariot à bœufs. « Vivant au plein air dans un climat salubre, le voyageur s'endort chaque soir sous sa tente. Pendant le jour il peut, s'il le désire, arrêter son chariot, fouiller les bois, recueillir des trésors botaniques ou zoologiques, ou surprendre l'antilope et le buffle. L'appétit et les forces reviennent, les soucis mondains et les craintes de maladie sont oubliés. La guérison en est parfois la conséquence. »

L'Angleterre possède, en outre, des lignes de navigation par voiliers et par steamers pour Calcutta par le Cap.

Que dire du voyage d'Océanie par le Cap ? Nous avons déjà étudié la première section de cette ligne, section d'Europe au Cap. Elle est saine et bonne pour la cure.

La deuxième section du voyage, qui va du Cap en Australie, suit sur tout le parcours un même degré de latitude. Elle reste d'un bout à l'autre dans une température uniforme et tempérée. Elle est un voyage de santé tout indiqué pour les habitants de l'Afrique du Sud et de l'Australie.

Quant aux Européens qui vont en Australie par paquebots, ils devront tâcher d'accomplir ce voyage en hiver, c'est-à-dire durant l'été de ces latitudes. Ils arriveront ainsi en Australie de manière à pouvoir y passer l'époque la plus favorable (automne, hiver et printemps).

Pendant l'été, la chaleur et particulièrement les vents chauds qui soufflent de l'intérieur sont déprimants ; l'hiver au contraire est agréable par la douceur de la température. La neige et la gelée sont choses rares en Australie. Toutefois en mer, le long de la côte Sud, la température est déjà parfois un peu rude à cette dernière saison.

Le voyage d'Australie est placé au premier rang pour la cure marine par les médecins anglais. La longue durée de la traversée, la crainte de la nostalgie détourneront sans doute de ce voyage plus d'un tuberculeux français.

Les curistes anglais parcourent ces mers le plus souvent à bord de voiliers et partent alors en octobre.

La durée par voiliers est de quarante à cent vingt jours, et, dans quelques cas exceptionnels, encore plus longue. Sur les steamers, elle est de quarante à quarante-quatre jours.

On voit que ces voyages, surtout accomplis à bord de voiliers, demandent de la part du curiste une certaine habitude de la mer et une décision arrêtée de se soumettre, sans retour possible, à un long traitement.

Nous pensons que dans la plupart des cas, principalement pour des curistes n'ayant jamais été sur mer, il y a tout avantage à n'aborder ces traversées qu'après avoir expérimenté les courts voyages de la Méditerranée, par exemple.

Ainsi seront mises à l'épreuve les résolutions du malade et étudiées les réactions de son organisme. Par la suite les longues traversées, comme celles d'Australie, pourront faire partie d'un programme de cure avec toutes chances de guérison et sans aucun aléa d'insuccès.

Nous avons déjà signalé dans notre historique les excellents résultats obtenus en Anglererre par ces longs voyages. Nous allons maintenant les étudier dans tous leurs détails et faire la description de la cure dans les mers du Sud sur navires à voiles.

CHAPITRE VII

Voyages sur voiliers longs-courriers dans les mers du Sud.

Voyages d'Australie et du Chili.

Voici d'après l'ensemble des auteurs anglais (Lindsay, Wilson, Faber, Dixey, etc.), et nos documents personnels, la description de ces voyages.

I

Voyages d'Australie par le cap de Bonne-Espérance.

« Le voyage d'Australie a été recommandé comme le meilleur. Sa durée, ses péripéties, la moyenne de chaleur et de calme, le souci du confort sur les meilleurs navires sont des arguments puissants en sa faveur. On conseillera dans la majorité des cas un navire à voiles de préférence à ces steamers rapides qui, de nos jours, supprimant les distances, semblent placer les antipodes aux seuils de nos demeures. »

« Il est regrettable que partout les steamers détrônent les navires à voiles ; mais plusieurs fins voiliers tiennent encore la mer pour le commerce australien et quelques-uns sont spécialement emménagés pour les malades » (Lindsay).

« Ce voyage emphatiquement appelé la ligne des malades, nous dit Wilson, quoique présentant pour le touriste moins d'intérêt et de variété que certains autres, offre aux malades des avantages incontestables. Tout le voyage est fait sans transbordement ou changement d'aucune sorte, de sorte que le curiste peut s'installer confortablement dans sa cabine. C'est le voyage qui, de préférence à tout autre, est actuellement recommandé d'ordinaire aux malades, spécialement aux tuberculeux. La durée du voyage, de 40 jours à trois mois, suivant l'espèce du navire, est suffisamment longue pour que le climat océanique puisse montrer son plein effet; de plus les parties de l'Océan traversées par cette route sont les meilleures que l'on puisse choisir, le lieu de destination est lui-même générateur de santé, enfin le choix de steamers, de navires avec hélices auxiliaires ou de voiliers est illimité. »

« Dans ce long voyage de 19,300 kilomètres d'Angleterre en Australie par le Cap de Bonne Espérance, le malade rencontre bien des changements de température et bien des variétés de climat marin. Pendant la première semaine on aura sur le pont des coups de mer et du vent; à l'intérieur le mal de mer et l'absence de confort (1). Mais bientôt le temps change, les vents perdent leur rudesse pour devenir doux et bienfaisants. Puis les vents alizés commencent à souffler, irrégulièrement d'abord, puis d'une façon régu-

1. Il s'agit ici du départ en hiver.

lière, continue, faisant parcourir au bateau de 400 à 560 kilomètres par jour » (Lindsay).

Pour le phtisique, c'est peut-être la partie la plus agréable de tout le voyage. Il peut rester sur le pont la journée entière sans crainte du froid, soit étendu sur sa chaise-longue, soit en se promenant suivant sa fantaisie. L'atmosphère par sa douceur calme la toux, tandis que ses qualités toniques maintiennent l'appétit, qu'un soleil radieux ranime les forces chancelantes et que la chaleur tempérée par la brise et la marche régulière du navire permet des jeux et des distractions variées. Le principal inconvénient est la diminution croissante de l'air, le soir, dans les cabines. Cette diminution devient de plus en plus sensible à mesure qu'on approche de l'équateur.

« Après deux à quatre semaines, suivant la fortune du voyage, le bateau gagne la zone des calmes où l'on peut s'attendre à des pannes plus ou moins prolongées. C'est une épreuve peu agréable, opposable aux avantages réels des navires à voiles. » (Lindsay).

Pendant une période de deux ou trois ou quatorze ou quinze jours, le bateau flotte désespérément sur une mer unie comme une glace, disposant inutilement sa voilure à chaque souffle trompeur qui s'élève brusquement pour mourir aussitôt. Quoique le thermomètre marque rarement plus de 27° ou 30° centigrades, l'humidité de l'air est telle que l'alanguissement qui résulte de la chaleur, pendant l'immobilité du navire, s'appesantit sur tous, malades et bien portants. Les ouragans s'élèvent parfois avec une soudaineté surprenante, inondant le pont ; mais disparaissent trop vite pour favoriser la marche du navire. Quelque désastreux que soit ce retard dans la zone des calmes, Lindsay n'a rien constaté pouvant donner à croire qu'il y ait là un danger sérieux. Il pense qu'en général les malades ressentent moins l'influence énervante de ces accalmies que les personnes bien portantes.

Quelques navires fortunés rencontrent une brise régulière pendant tout le parcours de cette région ; mais c'est là un fait tout d'exception. Les *bateaux à vapeur traversent cette zone en quelques heures* et la marche constante corrige l'impression désagréable de la chaleur humide. Tôt ou tard le voilier réussit à franchir ces parages. Le vent du Sud-Est commence à se faire sentir, et bientôt le voyage continue aussi rapidement qu'au début.

Les vents régnants poussent souvent le navire sur la côte brésilienne ; mais, dès qu'il le peut, le capitaine met le cap sur l'Est, descend jusqu'au 45e degré ou 48e degré de latitude pour reprendre les bons vents d'Ouest, variant peu de force et de direction, qui balayent cette région du globe.

A la fin du voyage la température est souvent fraîche, vivifiante, agréable, mais en certaine saison le temps est froid et orageux. Le malade doit, dans ce cas, prendre des précautions relativement au vêtement, à la nourriture, à l'exercice. Le séjour prolongé dans l'air des tropiques rend oublieux des précautions usuelles, dont le tuberculeux ne peut se départir sans danger. Les refroidissements et les inflammations sont toutefois comparativement rares, sauf comme conséquence d'imprudence grossière. Enfin, après un voyage de 70 à 80 jours, l'Australie est en vue et le voyageur débarque à Sydney, Adelaïde ou Melbourne.

La vie en mer, au cours d'un tel voyage, comporte bien des points de contraste avec la vie ordinaire sur le continent. Pendant près de trois mois, le malade est enfermé dans une maison flottante mesurant environ 80 mètres de long sur 15 mètres de large, et tout commerce avec le monde extérieur est absolument impraticable. Rien que cela seulement est toute une révolution dans les habitudes de l'individu.

« Plus de journal le matin, de facteur, de télégrammes, de courses pour le chemin de fer, plus d'emprisonnement, soit dans un étroit bureau, soit au tribunal, soit dans le cabinet de consultation. Si les plaisirs sont peu nombreux, les soucis le sont encore moins. Le passager n'a qu'à manger, dormir et vivre. Son principal devoir est d'attendre les appels de la cloche pour le dîner, comme sa plus pressante occupation est de surveiller l'humeur changeante de la mer ou du ciel, ou de s'appuyer sur les bastingages en se perdant en conjectures sur la vitesse du navire, ou en attendant l'annonce journalière du loch. » (Lindsay).

Tout effort disparaît de la vie du passager. Les rouages de son existence se meuvent aisément et sans choc. Le voyageur cède aux douces influences qui le portent à la paresse.

Une pareille indolence, blâmable en d'autres temps et dans un autre milieu, est ici parfaitement légitime parce qu'elle est parfaitement naturelle. Les lazzaroni napolitains, l'Hindou et le Tahitien, sont par nature paresseux, parce que le climat et la condition de la vie s'opposent au travail. En mer, le voyageur n'a aucun motif d'activité et naturellement s'épargne une dépense musculaire que rien n'exige.

Pour le malade, ce repos, cette privation de toute fatigue morale ou physique, cette extrême insouciance ont des résultats sérieux. Au cours de ces longues heures et de ces longues journées de calme et d'inactivité, la nature travaille à réparer les pertes des années de surmenage et les ravages d'une maladie lente.

Des mains invisibles s'occupent silencieusement à reconstruire les cellules détruites, des doigts invisibles réparent la machine animale endommagée. Sage sera celui qui cédant à un instinct presque inconscient laissera travailler la nature...

« On ne saurait méconnaître les inconvénients et le manque de confort en mer dans ces voyages. Le plus réel est, sans contredit, l'absence complète d'occupations sérieuses. On tourne dans le cercle monotone des repas et du sommeil, avec les discussions et le flirt comme divertissements imprévus. Cette vie est quelquefois ennuyeuse pour un homme dont l'activité intellectuelle et physique est normale, mais pour le malade le bénéfice est supérieur à l'ennui. Peu enclin aux occupations qui exigent un effort, les distractions dont il est incapable ne lui manquent point, souvent même les plus énergiques doivent céder à l'action alanguissante de l'atmosphère. Les bien portants, à intelligence active, sont récréés par des faits insignifiants qui en d'autres temps paraîtraient puérils. Un marin qui secoue une voile au vent devient un objet d'intérêt, un dauphin ou un marsouin jouant le long du bateau excite la plus vive curiosité ; les jeux, justiciables à terre d'une classe enfantine, sont recherchés par les gens les plus graves et les plus sérieux ; une secousse du navire venant interrompre quelques contestations cause parfois des rires joyeux. »

« Le croisement d'autres navires rompt la monotonie, ainsi que la vue des terres et la rencontre des baleines, des requins, des dauphins, des bonites et des diverses espèces d'oiseaux de mer. Ces dernières, rares sous les tropiques, abondent dans les mers du Sud : albatros, pétrels, pigeons du Cap et leurs congénères. »

« Quelques voyageurs emploient leurs longues heures d'ennui à l'étude de l'astronomie ; d'autres se consacrent à l'étude de la navigation sous la direction des officiers du bord ; d'autres, les plus heureux, peut-être, s'adonnent à quelque passe-temps favori : musique, peinture, broderie, découpage ou toute autre chose. »

« Il est heureux pourtant de remarquer combien peu se fait sentir la nécessité d'une occupation, et combien presque tous les passagers se laissent aller à une paresse presque idéale. »

« Le passager cherchera naturellement des distractions dans la compagnie de ses compagnons de voyage. La composition de la liste des passagers a pour lui un grand intérêt ; la société du bord est un monde en petit, une réduction en miniature des choses de la terre. » (Lindsay).

Pour cette traversée, de grands préparatifs de

voyage sont inutiles. Les steamers garnissent leurs cabines de tous les objets usuels. Toutefois, à bord des voiliers, chacun le meuble à son goût. Il faut se munir, en plus des objets essentiels d'une chambre à coucher, d'un rideau pour la porte, d'une chaise-longue, d'une étagère, d'un thermomètre, d'accessoires pour le bain. On préférera les nattes aux tapis.

Pour le costume, sur lequel nous reviendrons plus loin, disons sommairement ici que les vêtements ordinaires sont appropriés aux étapes extrêmes du voyage et que sous les tropiques « rien ne vaut, pour les hommes, comme le dit Lindsay, le léger costume de flanelle du cricket sans aucune addition ». Le lavage convenable du linge étant difficile à bord dans ces voyages, on s'approvisionnera d'un vestiaire suffisant pour toute la traversée. A ces impedimenta, le passager fera bien d'ajouter une provision de livres, une ou deux couvertures de voyage, quelques coussins et un costume imperméable de caoutchouc. Pour les suppléments de nourriture, chacun fera des provisions à sa convenance. Sur les meilleures lignes, ce surcroît de confort est inutile, quels que soient les goûts et les habitudes du malade.

Dans le voyage d'Australie, l'automne qui correspond à notre printemps serait peut-être le moment le plus favorable pour arriver à destination. Cependant, dans beaucoup de régions de l'Australie tout l'hiver est délicieux et, pour voir la végétation en plein épanouissement, le printemps est la meilleure époque.

Pour les tuberculeux, l'important est d'éviter l'hiver européen. Sans doute ceux qui partent en automne pour l'Australie ne pourront se garer tout à fait d'une atmosphère un peu froide au départ et à l'arrivée ; mais avec quelques précautions cela ne présentera pas de sérieux inconvénients.

Cinq ou six jours après avoir passé le cap de Bonne-Espérance, la température paraîtra fraîche (vers 50° Farenheit) à cause de l'humidité de l'air et des vents qui soufflent souvent dans cette région ; mais, quoique l'atmosphère soit rafraîchie et vive, c'est encore l'été de ces latitudes, comme on le voit à la longueur des jours et à l'intensité de la lumière. Ces quelques journées fraîches ne sont en rien comparables aux sept à huit mois de mauvais temps de l'hiver en Europe.

La date du voyage ne sera pas remise au delà de septembre ou, au plus tard, d'octobre. En fin septembre ou aux premiers jours d'octobre, les coups de vents équinoxiaux se montrent dans les mers anglaises. Certains hésitent à choisir cette date et retardent un peu, mais les marins ne tiennent guère compte de ces mauvais temps, qui sont fort irréguliers, du reste, dans leur apparition.

Le curiste ne commencera pas, si possible, son voyage pendant l'hiver, où le temps est souvent froid, sur les côtes d'Angleterre du moins. A cette saison, la brusque transition de ces basses températures à la chaleur des tropiques pourrait être sensible au malade.

Pendant la saison hivernale surtout, la mer est souvent troublée et l'atmosphère froide dans la Manche. Il en est de même plus bas dans l'Atlantique européen aux vagues glauques où l'on rencontre souvent un vent violent et une mer agitée, cause de roulis.

Toutefois la température dans le golfe de Gascogne est déjà appréciablement plus chaude. Après le cap Finistère, on trouve souvent du beau temps, un ciel azuré et des vagues de plus en plus bleues. L'Océan se fonce jusqu'à l'indigo. On peut cependant encore rencontrer un temps changeant sur les côtes du Portugal, mais ensuite la mer devient définitivement belle et l'on atteint la région chaude des alizés que nous étudierons ailleurs et à laquelle succèdent les calmes équatoriaux dont nous avons parlé.

La conclusion à tirer de cette étude est que le curiste pouvant choisir la date de son voyage devra partir au commencement de l'automne. Les médecins anglais sont unanimes à reconnaître cette époque comme la meilleure pour le départ d'Europe par navire à voiles.

Quant aux différences de température qui existent entre les diverses parties du voyage de par les changements de climats, quoique importantes, elles ne sont nullement égales, par exemple, à la différence entre les températures de l'hiver et de l'été en Angleterre.

Dans les deux voyages aller et retour accomplis par Wilson, la série des températures présente dans un cas une différence de 36° entre les chiffres extrêmes de la traversée et dans l'autre seulement 29°, alors qu'en Angleterre il y a souvent dans le cours de l'année 70° de différence. La température la plus basse durant ces deux voyages fut dans l'un 48° Farenheit et dans l'autre 56°. L'auteur ajoute que les conditions réunies de température et de climat font du voyage en mer un agent thérapeutique des plus puissants. De quelques contradictions apparentes, *ce serait une erreur de conclure que des effets thérapeutiques différents ne peuvent s'ajouter, par exemple l'égalité de température et le changement de climat, le pouvoir stimulant des brises et l'action sédative de l'humidité, etc.*

Le capitaine Toynbee fournit, pour un voyage en Australie, les chiffres suivants : les 4 premiers jours de mer la température fut de 52° Farenheit. Elle fut aux Açores de 60°, aux Canaries de 70°, à l'équateur de 80° — mais cette température, dit-il, n'est pas déprimante — ; au vingt-neuvième degré sud de 70°, au Cap de 70°, puis de 60 à 50° jusqu'en Australie. *Les différences furent de 2° à 5° à l'hygromètre dans l'Atlantique.*

Crosbee Dixey (*The Lancet*, 1888, p. 264) note comme températures extrêmes prises à midi sur le pont, du départ d'Angleterre fin automne à l'arrivée en Tasmanie, les degrés suivants : 43° Farenheit à Plymouth, 86° Farenheit au passage de l'équateur ; de là, la température descend jusqu'à 44° au Cap, d'où elle se relève progressivement jusqu'en Tasmanie à 47°, 58° et 64°. Voici, du reste, les relevés journaliers de la température durant ce voyage :

Voyage à bord du steamer *Tongariro*.

Départ de Plymouth le 19 novembre 1887 pour la Nouvelle-Zélande :

43° Farenheit, 52°, 55, 54, 62, 66, le 24 nov., arrivée à Madère, 72°, 77, 80, 86, 86, 80, 80, 77, 74, 74, 76, 68, 68, 69, 64, le 9 déc., arrivée à Cape-Town, 66, 65, 60, 60, 48, 44, 44, 44, 44, 44, 44, 46, 54, 58, 66, le 27 décembre, arrivée en Tasmanie, 65, 64, 66, 67, le 31 décembre, arrivée à la Nouvelle-Zélande.

(D'après les relevés de M. Findley, officier en chef du *Tongariro*).

Voici encore les relevés de température pendant quelques autres voyages :

Voyage d'Angleterre en Australie. Départ le 15 octobre 1876 ; arrivée le 11 janvier. Tableau extrait du livre de météorologie du navire « *Newcastle* » (Wilson) :

Les températures journalières ont été 55° Farenheit, 57°, 54, 53, 53, 52, 54, 59, 62, 64, 60, 61, 69, 71, 71, 72, 72, 72, 71, 71, 73, 68, 74, 79, 77, 74, 79, 78, 78, 79, 76, 80, 77, 77, 77, 77, 75, 75, 75, 75, 74, 74, 75, 76, 73, 73, 72, 65, 61, 61, 61, 54, 54, 56, 55, 54, 55, 54, 54, 54, 48, 46, 46, 59, 51, 53, 53, 54, 47, 48, 45, 51, 56, 56, 55, 48, 54, 53, 48, 51, 50, 52, 51, 48, 55, 50, 52, 56, 56.

La force du vent calculée de 0 à 12 (chiffres qui correspondent aux appellations suivantes : 0 calme, 1 fraîcheur à gouverner, 2 faible brise, 3 petite brise, 4 et 5 jolie brise, 6 bonne brise, 7 brise fraîche, 8 grand frais, 9 coup de vent modéré, 10 coup de vent fort, 11 tempête, 12 ouragan) a été journellement la suivante : 4, 7, 2, 2, 5, 4, 2, 0, 1, 6, 3, 2, 4, 4, 4, 4, 5, 4, 2, 3, 1, 2, 4, 4, 3, 1, 1, 1, 3, 3, 1, 3, 2, 2, 4, 5, 5, 4, 4, 4, 4, 4, 2, 1, 3, 4, 5, 2, 3, 3, 6, 4, 4, 1, 6, 3, 4, 4, 4, 5, 5, 3, 4, 5, 2, 4, 5, 6, 2, 4, 6, 6, 4, 5, 5, 5, 6, 6, 6, 7, 4, 4, 8, 4, 7, 4, 2, 3, 5.

Observations prises à bord du *Sobraon* durant le voyage de Melbourne à Londres par le cap de Bonne Espérance du 17 février au 13 juin 1875 :

Températures : 59°, 60, 60, 63, 59, 59, 57, 59, 59, 65, 59, 61, 63, 65, 62, 62, 62, 63, 63, 66, 61, 62, 66, 66, 66, 64, 67, 68, 68, 70, 70, 68, 70, 72, 69, 69, 70, 72, 74, 72, 69, 71, 73, 65, 67, 72, 72, 68, 67, 67, 67, 70, 64, 65, 63, 63, 63, 60, 60, 63, 63, 67, 65, 67, 70, 72, 72, 76, 75, 75, 77, 78, 78, 80, 81, 83, 82, 81, 85, 78, 80, 82, 81, 74, 79, 78, 77, 75, 73, 74, 73, 75, 74, 75, 75, 74, 73, 73, 71, 71, 67, 67, 65, 68, 68, 65, 68, 68, 67, 68, 64, 60, 58, 57, 57, 57.

Force du vent 5, 3, 2, 2, 5, 7, 6, 1, 2, 3, 6, 5, 0, 4, 2, 2, 1, 1, 2, 3, 4, 1, 3, 7, 5, 2, 1, 0, 2, 2, 3, 1, 0, 4, 4, 4, 5, 2, 4, 3, 1, 6, 5, 6, 6, 5, 3, 5, 6, 4, 2, 3, 5, variable, 1, variable,... 5, 5, 4, 4, 0, 0, 3, 3, 4, 3, 3, 4, 3, 3, 3, 4, 2, 1, 2, 2, 1, 2, 5, 4, 5, 4, 4, 4, 3, 3, 3, 3, 1, 0, 0, 1, 1, 1, 3, 5, 5, 3, 0, 4, 1, 1, 5, 5, 5, 5, 6, 7.

Humidité relative de l'air, 0/0 : 73, 76, 86, 94, 78, 67, 78, 92, 84, 76, 85, 79, 86, 62, 67, 75, 64, 72, 89, 95, 77, 79, 72, 67, 83, 84, 81, 87, 80, 97, 75.

Quant à la durée du séjour en Australie, entre l'aller et le retour, elle est en général de trois mois, de façon à éviter l'hiver européen et à ajouter un traitement climatérique terrestre à la cure marine. Le séjour de trois mois est assez court, disent les auteurs anglais, pour que le malade ne perde pas le bénéfice du voyage, et suffisamment long néanmoins pour lui procurer le bénéfice qui résulte sûrement d'un changement d'air et de régime.

Il n'est pas désirable, dit avec raison Wilson, de passer plus de trois mois ininterrompus sur mer, à bord de voiliers longs-courriers, pour plusieurs motifs, parmi lesquels en premier lieu la monotonie forcée du régime. On obtiendra le maximum d'effet avec un séjour à terre bien choisi dans l'intervalle de deux traversées.

Toutefois pour des traversées plus courtes, par exemple les traversées par steamers où la nourriture ne laisse en rien à désirer et où le confortable est très grand, une interruption n'est nullement nécessaire et le point terminus du voyage pourra être avec avantage considéré comme une simple escale, où l'on prend agrément à descendre à terre, mais où l'on ne séjourne que quelques jours.

Au sujet même du lent voyage d'Australie par voiliers, Lindsay dit : «Sans doute, la difficulté de se procurer à bord des occupations satisfaisantes est un obstacle à une rapide succession de longues traversées. Mais *comme tout cela est secondaire dans une question de vie ou de mort !* Heureux le malade travailleur, doué de connaissances artistiques ou littéraires ! La lecture, les travaux originaux, les occupations artistiques peuvent sans empêchement sérieux être continués à bord et aider à passer les heures d'indolence». Il conseille encore de chercher, si possible, un emploi sur le navire, comme celui de commissaire, par exemple.

En ce qui concerne le séjour en Australie, les grandes cités de la côte conviennent peu aux phtisiques en raison de leur climat capricieux. Elles sont pourtant assez fréquentées de ces curistes.

A Melbourne, il existe une foule d'hôtels pouvant soutenir la comparaison avec les plus réputés d'Angleterre et d'Europe. Le prix est de dix à quatorze shellings par jour, non compris le vin ; mais il existe des hôtels moins chers. Il y a, en outre, beaucoup de maisons à louer dont le prix du terme varie entre 35 et 40 shellings par huitaine.

Si l'intérieur de ces villes n'est pas recommandable, il existe toutefois, à proximité de Melbourne, de Sydney et d'Adélaïde, des points où les malades font des cures avec un réel profit. Le pays est sain.

La moyenne des températures dans ces régions de l'Australie est de 18° (13°6 en hiver ; 22°5 en été).

D'après Bornwich, la moyenne des températures locales est de 14° à Melbourne, 16° à Sydney, 17° à Adélaïde, 20° à Brisbane. Dans cette dernière localité, chaude et humide, existe une grande égalité de température, les extrêmes étant 0° et 38°. Dans les autres villes, les étés sont très chauds et l'on est exposé à de fréquents coups de vents. La Tasmanie est l'oasis contre l'été.

Les autres saisons sont douces et agréables. L'automne et le printemps sont délicieux ; l'hiver n'est pas rigoureux comme en Europe.

La chute des pluies est considérable en Australie ; mais celles-ci ne tombent que par averses et les journées de pluie pénétrante, si fréquentes en Europe et surtout en Angleterre, sont ignorées en Australie.

Les meilleures résidences sont Hobart-Town et Lounceston en Tasmanie, Gippland et le district Nelson dans la Nouvelle-Zélande.

Au point de vue des attraits des lieux de cure, à part les sauvages beautés des Montagnes Bleues, les antiques forêts du Gippland et les pentes gazonnées d'Illawara dans la Nouvelle Galles du Sud, « district tout enguirlandé de jardins, de vignobles, de bois et de gras pâturages », l'Australie est en général dépourvue de sites pittoresques, ainsi que de souvenirs.

L'eucalyptus forme le fond de tous les paysages. Le littoral entre la montagne et l'océan est généralement plat et morne. La côte a pour unique végétation des goumiers et des bruyères. Ailleurs, se voient des pâturages et des troupeaux innombrables, des champs de blé illimités, de grands espaces dénudés, un incommensurable désert.

Au retour, l'époque de choix pour l'arrivée en Europe, surtout en Angleterre ou en Allemagne, est la fin mai ou le commencement juin, et même la température est-elle souvent encore un peu fraîche à cette saison.

Nous avons cité dans l'historique les voiliers et les compagnies de navigation préférés des malades anglais. Comme ligne française sur ces mers, nous pouvons indiquer la ligne des voiliers de la compagnie Tandonnet frères de Bordeaux. Les navires de la compagnie Tandonnet, contournant la côte sud d'Australie, vont jusqu'à Tahiti sans escales. Ils offrent même une plus longue durée de séjour ininterrompu en mer que les voiliers anglais. Ils font en effet la traversée sans arrêts de Bordeaux a Tahiti (Océanie) par les mers du Sud en 120 jours.

Le prix du voyage, nourriture comprise, dans les deux ou trois bonnes cabines que ces voiliers pourraient consacrer à des curistes, nous dit M. J. Tandonnet, serait d'environ 1000 francs pour le voyage aller et 1500 francs pour l'aller et retour, soit 240 jours de mer.

Voici d'après divers auteurs, Wilson notamment, dont nous traduisons ici les pages, certaines améliorations à apporter à la traversée d'Australie, considérée par eux comme type du *« voyage futur de santé »*.

En faisant choix de la route, il y a deux points à prendre en considération : Le premier, de placer le malade dans les conditions les plus réparatrices de climat, de température, etc. ; le deuxième de tracer le programme du voyage de façon à trouver quelques lieux d'intérêt sur la route, non seulement pour rendre la traversée aussi peu monotone que possible, mais aussi en vue d'obtenir par ce moyen périodiquement des provisions fraîches, des fruits, etc. Aucun voyage, disent ces auteurs, ne semble pouvoir être comparé, eu égard aux avantages du climat, à celui d'Australie, surtout si ce dernier était exécuté sur une ligne de voiliers munis d'une machine à vapeur auxiliaire. Les deux grands désavantages présentés par ces traversées sont la monotonie et l'atmosphère froide rencontrée quelquefois dans la dernière partie du voyage, tel qu'il est en général exécuté.

Voyons s'il est possible, ajoute Wilson, de résoudre ces objections :

Après avoir quitté la Manche et être arrivé en quelques jours à Madère, un couple de jours passés dans cette île donnerait aux passagers l'occasion de prendre un peu d'exercice et de jouir du beau panorama de la contrée. Ce serait doublement bien venu après la baie de Biscaye qui est habituellement désagréable à traverser.

Madère serait, s'il en était ainsi, une sorte d'introduction aux parties les plus calmes et les plus agréables du voyage, et l'on pourrait s'y procurer abondamment fruits, œufs et provisions fraîches, généralement suffisantes pour une semaine ou deux. Sans se détourner beaucoup de sa route, le navire pourrait passer suffisamment près des Canaries pour donner aux passagers une idée générale des principaux détails de la configuration de ces îles, avec un aperçu du fameux pic de Ténériffe.

Le deuxième point visité devrait être les îles du cap Vert, qui se trouvent sur la route du navire. Là, une nouvelle provision de fruits, etc., pourrait être faite en quantité suffisante pour traverser les calmes équatoriaux.

Une escale au cap de Bonne-Espérance éloignerait considérablement de la route habituelle des voiliers, mais presque tous les steamers y touchent. Dans le cas d'un voyage de santé, il serait extrêmement désirable, sous un certain nombre de rapports, de toucher au Cap et la perte de temps qui peut en résulter serait plus que compensée par les avantages qu'en retireraient les passagers.

Un séjour d'une semaine à Cape-Town romprait complétement la monotonie de la dernière partie du voyage et donnerait l'occasion précieuse de renouveler les provisions fraîches pour la fin de la traversée.

Après avoir quitté le Cap, la route à suivre pourrait être identique de tous points à celle habituellement adoptée par les voiliers, sauf que l'on ferait bien de naviguer à 4 ou 5 degrés au nord de la latitude ordinairement choisie, c'est-à-dire vers le 40e degré sud au lieu du 45e Une telle latitude serait suffisamment tonique pour exercer sur la constitution la pleine action fortifiante qui recommande cette partie du voyage et mettrait à l'abri des atmosphères troublées et des gros temps que l'on rencontre d'habitude plus au sud.

Un bon navire à voiles, muni d'une hélice auxiliaire dont on n'userait que dans les calmes, les vents contraires ou au voisinage immédiat de la terre, ferait probablement le voyage d'Australie en dix semaines, y compris les relâches. C'est là, de l'avis unanime de ceux qui ont eu l'occasion d'étudier ce sujet, aussi aproximativement que possible, la meilleure durée d'un voyage de santé pour retirer le maximum d'effet du climat océanique.

Ceux qui toutefois ne disposent pas du temps suffisant pour entreprendre un si long voyage pourraient avec grand avantage prendre un navire pour le Cap et de là revenir directement en Europe.

Pour le retour d'Australie, il y aurait peu à modifier dans la route ordinairement suivie avec escales au Cap et à Sainte-Hélène. On pourrait cependant ajouter à l'intérêt de ce voyage en touchant aux Açores et cela pourrait se faire sans dévier de la route.

Le plus grand inconvénient de cette agréable traversée est, dans le cas de voiliers, la lenteur de marche. La traversée excède souvent cent-vingt jours. Dans un navire avec une hélice auxiliaire ce désavantage serait en grande partie supprimé et la traversée pourrait être faite en quelques mois.

Dans le voyage futur de santé en Australie, il y aurait, autant que possible, une certaine sélection à faire parmi les voyageurs. D'abord on excluerait les cas très avancés et sans espoir, non seulement dans l'intérêt du malade, mais aussi dans celui de ses compagnons de voyage. Cette traversée est mieux indiquée pour compléter, par exemple, une convalescence languissante ou pour fortifier un malade peu avancé que pour traiter un malade en état grave. En même temps, toutes les provisions nécessaires au traitement efficace de toute maladie pouvant survenir durant le voyage devraient être faites avant le départ d'Europe.

Un tel navire devrait porter un médecin, et, de préférence, un praticien ayant une grande expérience de la vie en mer et une connaissance pratique de l'hygiène de l'océan. Un ou deux infirmiers exercés, homme et femme, pourraient être embarqués avec avantage. Ceux-ci, dans les circonstances ordinaires, seraient employés comme commis aux vivres ; mais ils pourraient remplir, quand il serait nécessaire, les fonctions d'infirmiers.

Une ou deux cabines aérées et séparées seraient aussi réservées pour la réception de tout patient qui pourrait requérir un traitement spécial.

La réglementation pour les lavages du pont serait la même qu'à bord des navires d'émigrants de l'Etat.

Les distractions des passagers d'un voyage de santé sont de la plus haute importance, et un capitaine avisé et d'initiative, secondé par le médecin et et les autres officiers, devrait faire tout ce qu'il est possible d'imaginer sous ce rapport. Bibliothèque de livres circulant entre les passagers, piano, etc., devront être prévus, et un orchestre peut être organisé pour être employé dans les occasions de fêtes, comme dans les cas de danses sur le pont. Une région du navire serait disposée pour pouvoir être utilisée pour les réunions, telles que concerts, représentations théâtrales et scènes d'un plus simple caractère. Les jeux en commun de toute espèce, mais spécialement ceux qui peuvent être organisés en plein air, devraient être encouragés.

II

Voyages au Chili par le détroit de Magellan ou le cap Horn.

Signalons maintenant la grande ligne de voiliers des mers du Sud, qui fait le pendant des lignes d'Australie par le cap de Bonne-Espérance. Ces voiliers vont de Dunkerque, de Nantes ou de Bordeaux au Chili et à d'autres destinations du Pacifique, quelquefois en Australie, en contournant l'Amérique du Sud. C'est la ligne des grands voiliers de la Cie Bordes, à quatre mâts, des Voiliers Nantais, etc., navires en acier ou en fer, très confortables et neufs pour la plupart, sur lesquels la cure pourrait s'accomplir avec à peu près les mêmes avantages et les mêmes inconvénients que sur les lignes de voiliers anglais d'Australie, précédemment décrites. La vie est la même à bord, et les voyages se ressemblent, les régions parcourues offrant de nombreuses analogies, là où elles ne sont pas identiques.

A la sortie du Golfe de Gascogne, on traverse la région boréale des vents d'Ouest dominants, et des calmes du Cancer, ensuite la région des vents alizés Nord-Est, puis des calmes équatoriaux, puis encore des alizés Sud-Est, des calmes du Capricorne et, enfin, la région australe où prévalent les vents d'Ouest.

La zone des alizés, comme celle des calmes, s'abaisse où s'élève un peu suivant les saisons. En ce qui concerne l'hémisphère nord, « la latitude des limites des vents alizés N.-E. s'approche au printemps de l'Equateur et n'en est pas plus éloignée que le 15e degré Nord. La largeur des calmes du Cancer n'est pas non plus fixe. Ses limites extrêmes varient suivant les saisons entre 17° et 38° de latitude Nord. » (*Géographie physique de la mer*, par Maury, Lieut. U.-S. Navy, page 14.)

Au départ d'Europe, après deux jours de mer, les passagers, qui, en cas de mauvais temps, ont payé leur tribut à la naupathie, commençent déjà à être amarinés et réapparaisent avec gaîté sur la dunette. La mer devient belle, et la vie se passe, en général, de là jusqu'aux approches de l'Amazone, du Rio de la Plata ou du cap Horn, dans le calme le plus absolu.

Comme distraction au cours de ce voyage, on a les occupations de la vie du bord, la lecture, les conversations, les parties de cartes et autres jeux comme dans un sanatorium, le spectacle des côtes et des iles en vue desquelles on passe, les pêches au large les jours de panne. Le soir, groupés sur la dunette, ou, si le ciel est incertain, sur le pont, on écoute le capitaine ou quelque vieil officier qui vous initie aux mystères des constellations et vous raconte avec de séduisantes exagérations ses interminables souvenirs de voyages. On s'extasie devant les merveilleuses phosphorescences du soir, on contemple les lames frissonnantes, on regarde fuir l'eau diaprée le long du bateau, ou sur la mer unie et silencieuse voguer les méduses.

On suit avec intérêt les exercices des marsouins et parfois on leur livre une chasse pleine d'attrayantes péripéties. La chair de ces poissons est, à notre avis, coriace et fade ; mais certains de leurs viscères sont plus délicats : le foie sauté et les rognons en brochette varient agréablement les menus de la table du bord.

D'autres fois, on signale les requins accompagnant le navire dans l'espoir de saisir quelque proie. L'émerillon est aussitôt appâté au lard. La bête mord voracement en se retournant et se prend. L'équipage la monte à bord et tue cet implacable ennemi avec une haine pleine d'exécration et qui se traduit, à son égard, par les qualificatifs les plus réalistes. On pêche encore les thons, les dorades, les souffleurs, etc.

L'été on trouve des vents constants du nord le long de la côte du Portugal, puis le voilier continuant sa route, dirige sa course vers le cap Vert, se laissant emporter par les vents alizés.

A mesure que l'on s'éloigne de l'île des Palmes et que l'on s'approche de l'équateur, la température printanière devient estivale. On prend des vêtements d'étoffes plus légères. C'est un plaisir le matin pour beaucoup de quitter la cabine, et de monter, nu-pieds et pantalons retroussés, assister au lavage du pont et respirer les effluves matinales.

Le ciel commence à devenir nuageux, les alizés s'apaisent, perdent leur force ou commencent à varier, les nuages s'élèvent, le tonnerre se fait entendre et des averses torrentielles tombent par intervalle. Enfin un silence de mort se fait ; on entre dans la zone des calmes. On aperçoit la ligne du « Pot au noir », la voûte éternelle de nuages providentiels qui atténue, par son ombre immense, la chaleur de ces régions. La mer a l'uniformité polie d'un miroir.

Le capitaine propose une promenade sur l'eau. Les canots sont mis à la mer et quelques heures se passent en excursions au voisinage du voilier immobilisé, en allées et venues, en canotage, pêches fructueuses, etc.

A bord les pluies ne restent pas inutilisées. On recueille de l'eau douce pour laver le linge, s'ablutionner abondamment, se doucher, etc.

Enfin, le navire passe la « Ligne » ; on est sur l'équateur le témoin émerveillé de couchers de soleil fantastiques. Puis un firmament nouveau éclaire les nuits limpides, la Croix du Sud brille aux cieux et les voyageurs contemplent chaque soir des constellations jusque-là inconnues ?

On rencontre des navires, des cétacés qui seuls de loin en loin tranchent sur l'uniformité bleue ; puis enfin la terre est annoncée à tribord. On laisse au nord l'embouchure de l'Amazone et l'on arrive en face de Rio de Janeiro. On passe parmi des îles pittoresques, l'île Ronde, les îles Païa, et puis « on mouille l'ancre attendant la visite méticuleuse de la douane et de la Santé. On soigne les barbes incultes et l'on remplace les vêtements commodes, mais négligés du bord ». L'on descend ensuite à terre jeter un coup d'œil sur la grande ville et ses monuments, sur le marché, le théâtre, le bazar, etc. On parcourt la rue d'Ouvidor où la plupart des magasins sont français. Dans le jardin botanique et la campagne environnante on admire toutes les splendeurs de la flore tropicale.

Mais dans la plupart des cas, les voiliers ne font pas escale et vont à leur destination dans le Pacifique directement. On rencontre dans les mers du Sud d'innombrables oiseaux marins, pêcheurs de haute mer et grands voiliers, l'albatros notamment, qui accompagne le navire des journées entières et auquel on fait une chasse passionnée. Sa tête et ses mandibules, ses ailes à l'envergure immense sont recherchées des naturalistes et des collectionneurs du bord.

L'on gagne enfin le cap Horn, d'où l'on remonte vers Valparaiso, l'Amérique Centrale ou la Californie même. La fin du voyage (détroit de Magellan ou cap Horn, Chili, etc.) a été étudiée plus haut parmi les lignes de steamers de l'Amérique du Sud, et à l'occasion du retour de certains navires d'Australie par le cap Horn (voyage autour du monde). Si les traversées que nous venons de décrire étaient choisies, elles devraient être accomplies en hiver, c'est-à-dire pendant l'été de ces latitudes, la belle saison des mers du Sud, de façon à éviter les froids du cap Horn.

CHAPITRE VIII

Voyages aux Indes, en Chine, au Japon, à la Réunion et en Océanie.

Restent comme voyages au long cours, les lignes françaises (Compagnies des Messageries maritimes, Compagnie Nationale et Compagnie des Chargeurs réunis) et anglaises pour la Chine, le Japon et l'Océanie par Suez. Le confortable est irréprochable sur les paquebots magnifiques de ces lignes, en particulier sur les paquebots de la *Compagnie des Messageries Maritimes*, de la *Peninsular and Oriental Company*, de la *British India*, de la *Bibby Line* et de l'*Orient Line* qui font escale à Marseille. Néanmoins le voyage de Chine convient moins à la cure de la tuberculose que les traversées que nous venons d'étudier précédemment. Cette ligne longe longtemps l'équateur thermique et les « grands frais d'Ouest » que l'on rencontre dans l'Océan indien n'attiédissent l'atmosphère que pendant une partie du voyage.

Ajoutons cependant que nous avons connu un infirmier tuberculeux depuis dix ans, qui malgré le travail assez pénible auquel il était assujetti sur les paquebots allant en Extrême-Orient, conservait un excellent état général, des forces, un véritable embonpoint, et dont les lésions pulmonaires (au second degré au sommet gauche) s'étaient immobilisées.

Les luxueux emménagements des « chinois », terme familier sous lequel les marins désignent les cinq grands rapides des Messageries maritimes sur cette ligne, sont munis de ventilateurs mécaniques appelés « pancas ». De même sur les paquebots étrangers que nous avons visités, notamment l'*Ophir* de l'*Orient Line*, l'*Arabia* de la *Peninsular*, le *Straforshire* de la *Bibby-Line*, sont multipliés les ventilateurs électriques, ventilateurs fixes à grandes ailettes des salons, ventilateurs portatifs des cabines.

Ces navires, après avoir traversé la Mer Rouge, touchent l'Inde, l'Indo-Chine et le Tonkin, contrées à climat tropical. Le littoral de la Chine qu'ils rencontrent ensuite doit être divisé en deux climats. Le premier au sud, de Canton à Shanghaï, est chaud et humide en été, doux et tempéré en hiver, pluvieux vers Shanghaï. Le second, plus au nord, est excessif : étés chauds, hivers rigoureux.

La ligne d'Océanie est préférable à la ligne de Chine-Japon, car, à partir de leur bifurcation à Colombo, elle va vers la zone tempérée.

Elle coupe en dix jours l'Océan indien du 6e degré de latitude nord au 35e degré de latitude sud, touche à King George's Town, longe toute la côte sud de l'Australie, fait escale à Adélaïde, à Melbourne et à Sydney, et se termine à la Nouvelle-Calédonie. Les voyages ne sont pas d'une très longue durée. Pour un trajet de 40.000 kilomètres (Marseille à Yokohama et retour) et 45.000 (Marseille à Sydney et Nouméa et retour), le voyage, avec séjour d'une semaine au point terminus, est d'une durée de trois mois. Le prix, aller et retour, est pour ces deux lignes, 3500 francs en première classe, 2300 en deuxième classe, qui est suffisamment confortable, et 1200 fr. en troisième.

La côte méridionale de l'Australie étant éloignée d'environ 35° de l'équateur, nous craindrions au moins pour un premier voyage que le malade ne soit exposé à y souffrir un peu de l'hiver, quoique celui-ci soit doux en général. Aussi conseillerions-nous le départ d'Europe en hiver, car c'est alors l'été dans les mers du Sud.

En outre, les chaleurs sont plus tempérées à cette époque de Suez à Aden et Colombo, et cet avantage n'est pas à dédaigner car le navire met treize jours pour aller de Port-Saïd (30° Nord) jusqu'au point où il coupe l'équateur, tandis qu'il ne met que six jours pour atteindre le 30e degré de latitude sud, région tempérée. Or, ces treize jours se passent à traverser la mer Rouge toujours très chaude, puis, d'Aden, à gagner Colombo, parallèlement à l'équateur, à peine au dixième degré nord. De plus, en été, pendant trois mois le navire pris de travers par la mousson de surroi, roule fréquemment dans la traversée de l'Océan indien, mais d'un roulis régulier auquel le passage s'habitue vite et dont l'amplitude dépend de la façon dont le paquebot se présente à la houle. Les moussons ont, il est vrai, l'avantage de déterminer une brise agréable à partir de Périm et de

Gardafuy. Au retour le navire, en se détournant un peu vers le nord, de sa route naturelle, se présente mieux et n'est pas gêné par la mousson.

La mousson règne en maîtresse du 15 juin au 15 septembre, puis faiblit peu à peu.

Dans les vingt-quatre heures, après Djibouti, nous dit M. Duchateau, ancien commandant de l'*Indus*, des Messageries maritimes (1), le temps est presque toujours beau ; ensuite apparaît une houle de plus en plus marquée à l'avant du navire, l'horizon est gras, le ciel prend cette couleur blanchâtre qui est caractéristique de la mousson.

Les marins divisent la traversée de l'Océan indien en trois parties : 1° La région d'Aden à Colombo ; 2° l' « Œuf », entre Sokotora et les Laquedives ; 3° La « Gerbe », intermédiaire aux deux régions précédentes.

Les notes de la célèbre carte de Tylor, classique chez les navigateurs, indiquent pour la région de l'« Œuf », un ciel pur, un vent faible, une mer calme C'est la région la plus favorisée. C'est l'oasis assurée contre la mousson.

L'hiver est la meilleure saison pour séjourner dans l'Inde, le Tonkin ou la Chine, comme aussi pour s'y rendre, de l'avis de tous les marins. A cette saison le voyage se fait souvent avec calme plat de Marseille à Yokohama.

Après la ligne d'Europe en Chine et au Japon qui peut être parcourue non seulement sur les

1. Duchateau. *Notes sur les voyages de Chine*, in *Revue de la marine marchande* (mars à décembre 1904).

navires français ou anglais dont nous venons de parler, mais aussi avec un itinéraire peu différent sur les confortables paquebots de la Compagnie générale italienne, du Lloyd autrichien, de la Compagnie hambourgeoise (départ de Gênes), de la Compagnie anglo-japonaise, « Nippon Yusen Kaïsha », nous devons encore citer la ligne hollandaise aux paquebots rapides dont nous avons pu visiter, dans les ports de la Méditerranée, comme pour les compagnies précédentes, les irréprochables emménagements, ligne qui va d'Amsterdam et Marseille aux îles de la Sonde ; l'excellente ligne de Barcelone aux Philippines de la Compagnie transatlantique espagnole, enfin les lignes françaises et allemandes de Marseille à Madagascar et à la côte orientale d'Afrique par Suez.

Les grands steamers de la « Compagnie havraise péninsulaire », bien emménagés pour le service des passagers, desservent mensuellement Le Havre, Saint-Nazaire, Bordeaux-Pauillac, Marseille, Madagascar et les Mascaraignes (La Réunion et Maurice). Ces dernières îles sont aussi desservies par les paquebots des Messageries maritimes (1).

Ces divers voyages nous paraissent inférieurs, comme voyages de santé, à ceux d'Europe au Cap ou à La Plata. Ces traversées intéressantes peuvent être recommandés dans la cure de la neurasthénie.

Ce qui a été dit, comme date de départ, pour le voyage d'Australie par Suez peut s'appliquer aussi aux lignes dont nous venons de parler.

1. Voir au sujet de ces traversées : A. G. *De Marseille à Bourbon sur le « Polynésien »*, in-12, Paris, 1895.

Il sera bon de veiller à ce que le retour en Méditerranée de ces pays, chauds en tout temps, n'ait pas lieu au plein hiver. Ceci importe surtout s'il s'agit de tuberculeux.

CHAPITRE IX

Voyages de circumnavigation.

Depuis deux ans, la Cie des Chargeurs-Réunis consacre de grands navires de 5400 tonnes, neufs et confortables, avec vastes emménagements pour passagers, au voyage mensuel de France en Extrême-Orient. Un certain nombre de ces navires, à l'arrivée à Haïphong, poursuit sur le Japon, traverse le Pacifique, fait escale en Californie, puis au Chili, passe le détroit de Magellan, s'arrête à La Plata et revient en Europe par l'Atlantique.

Un de nos confrères, qui a accompli cette année même ces traversées comme médecin, à bord de l' *Amiral Fourichon*, nous dit que ce voyage autour du monde, qui dure de 7 à 8 mois, est salubre et agréable. C'est un voyage qui peut être accompli par les malades.

Des agences maritimes affrètent également chaque année de grands yachts pour ces voyages de circumnavigation.

CHAPITRE X

Voyages dans les eaux européennes de l'Atlantique.

Après avoir étudié les voyages au long cours, nous arrivons aux traversées sur les mers qui baignent les côtes françaises (1).

La cure peut être pratiquée avec profit durant l'été sur l'Océan Atlantique, de la mer du Nord à la Méditerranée.

Pour les malades français, en particulier, elle pourra être commodément faite à bord des navires de la Compagnie des bateaux à vapeur du Nord, qui font le cabotage sur les côtes françaises, contournent l'Espagne à petites journées, et ont, suivant le cas, Tunis, Marseille ou Palerme pour point terminus des voyages.

Ces steamers n'ont point de médecin à bord, mais,

1. Au point de vue de la météorologie, de l'anémologie et de l'océanographie, on pourrait consulter les travaux suivants : Les célèbres cartes de Maury ; les mémoires des nombreuses missions scientifiques du Challenger, publication commencée en 1891 ; Thoulet, *Océanographie,* 1890 ; et, au point de vue spécial de la Méditerranée, l'ouvrage de l'Amiral Smith, « *The Mediterranean* », et celui du Dr Bottger « *Das Mittleneer* ».

comme les traversées sont courtes entre chaque port, un tuberculeux peut s'embarquer sans crainte. Le voyage se faisant avec lenteur, il n'y a que rarement quelques passagers sur ces navires. La nourriture de ceux-ci, qui fait l'objet d'une entente avec le cuisinier du bord, est d'un prix de revient très modéré. Les aliments, par suite des fréquentes escales, peuvent être toujours variés. Le menu journalier serait ce que voudrait le curiste. Le séjour sur ces navires est peu coûteux.

D'après nos informations, prises à bord, le prix de revient d'un séjour continu (traversées avec logement et nourriture de première classe) ne serait guère que de six francs par jour.

La cure d'été sur cette ligne est très pratique, très facile à exécuter, et c'est sur elle qu'a existé déjà, si nous pouvons ainsi parler, un embryon de cure marine. Nous avons connaissance que ce traitement a été déjà suivi, sur ces bateaux, avec le plus grand profit par quelques malades.

Nous insistons sur ces lignes, de Dunkerque au Havre, à Granville, Saint-Brieuc, Lorient, Saint-Nazaire, La Rochelle et Bayonne ; de Dunkerque à Bordeaux, Cette et Marseille ; de Dunkerque à Gênes, Naples et Palerme ; de Dunkerque à Oran, Alger et Tunis, lignes pleines d'agrément et qui, grâce à leurs escales assez nombreuses, ne peuvent effrayer les malades les plus pusillanimes.

Durée des traversées : de Dunkerque à Bordeaux avec escales, six jours ; de Bordeaux à Marseille, sept jours, etc. ;

Prix de la traversée de Dunkerque à Bordeaux :

15 francs auxquels il faut ajouter trois francs par jour pour la nourriture.

Les départs ont lieu de Dunkerque et de Marseille les 6, 12, 18, 24 et 30 de chaque mois.

On pourra nous objecter que le navire, touchant fréquemment dans les ports et les poumons du malade ne subissant pas constamment l'influence bienfaisante de l'atmosphère du large, le résultat du traitement pourra s'en ressentir. C'est là, en effet, une petite imperfection de la cure. Toutefois, pourvu que le malade, à l'arrivée dans le port, n'oublie pas à quel prix est sa guérison et, sans séjourner en ville, profite de l'escale simplement pour faire quelques promenades dans la campagne environnante, ce qui le délassera agréablement, le traitement n'en donnera pas moins les plus remarquables résultats. Les escales, par l'agrément qu'elles donnent à la cure, peuvent être, en définitive, dans certains cas, plus utiles que nuisibles.

En général, un malade arraché à sa famille et à ses affaires, bien prévenu par son médecin, sachant qu'il joue son existence, faisant les lourds sacrifices de temps et d'argent que demande le traitement climatérique, comprendra suffisamment la gravité de son état pour ne point compromettre bénévolement dans les ports les progrès de sa cure.

On connaît les excellents résultats obtenus à Davos par la cure d'air ; nous montrerons plus loin que l'aérothérapie est loin d'être constante et parfaite dans le traitement des malades de cette station.

Ajoutons que les grands bassins où les navires s'amarrent aux diverses escales sont salubres et que le malade qui couche à bord et prend ses repas sur le pont — comme c'est toujours l'usage dans les ports — continue même pendant l'escale sa cure d'air dans de bonnes conditions.

Les navires de la Compagnie des Bateaux à vapeur du Nord sont d'un fort tonnage, bien tenus et suffisamment confortables.

Il en est de même des steamers de la Compagnie Conseil de Bordeaux, qui régulièrement vont de Rouen ou de Bordeaux à Huelva, Cadix, Alicante, Valence, Tarragone, Port-Vendres et Cette, ou de Bordeaux à Oran, Arzew, Mostaganem, Alger, Bougie, Philippeville et Bône.

Sur chacune de ces lignes, il y a mensuellement trois départs.

On pourrait également faire la cure dans des conditions à peu près identiques sur les bâtiments de plusieurs autres compagnies, et notamment sur les paquebots de la Société navale de l'Ouest (Le Havre, Pasages, Lisbonne, Tanger, Mogador, Barcelone, Cette, etc.), sur les vapeurs neufs et en acier de 4000 à 6000 tonnes de la Compagnie Le Quellec, qui de Bordeaux ou de Rouen vont en Espagne et en Algérie.

Diverses Compagnies anglaises ont des services réguliers avec départs fréquents par des paquebots à faible tonnage, mais très bien emménagés (notamment les steamers Hirondelle et Albatros) entre Bordeaux, la Bretagne, Jersey, l'Angleterre, l'Ecosse et l'Irlande, sur lesquels on pourrait aussi faire la cure d'été. Mentionnons encore la compagnie royale hongroise « Adria » qui va de Bordeaux en Autriche, suivant successivement les côtes française, espagnole, française (Provence) et italienne, de Gênes à Venise par Palerme. Il existe en outre de nombreux voiliers faisant le cabotage sur les mêmes mers, mais ils sont consacrés uniquement au transport des marchandises.

Disons en terminant que beaucoup de bâtiments, steamers ou voiliers, non emménagés pour le transport des voyageurs, prendraient néanmoins, d'après notre enquête faite à bord de ces navires, un, deux ou trois curistes.

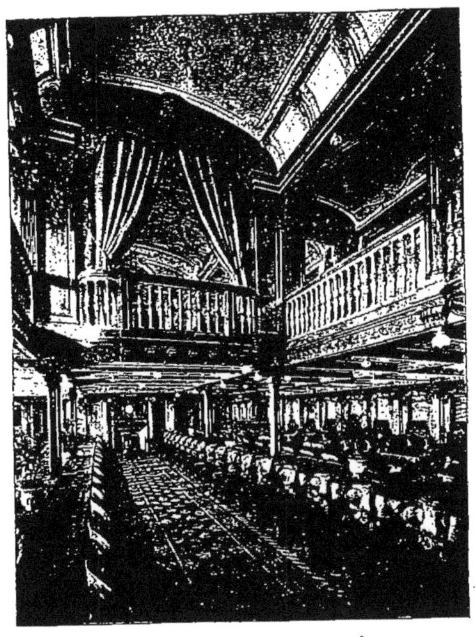

Galeries-Promenoirs et salle à manger de l' « Atlantique ».

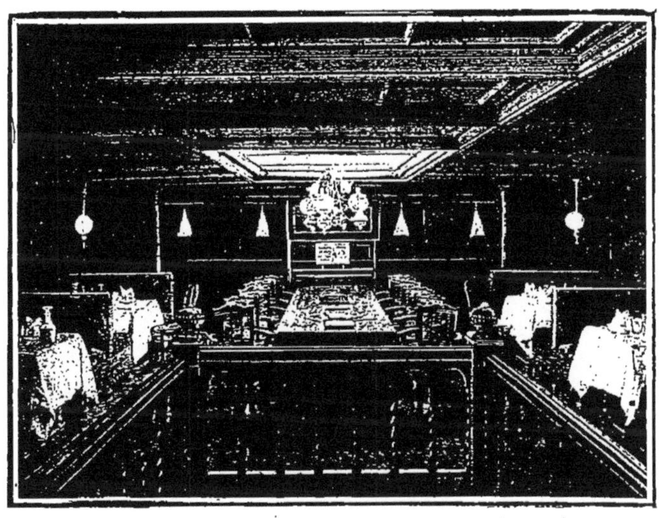

Salle à manger de la « Medjerda ».

CHAPITRE XI

Voyages en Méditerranée.

La Méditerranée, par sa température atmosphérique, par les conditions hygiéniques de ces rives et par les commodités des moyens de cure, est un lieu d'élection pour celle-ci, comme nous l'avons montré au Congrès de Naples (1).

I

Saison de cure.

La « saison » de cure nous paraît être du 1er mai au 15 novembre. Par un printemps chaud, le traitement peut être commencé beaucoup plus tôt, après l'équinoxe. Par un automne exceptionnellement doux, il pourrait aussi se prolonger jusqu'en hiver ; mais d'ordinaire en décembre, au milieu de belles journées, des courants froids apparaissent en mer au voi-

1. Murat. Les voyages de santé sur la Méditerranée. Communication au congrès de Naples (1900). Voir Comptes-Rendus du congrès, p. 675 à 687.

sinage des côtes, car la Méditerranée n'a point en toute saison une aussi grande égalité thermique que l'Océan. Le mistral souffle violemment à Marseille. Sur la côte africaine elle-même, après des journées chaudes de sirocco, fréquentes en automne, le vent tourne et la fraîche bise du nord vous saisit. Nous avons constaté les mêmes variations brusques de température sur la côte espagnole, aux environs de Carthagène, à Tanger, à Oran, au cap Bon en Tunisie. Il arrivera également à cette époque que l'on trouvera une atmosphère ensoleillée, calme et douce de la côte marocaine, par exemple, jusqu'aux Baléares et ensuite, à partir de là, un temps frais avec vent et grains fréquents jusqu'à la côte française.

Et pourtant c'est à cette époque qu'accourent en foule, sur toutes les rives de la Méditerranée, d'Alger à Alexandrie et de la « Côte d'azur » à Naples, Palerme, Malte et aux Iles Ionniennes, les tuberculeux de toute l'Europe fuyant « la froide haleine des sombres autans » ! Si l'hiver est très doux dans certaines stations bien abritées, il l'est beaucoup moins au large. Les vents qui dominent dans toute la Méditerranée sont les vents du Nord, car les sables du Sahara et de la Lybie, échauffés par le soleil, sont sans cesse, pour les masses atmosphériques d'Europe, de puissants foyers d'appel.

Les gros temps sont beaucoup plus fréquents à cette saison, à tel point que, lorsqu'en été survient une tempête un peu longue, l'on ne manque point à bord de la qualifier de « temps d'hiver ». A cette époque la Méditerranée est le « mare sævum » dont parle Salluste que ses fonctions de proconsul avaient sans doute obligé à accomplir cette traversée en des saisons peu propices.

Où le malade si fragile passera-t-il, au cœur de l'hiver, les mauvaises journées ? Il ne peut rester sur le pont, car peu d'endroits y sont à l'abri des embruns qui viennent sans cesse en balayer la surface. De plus la mer embarque souvent. Les plus confortables snow-boots le préserveront-ils du froid aux pieds ?

Se résoudra-t-il à se confiner dans l'intérieur du navire et à passer tristement ses journées dans le grand salon-restaurant où l'on grelotte et qui est désert à cette époque de l'année ? Promènera-t-il son ennui dans les couloirs intérieurs du navire ? Se calfeutrera-t-il enfin dans sa cabine, sacrifiant toute cure d'air ?

Il n'y a pas de chauffage suffisant pour un malade sur les lignes de la Méditerranée et les bouillottes que l'on peut se procurer ne seraient qu'un insuffisant palliatif. Par suite de la mobilité de l'air du large, la cure d'aérothérapie continue est impossible à bord par les temps froids, du moins en l'absence de navire-sanatorium.

Néanmoins, il se peut que des curistes passent cette saison entière sur la Méditerranée sans compromettre nécessairement pour cela leur guérison. Nous pourrions même citer plusieurs exemples de malades, exerçant sans interruption une profession sur des paquebots, qui n'ont en rien perdu les bénéfices de leur traitement d'été et ne se sont point plaint à nous du froid, mais plutôt de la fréquence du tangage et du roulis pendant la mauvaise saison.

Toutefois pour un curiste libre, sauf par un hiver

doux, le traitement à cette époque de l'année doit être en principe résolument déconseillé, surtout dans la Méditerranée occidentale voisine de France, la plus riche en lignes de navigation.

Nous avons cru devoir insister sur cette question de la saison de cure, qui nous paraissait d'autant plus importante à préciser que certains auteurs anglais, Weber notamment, conseillaient récemment encore l'hiver comme une saison de choix pour les traversées en Méditerranée. On s'explique ainsi que Wilson ait pu écrire au sujet des voyages en mer : « Le climat de la Méditerranée, quelque puisse être celui de ses côtes, n'est point considéré comme favorable pour les maladies de poitrine ».

Dans la cure de la neurasthénie, par contre, ces voyages peuvent convenir en toute saison.

En été, on ne souffre point de la chaleur sur la Méditerranée, car, en mer, la brise rafraîchit constamment l'atmosphère.

II

Lignes de la Méditerranée occidentale.

Quant aux *itinéraires sur la Méditerranée*, ils seront exclusivement affaire de goût. Il est évident que tout passager aimera à varier ses trajets, ce qui lui rendra sa cure très agréable.

Grâce au roulement des services des paquebots, *les traversées varieront pour le curiste sans qu'il ait à changer de navire.* C'est ainsi qu'un malade qui, dans la Méditerranée occidentale, s'embarquerait avec une carte de circulation sur un des navires de la Compagnie Transatlantique, pourrait, sans quitter son navire, voir en quelques mois à peu près sans exception tous les ports desservis par la Compagnie, de Marseille aux petits ports de la côte algérienne et tunisienne, à Malte, en Corse, en Sardaigne, en Espagne, etc. Il parcourrait de même successivement sur un navire de la Compagnie de Navigation mixte ou de la Société des Transports maritimes, les lignes de France en Algérie, Tunisie, Tripolitaine, Sicile, Italie, Espagne et Maroc. Un malade français, par exemple, désirant s'éloigner peu du pays natal, peut faire la cure sur l'une de ces compagnies avec l'avantage assuré de ne pas passer plus de deux ou trois jours sans faire escale et de toucher, tous les six à huit jours en France même au port d'attache, à Marseille, Nice, Cette ou Port-Vendres, gardant ainsi la faculté d'interrompre son traitement presque d'un jour à l'autre. Dans de telles conditions, comme nous l'avons déjà dit à propos des lignes côtières de l'Atlantique, la cure par les voyages en mer ne peut être un effroi pour les malades les plus craintifs.

Les navires de la *Compagnie Transatlantique* sur ces lignes sont des plus confortables et il y a à bord de chacun d'entre eux un médecin. Les rapides de Marseille à Alger ou Tunis direct, en raison même de leur vitesse. sont plus éprouvés par les gros temps. D'autre part, leur forme effilée en vue d'une grande rapidité, sacrifie peut-être un peu la stabilité et favorise le roulis et le tangage.

Les promenoirs, le pont, les salons de ces paquebots sont parfois encombrés de passagers. Enfin, par suite de la rapidité de marche, le prix de revient de la journée de cure y serait plus élevé. Pour toutes ces raisons un malade choisira de préférence les navires de seconde ligne, plus lents, un peu moins grands mais à peu de chose près aussi confortables (*Ville de Bône*, *Ville d'Oran*, *Ville de Tunis*, *Ville de Barcelone*, *Ville de Madrid*, *Saint-Augustin*, *Abd-el-Kader*, *Isaac Péreire*, *Moïse*).

Les vieux navires de la compagnie : *Lou Cettori* et la *Corse*, sont plus petits et moins bien emménagés.

La *Compagnie de Navigation mixte* a aussi d'excellents navires sur ces lignes. Chacun a un médecin à bord. Le plus grand bien-être est également assuré aux passagers sur ces paquebots. Citons surtout les paquebots *Medjerda*, *Djurdjura*, *Tafna*, *Moulouya*, *FélixTouache*, *Touareg*, *Rhône*. Les lignes de la compagnie qui vont de Cette à Port-Vendres et Oran et de Marseille à Cette, Port-Vendres et Alger, évitent le Golfe du Lion et sont les plus abritées contre les gros temps parmi toutes celles de la Méditerranée occidentale, à cause de la prédominance des vents nord-ouest contre lesquels les protègent les rives de France et d'Espagne qu'ils côtoient. La ligne de Cette à Port-Vendres et Oran se recommande en toute saison aux malades pusillanimes.

La Compagnie de Navigation mixte a une ligne sur Nice, Gênes, Livourne, Naples. La cure marine est ainsi tout à la portée des tuberculeux habitant la Riviera.

Ceux-ci peuvent encore disposer des navires de la compagnie Fraissinet qui de Nice vont à Marseille, à

Naples ou en Corse, et, depuis le 15 décembre 1902, du paquebot allemand, luxueusement emménagé, qui durant toute la saison hivernale va et vient entre Nice, Monaco, Menton et Gênes.

Enfin depuis quelques mois le charmant *steam-yacht « Violette »* de MM. Garcin et Cie, armateurs à Nice, « fait exclusivement de jour, est-il dit, et de la façon la plus agréable et la plus pittoresque, la traversée de la Côte d'azur ». Les départs journaliers ont lieu alternativement de Nice et de Marseille avec escales à Cannes et à l'île de Porquerolles. La traversée dure de huit heures du matin à cinq heures du soir : Emménagements très confortables, cuisine soignée. Le prix du voyage aller et retour (Nice à Marseille et vice-versa), soit deux jours de mer, est de 27 francs. L'aller seul est tarifié 17 francs. Des conditions toutes spéciales seraient accordées pour des voyages répétés ou collectifs.

Le yacht *Gladiateur*, qui appartient à une compagnie niçoise, organise fréquemment des promenades en mer de Nice à Antibes (Prix aller et retour : 2 fr.) et de Nice à Menton (Prix aller et retour : 4 francs). Le voyage dure une après-midi.

La *Société Générale des Transports maritimes à vapeur* dessert encore l'Algérie par de grands paquebots sur lesquels la cure pourrait être aussi pratiquée, mais elle n'a jusqu'ici de médecin que sur la ligne d'Oran. Les navires de la Compagnie Paquet (Cie Marocaine) qui vont au Maroc et aux Iles Canaries n'ont pas de docteurs. Il en est de même des paquebots de la nouvelle Compagnie Franco-Tunisienne dont quelques-uns sont suffisamment bien emménagés (service de Marseille à Bizerte, Tunis, Sfax, Alger, Oran).

Mentionnons encore les grands vapeurs de la Compagnie Calliol et Duvillard (de Marseille) et les petits stamers de la Compagnie Axel-Busk qui fait le service côtier entre Port-Vendres, Agde, Cette, Marseille, Toulon, Saint-Tropez, Cannes, Antibes, Nice et Menton, et ceux également des Compagnies Schiaffino et Chaber et Castanié qui font le cabotage le long de la côte africaine de Mellila (Maroc) à Tabarka (Tunisie).

Enfin, la cure pourrait encore être accomplie à un prix très modéré sur un des innombrables *voiliers ou cargo-boats* qui sillonnent la Méditerranée.

III

Lignes de la Méditerranée orientale et de la Mer Noire.

Pour les voyages au delà de Malte dans la partie orientale de la Méditerranée le curiste aura à sa disposition les grands paquebots-poste français *(Messageries Maritimes)* qui font le service de Constantinople et de la mer Noire ou de la Syrie et de l'Egypte, et ceux aussi d'Extrême-Orient qui font escale à Alexandrie. Ce sont de véritables villes flottantes qui pour la cure seraient — comparées aux navires dont nous avons parlé plus haut — un peu ce que la ville d'eaux est à un sanatorium isolé.

Ici, tout en profitant cependant de l'aérothérapie marine, plus de distractions à bord, plus d'agitation, plus de fêtes, plus de société, plus de liaisons entre les voyageurs. Sur les précédents, au contraire, vie plus seule, plus calme, plus tranquille; les voyageurs y sont moins nombreux. C'est ainsi que sur les navires des lignes secondaires de la Compagnie Transatlantique ou de la Compagnie de Navigation mixte, il n'y a, à chaque voyage, en moyenne qu'une quinzaine de passagers de première classe et autant de seconde. Sur les lignes de Tripoli, du Maroc, de Naples, etc., le nombre des passagers de première et de seconde classe est souvent réduit à quelques unités. Aussi la plupart des cabines restent toujours inoccupées et le passager peut en avoir constamment, comme sur la plupart des autres lignes du reste, une pour lui seul.

A signaler encore pour l'Orient, les lignes de la *Compagnie Fraissinet*, qui fait concurremment avec les Messageries Maritimes, le service de Constantinople et de la mer Noire.

Le voyage très recommandable de Marseille à Patras, Salonique, Constantinople, Odessa, Batoum et retour, soit 28 jours de mer, revient à 21 francs par jour en première classe.

Cette compagnie, dont les paquebots sont confortables, fait aussi les voyages de Marseille en Corse et à l'île Rousse et a des lignes pour passagers sur Gênes, Livourne et Naples.

Citons parmi les compagnies étrangères faisant un service régulier en Méditerranée : La *Compagnie transatlantique espagnole*, intéressantes lignes de Marseille à Barcelone, Alicante, Malaga, Cadix, la côte marocaine de Casablanca à Mogador, les îles Canaries et enfin Madère; la *Compagnie générale italienne* (Florio Rubattino de Gênes) et le *Lloyd Autrichien*, compagnies dont les bons navires sillonnent un peu toute la Méditerranée. Nous avons déjà parlé des itinéraires de la Compagnie *Adria* de Trieste. La *Compagnie Khédiviale* dessert spécialement la Méditerranée Orientale (Constantinople, Le Pirée, Alexandrie). Ses navires, notamment le *Prince Abbas*, le *Tewfik-Rabbani* que nous avons pu visiter, ont une installation luxueuse qui ne laisse rien à désirer.

Il en est de même des nouveaux paquebots de la Compagnie roumaine qui sont aussi en service sur ces lignes.

La Méditerranée orientale est peut-être d'un climat un peu plus doux l'hiver que la Méditerranée occidentale ; toutefois les vents du nord y sont aussi les vents dominants.

Quant à la Mer Noire, les gros temps y sont assez fréquents en hiver. En novembre, décembre et mars, aux équinoxes de printemps et d'automne, il s'y produit quelques tempêtes violentes mais qui dépassent rarement douze à vingt-quatre heures. Il y a assez souvent du brouillard et de la brume. Les différentes rades d'Anatolie, depuis Sinope jusqu'à Trébizonde, sont abrités des vents forts par les montagnes couvertes de forêts de haute futaie qui surplombent la côte.

IV

Prix de revient de la cure.

Cette étude pratique de la navigation en Méditerranée ne serait pas complète si la question du prix de

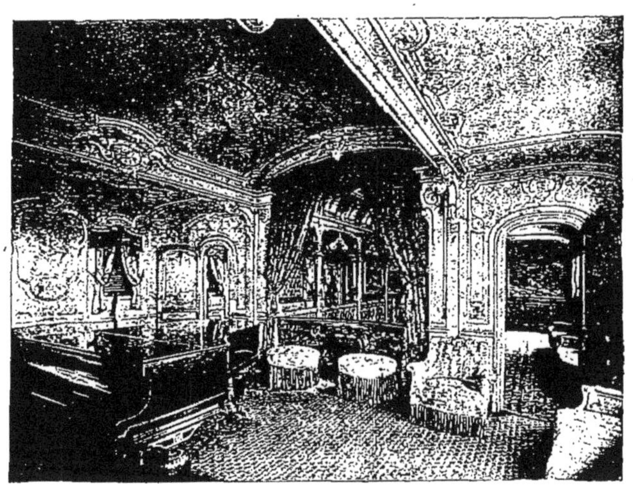

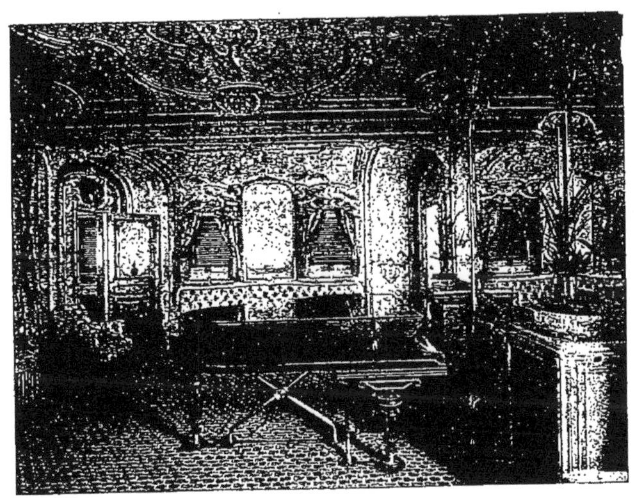

Emménagements divers de paquebots
(clichés de la Cie des Messageries Maritimes).

revient de la cure n'était élucidée. On pourra voir que celle-ci est abordable à nombre de malades.

Sur les paquebots de la *Compagnie de Navigation mixte* le prix, par exemple, de la traversée de Marseille à Tripoli avec escales (la plupart en rade et non dans l'intérieur d'un port) soit sept jours, est de 170 francs en première classe, 125 francs en seconde; ce qui revient à 23 francs par jour en première classe et 18 francs en seconde. Et avec la réduction que procure le billet d'aller et retour *21 francs* et *16 francs*.

Sur les paquebots de la Compagnie des Transports maritimes à vapeur le prix calculé de même, pour le voyage de Marseille à Bône par Philippeville (soit deux jours pleins) est de 31 francs en 1re classe et 24 francs en seconde. Le séjour et la nourriture à bord sont toujours compris dans le prix de la traversée. Les soins du médecin sont également gratuits dans toutes les compagnies. Avec la réduction du billet aller et retour la journée revient à 25 francs en première et 19 francs en seconde.

Les prix de la Compagnie Franco-tunisienne et de la Compagnie Paquet sont très inférieurs à ces chiffres.

Sur les navires de la Compagnie transatlantique le prix du voyage d'Alger à Tunis par exemple (paquebots de seconde ligne : ville d'Oran et autres), avec escales aux petites villes de la côte africaine pour lesquelles on mouille le plus souvent au large, est pour 4 jours pleins de 100 francs en 1re classe et 70 francs en seconde. Sur les lignes fréquentées et les paquebots très rapides les prix sont plus élevés. Mais ce ne sont là que des *prix calculés pour une traversée de deux à trois jours seulement*; le *billet d'aller et retour* donne déjà droit à une *réduction de 20 p. o/o* (ce qui fait pour le voyage, par exemple, d'Alger à Tunis, cité plus haut, *20 francs par jour en 1re classe et 14 francs en 2e*) et en voyageant à plusieurs, les prix sont inférieurs à ceux que nous venons d'indiquer (1).

Il est évident qu'au moyen d'une *carte d'abonnement*, semblable à celles que délivrent toutes les compagnies de chemins de fer, un malade pourrait faire sa cure avec un prix de revient de journée (nourriture comprise comme plus haut), très vraisemblablement *moitié moindre* (2).

La *délivrance de cartes d'abonnement* ne saurait être que profit pour les compagnies de navigation car les curistes ne demandent point à circuler sur les « express » encombrés des grandes lignes, mais bien plutôt sur les lignes non fréquentées qui, ayant souvent leurs paquebots à peu près déserts, sont une pure charge imposée aux compagnies par leurs conventions avec l'Etat. Il ressort de notre enquête à ce sujet que les compagnies de navigation ne se refuseraient pas à la délivrance de ces cartes d'abonnement ou à une entente toute spéciale en vue d'une série de voyages.

Je dois ajouter que la cure peut se faire non seulement en première classe, mais même dans de très

1. Trois personnes voyageant ensemble ont droit à une réduction de 30 o/o (Compagnie des Transports Maritimes).

2. En effet, l'entretien à bord (cabine, nourriture, etc.) est compté dans les rades ou dans les ports 8 francs par jour seulement en 1re classe et 5 francs en deuxième.

bonnes conditions *en seconde classe.* Les cabines, au point de vue hygiénique, diffèrent peu. Toutefois, au cas exceptionnel de nombreux passagers, on ne sera pas aussi sûr d'avoir la cabine pour soi tout seul, la plupart des cabines de deuxième classe étant à trois ou quatre couchettes. C'est vers le 15 juillet (aller en France) et vers le 25 septembre (retour en Afrique) que les voyageurs sont le plus nombreux, à bord, dans la Méditerranée occidentale.

La nourriture, facteur important de la cure, ne laisse pas à désirer, même en deuxième classe. Tout le pont du navire est à la disposition des passagers de seconde classe comme de ceux de première. Seul, le grand salon, qui sert de salle à manger aux passagers de première classe et qui est situé sur le pont, n'est pas ouvert, sauf tolérance du commandant, aux passagers de deuxième classe. Ceux-ci ont leur salle à manger plus petite au niveau du spardeck.

La quatrième classe et même la troisième ne nous paraissent pas présenter un confortable suffisant pour la cure. Les passagers de cette catégorie sont retenus sur le tiers antérieur du pont qu'ils ne peuvent dépasser. Toutefois, sur les lignes peu fréquentées, Maroc, etc., on tolère d'habitude leurs allées et venues sur le pont entier.

De plus, même en troisième classe, il y a les inconvénients du dortoir commun. Au milieu de cette pièce unique, appelée « carré de troisième classe », sont aussi dressées les tables à l'heure des repas.

Enfin la cure d'air pourrait se faire en Méditerranée sur des navires qui ne sont pas destinés au transport des voyageurs à des prix très modiques, à

5 francs par jour et même au-dessous, d'après nos renseignements, sur des voiliers notamment.

De cette étude où nous avons réuni bien des renseignements qui pourront paraître fastidieux à la lecture mais qui ont leur utilité pour le curiste, nous sommes en mesure de conclure que tout tuberculeux pouvant pécuniairement faire la cure de sanatorium peut aussi bien accomplir la cure marine. LA MER N'EST PAS PLUS CHÈRE QUE LA MONTAGNE.

V

Renseignements sur les voyages en Méditerranée.

La cure en Méditerranée est pleine de charme et d'intérêt. De tels voyages, loin d'engendrer la monotonie, sont *la plus agréable et la plus recherchée des distractions.*

Le bassin de la Méditerranée est le cœur de l'ancien monde et chaque lieu y évoque les grands souvenirs de l'histoire.

C'est là que se sont déroulés la vie de l'humanité, la destinée de nos races, les grands rêves du monde. Sans rappeler les trirèmes de Phocée, les barques d'Ulysse, les galères de Pollion ou de Cléopâtre, de saint Louis ou de Frédéric Barberousse, cette mer n'a-t-elle pas été sillonnée au cours des siècles par les flottes des Romains, des Carthaginois, des Vandales, des Musulmans, des Vénitiens, des Espagnols, qui, pour la plupart, ont laissé en bien des points sur ses rives d'imposants vestiges de leur domination ?

En outre, ses îles et ses côtes si variées sont privilégiées entre toutes par la nature. « La Méditerranée, dit Michelet, est belle surtout par deux caractères : son cadre si harmonique et la vivacité, la transparence de l'air et de la lumière. Cette belle mer, avec ses climats puissants, trempe admirablement l'homme ».

A titre de document pour le curiste, nous joignons ici quelques renseignements sur cette mer et les contrées qu'elle baigne.

Fermée de toute part, sauf à l'ouest, la Méditerranée n'est pas agitée par de puissantes marées. Les courants qui se dirigent du pôle vers l'équateur ne peuvent y pénétrer.

« L'eau, dit Milne Edwards, y est dans un état de repos presque complet, et sa température s'y maintient constante aux environs de 13° ». Les vagues de la Méditerranée dans les gros temps sont toujours petites par rapport à celles de l'Océan.

Plus de onze cents phares éclairent de toute part cette mer où la brume est exceptionnelle et dont la navigation est ainsi rendue très sûre. Des télégraphes sous-marins la traversent dans tous les sens et rendent en tout lieu les communications très faciles.

Les contrées méditerranéennes du Sud de l'Europe sont celles de la terre qui sont le plus gracieusement découpées de baies, de golfes, de mers intérieures, de presqu'îles variées d'aspect et de contour. Que de poètes les ont chantées !

Généralement formées de hauts promontoires en Espagne, excepté vers le delta de l'Ebre, les côtes en France sont basses et bordées de lagunes autour du golfe du Lion et vers l'embouchure du Rhône, escarpées, hérissées de caps et semées d'îlots, le long de la Provence ; l'escarpement continue le long de la Riviera de Gênes, mais la côte se borde de marais dans le pays de Lucques, la Toscane et l'Italie centrale... Elle se relève dans le Napolitain où elle déploie sur bien des points, conme aussi en Sicile, d'admirables paysages. Assez égale sur la côte orientale de l'Italie, elle dessine au fond de l'Adriatique son collier de lagunes, puis se détache au sud de la grande presqu'île d'Istrie et court au sud-est, masquée par le long chapelet de l'archipel dalmate au pied des Alpes dinariques. Elle est aussi généralement élevée et d'un aspect pittoresque dans l'Albanie dont Horace a maudit les « infames scopulos Acrocerauniæ », dans la Grèce, l'île de Crète, l'Anatolie et la Syrie. Elle est plate et noyée dans une grande partie de l'Egypte, haute dans le Barkah ou Cyrénaïque, basse vers les Syrthes et presque constamment élevée dans la Berbérie (Tunisie, Algérie et Maroc).

La Méditerranée est d'une poésie captivante.

Dans la cure, entre ces rives et ces îles riantes, le navire se meut sur un disque immense de saphir foncé, tantôt uni, tantôt pailleté, et sous une coupole du plus bel azur. Sur l'Atlantique européen par contre, les flots sont verts et glauques, couleur d'émeraude.

Nous montrerons plus loin l'heureuse action que la profusion de lumière et de vives couleurs exerce sur le moral des malades.

Nous avons décrit dans leurs détails plusieurs

voyages en Méditerranée dans les *Archives générales de Médecine* (1901), la *Médecine moderne* (1901), le *Courrier médical* (1902). Contentons-nous de faire connaître ici le début commun de ces divers voyages, le départ de Marseille, si bien dénommée la « Porte de l'Orient » :

Un premier tour d'hélice, un frémissement de l'énorme masse de fer et de bois et doucement, puissamment, nous sommes portés vers la haute mer lumineuse...

Confortablement installé sur les chaises-longues du pont-promenade, respirant un air très pur et grisé par les caressantes brises marines, le curiste regarde se dérouler sous ses yeux et fuir les paysages de la côte.

Après avoir doublé la jetée de la Joliette, et traversant la rade de Marseille, en quelques heures les coupoles de la cathédrale byzantine de cette ville, son château du Pharo, sa corniche et ses calanques, son manoir d'If, sa Vierge d'or scintillant dans le ciel au-dessus des collines, ses dernières îles, son phare lointain du Planier, tour à tour passent, s'éloignent, s'effacent...

Le navire avance majestueusement sur la Grande Bleue en un superbe isolement, entre deux infinis d'azur sur lesquels ne tranchent que les voiles, de plus en plus rares, des navires de pêche, les ailes blanches des oiseaux marins, les taches grises des marsouins et souffleurs qui prennent sur les flots leurs habituels ébats.

Quelquefois, rencontrant des parages troublés, le paquebot est bercé de roulis ou de tangage ; mais, dans la plupart des traversées, il file doucement avec un très léger bruissement, sans vibration, au milieu du silence de la mer, et semble, considéré de la dunette, comme immobile sur ce miroir.

Quel plaisir d'aller ainsi d'une station hivernale à l'autre, de Nice la Belle à Palerme l'Heureuse, de Corfou à Alger, de Malte à Malaga, des charmes de l'une aux enchantements de l'autre, de voir sans fatigue se succéder devant sa galerie de cure de si intéressants paysages.

La majesté de la mer, la beauté de ses merveilleux couchers de soleil, le charme si prenant et si doux de ses nuits constellées, tout cela ne laissera pas le malade indifférent et nous pensons que, grâce à l'action du moral sur le physique, le curiste ne pourra qu'être heureusement influencé dans cet agréable milieu.

Le peu de durée des traversées ; les distractions que le malade pourra se créer à bord : musique, jeux, photographie, lectures littéraires, géographiques et historiques sur les lieux de destination ; le tir aux goëlands et marsouins, la pêche à laquelle il pourra se livrer ; les spectacles variés qu'il aura sous les yeux, les formes changeantes des flots, les couleurs irrisées du soir, les trombes, les phosphorescences ; la vue si fréquente d'îlots ou de côtes pittoresques et, en pleine mer, de troupes d'oiseaux migrateurs ou pêcheurs, qui si souvent accompagnent le navire et dont le jeu intéresse ; le croisement continuel de navires de toute sorte, du cuirassé à la tartane, avec la plupart desquels on échange des saluts et des nouvelles, rompront, pour lui, la monotonie des journées.

Enfin, la diversité des pays qu'il visitera et des peuples avec qui il entrera en contact, la société des compagnons de voyage, d'origine, de nationalité si diverses, allant à des destinations si variées ou venant de lieux si lointains, et qui ne se feront pas prier pour ouvrir devant le curiste « les écrins de leur riche mémoire », tout cela lui fera paraître courts, en somme, les mois passés à la mer.

En outre, comme tout marin, après quelques voyages, le malade s'attachera de plus en plus à la mer. Comme l'a si bien dit Chateaubriand : « Les matelots se passionnent pour leur navire, ils pleurent de regret en le quittant, de tendresse en le retrouvant ».

Le curiste ne devra visiter que très sommairement, en tout cas, les villes où il fera escale et ne devra jamais quitter l'existence du bord pour la vie d'hôtel. L'idéal serait même qu'il s'abstînt complétement de tout séjour ou passage en ville : ceci s'adresse évidemment bien plus au tuberculeux qu'au neurasthénique.

Il pourra, par contre, faire avec profit des *petites promenades* en voiture ou à pied non seulement aux plages fréquentées et coquettes que possèdent toutes les villes, mais surtout dans la campagne environnante. C'est ainsi qu'à Malte nous lui conseillerions d'aller à Floriana et aux jardins de San-Antonio, à Corfou au parc de la villa royale de Mon Repos ; à Naples, aux îles d'Ischia et de Capri ou à Herculanum sur la route du Vésuve, ou aux lacs Averne et Lucrin ; à Palerme, à Montréal ou à la Favorite ; à Tunis, au parc du Belvédère, à la Marsa ou à Carthage ; à Bizerte, aux pêcheries du fond du lac ; à

Bône, à Hippone ; à Philippeville, à Stora ou à Saint-Antoine ; à Alger, au Jardin d'Essai ou au Bois de Boulogne ; à Oran, à la forêt des planteurs ou à Mers el Kébir ; à Carthagène, à Los Dolorès ; à Malaga, à la Vega ; à Tanger, au Cap Spartel, etc., etc.

CHAPITRE XII

Résumé des lignes de Navigation.

Pour résumer cette étude des lignes de navigation, nous recommanderions surtout les lignes de la Méditerranée et des parages de l'Atlantique, voisins d'Europe, région des îles Canaries comprise, qui conviennent spécialement pour la cure aux saisons que nous avons indiquées.

Nous conseillerions au même titre, mais de préférence après un essai de la vie nautique sur les mers d'Europe, les voyages au long cours de France à la Plata, ou ceux du Cap et au delà (Australie, Nouvelle-Calédonie), soit par vapeur, soit par voilier. Le voyage de New-York ou de Montréal, ainsi que les lignes de la mer du Nord ou de la Baltique, pendant les mois chauds, enfin le voyage d'Europe en Océanie par Suez et les diverses traversées sur le Pacifique, pourraient encore servir à la cure.

Pour compléter les renseignements que nous avons déjà fournis sur les escales et les régions visitées dans chaque voyage, et en vue de réunir les éléments nécessaires à l'élaboration d'un programme complet de croisières pour un navire-sanatorium, ajoutons ici les indications bibliographiques de travaux non déjà cités, travaux relatifs à la tuberculose et portant sur la climatologie des divers lieux suivants :

Riviera, Cannes, Nice, Menton (Comptes rendus du Congrès de climatologie de Nice, 1904) ; *Espagne* et *Baléares* (Bassols y Prim. Barcelona, in-8, 1888. J. Saix) ; *Malaga* (Anderson, *Glasgow med. Journ.*, avril 1889) ; *Italie et Sicile* (Comptes rendus du Congrès de la tuberculose à Naples, 1900). *Maroc* (Raynaud, 1902, in-8, Paris, Lib. Maloine) ; *Oranie* (Gros, Janus 15-31 déc. 1899, p. 623) ; *Alger* (Bertheran, *J. de méd. et de pharm.* de l'Algérie, 1887, p. 156) ; *Tunisie* (Loir et Berthelot, Congrès de l'Assoc. fr. pour l'avancement des sc., 1899 ; Murat, *Courrier médical*, 1902 ; Bertholon, Assoc. fr. pour l'av. des sc., 1900) ; *Nabeul* (Brunswic le Bihan, *L'hygiène pratique*, n° du 14 mars 1900) ; *L'île de Djerba* (Murat, *Archiv. génér. de méd.*, 1901) ; *Alexandrie* (Gore, *Dublin Journal*, t. 88, p. 19) ; *Le Nil* (Savil Thomas. *The Lancet*, T. II, 1889, p. 607) ; *Egypte* (Hirscheberg, *Deutsch. med. Woch.*, n° 22, 1888, p. 26) ; *Asie Mineure*, Cappadoce (Robinson, Congr. de la Tub., Paris, p. 168, 1888) ; *Corfou* (Corfou « climat du soir », Carrière. *Union médicale*, 1863) ; *Madère* (Liebig, *Munchener med. Woch.*, 1887, t. 34, p. 144) ; *Les Açores* (Warner Emerson. *Boston m. and. s. Journal*, t. CXX, p. 53) ; *Les Canaries* (Thurstan Paget, London W. H. Allemand Co, 112 p., 1888) ; *La Grande Canarie* (Douglas, Londres, Churchill, in-8) ; *Les climats de l'Océan dans la maladie de S. M. l'Impératrice d'Autriche* (Carrière, *Union médicale*, 1863, XIX, p. 369, 408, 451, 483, 534) ; *Irlande* (Flin, in-8, Londres et *The Lancet*, T. I, 1887, p. 1221) ; *Hollande* (Thomassen, Comptes Rendus du Xe Congrès de la Tuberculose, 1889) ; *Terre-Neuve* (Martine. *Arch. de méd. navale*, mai 1894, p. 371) ; *Guyanes* (Fergusson, *Georgetown Hosp. Rep.*, 1887, p. 41) ; *République Argentine* (Charlier, *J. d'hyg.*, 2 nov., p. 349) ; *Cap de Bonne Espérance* (Levy, *The Lancet*, avril 1899, p. 1046) ; *Afrique du Sud* (*British med. J.*, 6 mai 1899, p. 1107) ; *Natal* (*The Lancet*, 29 avril 1899) ; *Inde* (Crombie, *British med. Journ.*, 28 oct. 1899) ; *Sud de l'Australie* (Werco, *British med. Journ.*, t. II, 1887, p. 667) ; *Californie* (Parkinson, *British med. Journ.*, t. I, p. 553, 1887) ; *Chili* (Agiurre, Congrès de la tub., 1889 ; Comptes rendus, p. 159) ; *Régions équatoriales* (Hirschfeld, *Deutsh. Archiv. f. Klinish med.*, 25 oct. 1894).

LIVRE IV

Indications et contre-indications de la cure marine.

CHAPITRE I

Action de la cure sur les principaux symptômes morbides, notamment de la tuberculose.

I

Thérapeutique prophylactique et degrés de la phtisie. Importance des symptômes généraux.

La cure de mer, chez les sujets menacés de tuberculose, a une action prophylactique presque souveraine. Des auteurs, qui en contestent l'indication dans le cours de la maladie déclarée, reconnaissent son efficacité pour en prévenir le développement chez tous les jeunes gens à prédispositions acquises ou héréditaires (1).

Cazin, Calot et les autres médecins de sanatoriums marins pour enfants sont unanimes à ce point de vue. Gilchrist, Thaon, Friedreich, Weber et bien d'autres praticiens, comme on a pu le voir dans notre historique, fournissent des observations précises à ce sujet, ou affirment, d'après leur expérience, leur pleine confiance en ce traitement préventif.

Les tuberculeux à la période d'éclosion de la maladie ou au premier degré de l'affection confirmée (2)

1. Voir Vaudremer. Influence de l'air marin sur l'hérédité tuberculeuse. Congrès de Boulogne, 1894.

2. Comme dit Wilson, « un grand point pour avoir un succès assuré est de prendre la maladie au début, à la période de ces symptômes prémonitoires qui paraissent banaux aux malades, mais dont la signification est familière au médecin. » C'est ce qu'affirment non moins catégoriquement, pour les cures terrestres, tous les maîtres de la phtisiothérapie : « Le salut des tuberculeux, nous disent Grancher et Landouzy, est au prix d'une diagnose hâtive et l'efficacité thérapeutique ne va pas sans précocité diagnostique ».

Parmi les symptômes de diagnostic précoce, qu'on nous permette de signaler ici un signe nouveau, susceptible de rendre des services, signe que nous avons observé chez beaucoup de tuberculeux, parmi lesquels quelques-uns très légèrement touchés. Ce symptôme est d'ordre subjectif. Il s'agit d'une sensation anormale qu'éprouvent les malades : quand ils parlent fort, ils *sentent* que leur voix fait vibrer le poumon tuberculisé. Quand la conversation s'anime et qu'ils ont des éclats de voix, il en est même qui cherchent à atténuer cette résonnance gênante de la région infiltrée en immobilisant le bras du côté correspondant, d'un mouvement instinctif. N'est-ce pas là une véritable sourdine mise au thorax du côté où il vibre ?

Il faut évidemment rechercher ce signe, car, s'établissant insensiblement et n'étant pas douloureux, il n'éveille nulle-

retireront le plus grand bénéfice de la navigation et dans la généralité des cas arriveront à la guérison. Beaucoup de tuberculeux au deuxième degré qui ont des lésions relativement limitées et torpides, qui conservent des forces et, malgré un certain amaigrissement, un assez bon état général, peuvent entreprendre aussi cette cure avec tout espoir de

ment l'attention des malades. Mais que le médecin les interroge, les oblige à s'étudier sur ce point, leur fasse faire en sa présence de fortes expirations parlées, des « hums! » retentissants, et ils reconnaîtront que les vibrations de la voix se propagent dans le poumon gauche par exemple, tandis qu'aucune sorte de sensation n'est perçue du côté sain. L'opposition est nette. Il semble au sujet que le poumon tuberculisé est seul en relation avec le larynx.

Ce signe découle logiquement de l'épaississement du parenchyme et est de même ordre que l'augmentation des vibrations et la bronchophonie. Nous ferons remarquer que la constatation nette de celles-ci n'est pas toujours contemporaine de la fine sensation de répercussion pulmonaire si précocement perçue par certains malades.

Il va de soi que ce signe a aussi sa place dans la symptomatologie des périodes plus avancées de la phtisie. Cette sensation d'ébranlement et de vibration pulmonaires est nettement ressentie en effet par la plupart des tuberculeux au deuxième et au troisième degrés. Suivant leur propre expression, « cela chante » dans leur poumon lorsqu'on les fait parler haut. Je signale ici ce symptôme en vue du diagnostic précoce, parce qu'il est un « révélateur » très sensible de la maladie, d'une constatation précieuse dans tant de cas suspects où l'auscultation et la percussion ne donnent que des résultats incertains.

(Murat. *Presse médicale*, 29 mars 1899 ; *Journal des praticiens*, 6 janvier 1900). Ce signe a été retrouvé et utilisé par Knopf (de New-York). (*Journal of american medical association*, 9 décembre 1899). Voir également *Diagnostic de la phtisie* par Laure, in-8, 1901) ; Pégurier, *Tr. de la phtisie*, in-8, 1902 ; *Sulla diagnosi della tobercolosi* par le professeur Bozzolo (de Turin). Rapport au Congrès de Naples, 1900, etc.

succès. Williams conseille ce traitement même aux malades à la période d'excavation, pourvu que la caverne soit petite et l'affection unilatérale. Le degré de la lésion ne peut par lui seul servir de critérium. Il y a en effet des phtisiques au premier degré qui sont moribonds et il y a des phtisiques au troisième degré qui sont relativement fort peu malades.

Je connais pour ma part tel tuberculeux au troisième degré, porteur d'une assez grosse caverne, mais qui, à la suite d'un traitement à la montagne, présente tous les dehors d'une excellente santé : embonpoint, couleurs du visage, forces, puissance de travail, gaîté, et qui n'a d'autres symptômes morbides qu'un peu d'expectoration. Un tel malade peut évidemment aborder la cure sur mer tout comme un simple prédisposé.

On pourrait plutôt classer, au point de vue de la cure marine, les malades à tuberculose chronique, sans complication, d'après leur état général. Un état général encore relativement satisfaisant est requis, à notre avis, pour aborder la vie des paquebots, où un malade qui ne pourrait mener l'existence commune, garderait le lit de temps en temps, serait bientôt gêné et gênant.

En cas de tuberculose très avancée, un lointain voyage sur mer, a-t-on dit, en ayant en vue le long voyage d'Australie, « est aussi nul que les autres médications, et peut-être la moins pratique des méthodes, à raison du peu de confort et de l'éloignement forcé de la patrie et des amis ».

II

Discussion des contre-indications dans la tuberculose. Hémoptysie.

Examinons les contre-indications possibles de la cure et en premier lieu l'hémoptysie.

Lindsay a dit au sujet de cette dernière : « On a considéré la tendance aux hémoptysies comme une contre-indication, mais cela sans raison suffisante. L'hémoptysie est rare à bord et la crainte de la chaleur tropicale, en tant que cause provocatrice de la phtisie, repose sur une erreur. » Dans les voyages qu'il a fait en Australie, en compagnie de malades, cet auteur n'a observé que deux hémoptysies et encore « ne furent-elles pas sérieuses ».

Maclaren dit avoir observé sur lui-même et ses compagnons de cure que la mer amena la cessation des hémoptysies. Gilchrist, Faber, Thaon et Salis-Cohen, ont fait la même remarque. Dujat, Levêque et La Harpe disent également que la mer améliore la tuberculose hémoptoïque.

« La navigation a particulièrement réussi aux tuberculeux hémoptoïsants » (Williams). Nous pourrions multiplier ces citations de praticiens expérimentés.

Rappelons en outre les observations de Gallion et de Zozymus rapportées par Pline l'Ancien et Pline le Jeune.

Divers auteurs redoutent le séjour continu sur le bord de la mer pour les tuberculeux hémoptoïsants et pensent même que celle-ci peut favoriser l'apparition des hémorrhagies.

Sur les côtes où la mer brise avec un monotone et énervant fracas, l'exposition prolongée aux vents, plus ou moins purs et saturés des émanations fortes du rivage, serait-elle dans une certaine mesure une cause d'excitation organique et par suite de fièvre et d'hémoptysie? C'est une question discutée. En tout cas, cette objection ne pourrait s'adresser à la cure de haute mer.

Il en est de même pour les autres causes possibles d'hémoptysie sur les plages que nous énumèrerons plus loin à propos de la fièvre.

Cette question des hémoptysies au bord de la mer a été mise en discussion au IIIe Congrès international de la tuberculose (1893) et au Congrès d'Ostende (1895).

Gonzalès (1) engage les malades hémoptoïsants à ne pas s'exposer au mal de mer. Nous n'avons pas eu connaissance d'accidents sérieux, dans des cas pareils, chez les tuberculeux vivant en mer que nous avons pu suivre.

Signalons, à titre de document, l'observation que nous avons faite à ce sujet, en octobre 1898, sur un passager de Marseille à Philippeville.

Ce passager, aujourd'hui guéri, était un jeune pharmacien qui depuis plusieurs mois se trouvait atteint d'hémoptysies graves avec toux, signes stéthoscopiques pulmonaires, amaigrissement, accès fébriles. Il revenait de France, où il avait consulté M. le pro-

1. Gonzalès. *Tratado de los enfermedades de la gente de mar*, in-8, Madrid, 1805.

fesseur Grasset, l'éminent maître de Montpellier, qui, après des examens répétés, avait conclu qu'il s'agissait plutôt de paludisme que de tuberculose. A la suite d'un traitement rigoureux, les hémoptysies avaient cessé. La dernière remontait à une quinzaine de jours environ, lorsque le malade, se croyant définitivement convalescent, repartit pour l'Algérie. Toutefois, comme il craignait quelque rechute par suite du mal de mer, le roulis étant assez marqué, il nous raconta ses antécédents et nous prévint du danger qu'il redoutait, vu sa fragilité. Dans la nuit qui suivit le départ, il se produisit en effet chez lui une petite hémoptysie. Celle-ci s'arrêta sans difficulté et le malade n'eut pas de nouvel accident durant toute la journée du lendemain et jusqu'à son débarquement. A part ce cas, nous n'avons jamais observé d'hémorrhagies chez les passagers atteints de mal de mer.

Nous avons entendu parler d'une dame habitant l'Algérie, atteinte d'une affection ulcéreuse de l'estomac, qui fut prise plusieurs fois, durant ses traversées, d'hématémèses.

Comme conclusion, si l'on peut à la rigueur avoir quelques craintes pour des malades spécialement sujets à des hémorrhagies, ou pour des phtisiques porteurs de cavernes étendues, l'expérience semble prouver qu'on ne doit point en avoir pour la généralité des tuberculeux. L'aérothérapie marine et le repos de la cure ne peuvent par eux-mêmes manifester qu'une action favorable sur les hémoptysies, dans les premières périodes de la tuberculose en dissipant les états congestifs, et dans les dernières en s'opposant aux progrès des ulcérations. La stabilité hygrométrique et barométriqe est également un avantage.

L'état nauséeux du mal de mer que l'on redoute est précisément utilisé journellement dans le traitement du crachement de sang; 0,10 centigrammes d'ipéca, à prendre tous les quarts d'heure, pour entretenir cet état nauséeux qui fera contracter les artérioles pulmonaires et bronchiques, est une des meilleures prescriptions à formuler pour arrêter l'hémoptysie.

Les vomissements, à l'encontre de l'état nauséeux, nous paraissent plutôt défavorables; il serait bon de les traiter dans les cas tout exceptionnels où ils seraient violents.

Vomissements, dyspepsies et gastrites.

Les vomissements fréquents peuvent aussi contre-indiquer chez les tuberculeux la cure marine.

Ils ne pourraient en général qu'être exacerbés par le mal de mer, auquel les malades seraient alors sans doute particulièrement exposés. Chez ces sujets, l'intensité et la persistance de la naupathie deviendrait, dans certains cas, un obstacle insurmontable à la cure.

Espitalier affirme cependant que « l'état gastrique antérieur ne paraît pas avoir grande influence sur les personnes qui sont atteintes de mal de mer » et que les vomissements ne sont pas plus marqués dans ce cas (*Le mal de mer*. Thèse de Montpellier, 1900).

Quoi qu'il en soit, braver la mer serait, à notre

avis, pour de tels malades, s'exposer à délabrer l'estomac, qui doit, dans la tuberculose, comme le disait si bien Peter, être toujours « entouré de soins pieux ». Dans ce cas la cure d'altitude vaut mieux.

Pour cette même raison, j'hésiterai à envoyer sur mer un tuberculeux atteint de gastrite ou de dyspepsie grave ; mais la question est délicate, car si le mal de mer peut accentuer certains troubles digestifs, d'autre part l'amélioration considérable de l'état général, la régénération du sang par l'air pur et vivifiant du large, cet incomparable contre-poison de la toxine tuberculeuse, tout cela contribuera puissamment à rétablir dans leur régularité les fonctions digestives.

Dujat affirme que le mal de mer des premiers jours produit un effet salutaire pour la suite sur les fonctions digestives. C'est aussi l'avis de Gilchrist, qui donne à l'appui des observations de guérison. Même opinion de Wilson et de Faber. « La navigation est aussi un bon traitement des dyspepsies nerveuses », d'après Klein. Nous avons eu, pour notre part, connaissance de plusieurs guérisons de troubles dyspeptiques, les unes définitives, les autres temporaires, à la suite d'une traversée avec fort mal de mer. Nous avons eu comme passager un colon du voisinage de Souk-el-Arba (Tunisie), qui nous manifestait son contentement du gros temps qu'essuyait le navire, espérant bien, disait-il, retirer du mal de mer les mêmes bienfaits que dans une traversée faite l'année précédente, traversée par laquelle il avait été guéri, pour un temps au moins de son affection stomacale rebelle. Il avait, à la suite, été exempt, six mois durant, de tous ses troubles dyspeptiques journaliers : pesanteur d'estomac, aigreurs, lourdeur de tête, etc.

Quelque temps après, nous eûmes aussi l'occasion de faire voyage avec un officier atteint de gastrite chronique grave, qui venait de passer trois mois en traitement à l'hôpital du Dey à Alger. Il était atteint d'anorexie complète et ne digérait aucun aliment, se nourrissant uniquement, et non sans souffrances, de quelques tasses de lait. Pendant la traversée, il fut pris, à son grand étonnement, d'un vif appétit, auquel il ne céda que sur nos instances, et qui s'accompagna, contrairement à ses vives craintes, de bonnes digestions, et ce pour la première fois depuis le début de sa maladie. Il débarqua, après quelques jours seulement de traversée, avec une réelle amélioration.

Manque d'appétit ; anorexie.

L'anorexie et le manque d'appétit chez les tuberculeux, loin de contre-indiquer la cure, seront parmi les symptômes le plus rapidement améliorés par le séjour en mer. L'appétit dévorant, dû à l'air marin, au changement radical de vie, à l'absence forcée de travail cérébral, se montre constamment dès les premiers jours et est un des plus précieux adjuvants de l'aérothérapie marine.

L'air de la mer agit en rendant l'hémostase plus parfaite et en augmentant la richesse du sang en oxygène, ce qui favorise éminemment les fonctions digestives.

Enfin, comme nous l'avons dit, peu d'estomacs répugneront à la cuisine des paquebots qui est irréprochable à tous points de vue, soignée, variée et abondante.

Douleurs intercostales.

L'humidité et la mobilité incessante de l'air, à bord d'un navire, font craindre que les tuberculeux sujets à des douleurs névralgiques intercostales, violentes et tenaces, ne voient celles-ci entretenues par la cure marine. Les douleurs musculaires rhumatoïdes se rencontrent en effet parfois à bord, en Méditerranée du moins. Toutefois ce réveil possible de l'arthritisme, comparable à celui que nous avons observé à l'altitude et n'offrant aucune gravité, ne peut être une contre-indication à envisager que dans des cas tout exceptionnels et pour une cure prolongée durant la saison froide.

Laryngite.

La cure sur mer paraît peu convenir dans la tuberculose avec complication laryngée.

Certes, le tuberculeux se trouvera dans des conditions hygrométriques favorables : humidité constante et douce. Mais la perpétuelle mobilité de l'air du large, la brise quelquefois vive exposerait un larynx ulcéré à des poussées tuberculeuses répétées, à des maux de gorge fréquents, et rendrait pour le moins la cure pénible aux malades.

Eréthisme.

Un médecin n'enverra pas non plus sans appréhension un phtisique éréthique sur mer. L'humidité, l'égalité de la températurc, la haute pression conviennent par leur action sédative à ces tempéraments. Le climat de la Méditerranée et celui de l'Océan Atlantique se rapprochent, du reste, beaucoup de ceux des stations recommandées de tout temps pour cette forme clinique de tuberculose, stations qui, à peu près toutes, sont situées sur le bord même de ces mers.

Mais, d'autre part, l'atmosphère du large, la gymnastique inconsciente auquel le malade est soumis à bord, le ballottement parfois, peuvent devenir ici des excitants nuisibles. L'action stimulante de l'atmosphère marine peut dépasser le but, tout comme le fait celle de l'air des montagnes. L'éréthisme, en effet, contre-indique formellement les stations d'altitude.

L'indication n'est pas de suractiver par des climats aussi stimulants les fonctions déjà exagérées des appareils respiratoire, circulatoire et nerveux. Même dans les cas heureux, on n'obtiendrait sans doute alors que de médiocres résultats.

Fièvre et formes aiguës de la tuberculose.

Une fièvre persistante ou élevée, dans la phtisie, peut aussi être fâcheusement influencée par les voyages sur mer. Toutefois, il nous semble qu'il y aurait lieu de faire ici une distinction : Si la fièvre est vive, si elle est liée à un état cachectique ou à une forme éréthique, la cure marine devra être rejetée. Si, au contraire, elle est légère, s'il s'agit, par exemple, comme il arrive fréquemment, d'une fièvre de suppuration — même ayant résisté au repos absolu systématique — la mer ne nous paraît pas contre-indiquée par ce symptôme en lui-même, pas plus que ne l'est dans ce cas, à notre avis, l'air également pur et stimulant des altitudes. En même temps que les crachats blanchiront en mer et que leur purulence disparaîtra, la courbe thermique deviendra meilleure. Quel traitement plus efficace pourrait-on trouver de l'étiolement général, de l'empoisonnement par les sécrétions microbiennes et du mouvement fébrile qui l'accompagne, que le séjour dans ce milieu hygiénique incomparable ?

Dujat, Maclaren, Williams, etc., ont constaté les bons effets de la vie sur mer contre la fièvre.

Il est inutile de dire que la granulie, la *phtisie aiguë ou subaiguë* et les poussées aiguës de la phtisie chronique, qui réclament un repos et un calme complets, ne pourraient qu'être aggravées par la navigation. Celle-ci ne devra pas être entreprise dans les périodes troublées de la maladie, mais bien dans une période de chronicité et de calme.

On a accusé le séjour aux stations de bains de mer de favoriser parfois la fièvre ; nous étudierons plus loin l'habitat sur les plages qui diffère essentiellement de la vie en haute mer. Nous pensons du reste que dans les cas où l'on a pu observer chez certains sujets la fièvre marine, il s'agissait le plus souvent d'un mouvement fébrile causé à l'arrivée par le changement d'habitudes et de milieu et l'absence de repos, occasionné plus tard par des fatigues (promenades trop longues, veilles, bains répétés, action de la lame, etc.), ou encore, la saison marine étant la saison estivale, par une imprudente exposition à la chaleur et surtout aux rayons solaires.

Contre-indications diverses.

Les affections cardiaques, l'artériosclérose avancée, la sénilité, la grande faiblesse, la tendance au délire et aux troubles mentaux, l'état gravidique, doivent faire rejeter le traitement par la navigation. Celui-ci ne convient pas non plus aux hystériques, aux névropathes excités, aux eczémateux.

La peur innée de la mer, une extrême et exceptionnelle susceptibilité à la naupathie rendraient la cure en horreur aux malades et seraient aussi, par le fait, des contre-indications.

III

Action spécialement favorable de la cure sur certains symptômes.

Après avoir passé en revue les symptômes, complications ou maladies associées, susceptibles d'être considérés comme contre-indiquant la cure de la tuberculose sur mer, étudions l'action spécialement favorable de ce traitement, sur certains symptômes de la même affection.

Toux et expectoration.

La toux et l'expectoration, ainsi que les sueurs nocturnes, la diarrhée, etc., seront rapidement très améliorées, non seulement par les progrès de la cicatrisation pulmonaire et la restauration de l'état général, mais encore par certains facteurs spéciaux de la cure.

C'est ainsi que l'égalité de la température en mer et le degré hygrométrique élevé de l'atmosphère sont d'excellents calmants de la toux. D'autre part, ils conviennent tout particulièrement à la phtisie catarrhale.

Sueurs nocturnes.

Sous l'influence de l'aération constante, les sueurs nocturnes disparaissent à bord, le plus souvent dès les premiers jours. Nous avons observé le cas de malades qui étaient à terre sujets depuis des mois, chaque nuit, à des sueurs, à des moiteurs, à des bouffées de chaleur aux épaules, et qui virent radicalement disparaître celles-ci au bout de quelques journées de séjour en mer. Cette disparition des sueurs témoigne à son tour de la bonne aération des cabines.

Diarrhée.

La diarrhée sera aussi excellemment influencée par le séjour sur mer, en Méditerranée notamment.

La cure de Plombières, les divers traitements médicamenteux ne peuvent peut-être donner, à ce point de vue, des résultats comparables à ceux que l'on pourrait obtenir par la navigation.

A la mer, en effet, non seulement le malade voit son état général se transformer, ce qui est un excellent traitement causal, mais encore il est naturellement porté à la constipation, et cette constipation s'accentue toutes les fois que le mal de mer, par les gros temps, reparaît un peu.

Tous les auteurs ont reconnu cette propension à la constipation dans les voyages en mer.

La constipation est un phénomène des plus fréquemment observés aussi chez les nouveaux arrivés dans les stations de bains de mer.

Fonssagrive (1) dit que le mal de mer produit une constipation opiniâtre et persistante. Levêque affirme que « le seul phénomène en mer qui puisse

1. Fonssagrive. *Traité d'hygiène navale.*

être signalé comme à peu près constant est la constipation à laquelle on est habituellement sujet quand on navigue ». Nous avons observé la constipation comme l'affection pour laquelle, en effet, l'équipage et les passagers recourent le plus fréquemment aux soins du médecin.

Nous avons constaté quelques cas de constipation très rebelle, notamment chez des chauffeurs, constipation opiniâtre s'accompagnant même pendant plusieurs jours de phénomènes d'auto-intoxication : crampes musculaires, céphalée, facies grippé, vertiges, abattement.

Desgenette, Levêque, etc., ont cité des exemples de diarrhées chroniques et de dysenteries guéries par la navigation.

Un ancien médecin en chef d'un de nos grands hôpitaux coloniaux, naviguant, sur nos conseils, comme docteur à bord d'un des paquebots de la Méditerranée, a pu guérir ainsi une dysenterie chronique grave, avec hémorrhagies presque permanentes, qui l'avait déjà beaucoup amaigri et affaibli, et qui menaçait pour un avenir assez prochain sa vie elle-même.

Ce qui vient d'être dit des bienfaits de la cure sur les entérites, et sur la diarrhée tuberculeuse en particulier, s'applique aux mers tempérées. Un séjour prolongé dans le golfe du Mexique ou dans la Mer Rouge, au contraire, porterait plutôt, par suite de l'excès de la chaleur, à la diarrhée chronique.

Ajoutons qu'un tuberculeux faisant la cure à contre-cœur et ayant une peur maladive de la mer pourrait, par suite de diarrhée émotive prolongée ou répétée, ne pas retirer de la navigation, pour la cure de ce symptôme, les avantages que nous venons d'indiquer.

Amaigrissement.

Pour ce qui est de l'amaigrissement, l'appétit qui est si vif en mer, et va même parfois jusqu'à occasionner des embarras gastriques, le fera rapidement disparaître, et le poids arrivera le plus souvent à dépasser la normale.

Toutefois, peut-être n'obtiendra-t-on pas aussi facilement que sur terre par la cure en mer cette obésité particulière, ces visages bouffis qu'il n'est pas rare de rencontrer chez les malades traités par le repos absolu. La vivacité de l'atmosphère marine donnera plutôt la vigueur qu'un embonpoint exagéré, fera plutôt du muscle que de la graisse. Mais le premier n'est-il pas préférable à la seconde chez un tuberculeux revenu à un poids normal ?

Nous avons vu parfois à la montagne, dont le milieu peut être comparé à celui de la mer, des tuberculeux arriver bouffis à la suite d'un repos absolu prolongé. Ils étaient gras, mais sans forces, sans bien-être général, et la grande amélioration qui se produisait à l'altitude dans les forces, les couleurs du visage, l'état général et les lésions locales s'accompagnait pourtant d'une légère diminution de poids.

Maclaren, Thaon, Weber et d'autres auteurs ont constaté chez les tuberculeux, par la cure sur mer, des augmentations considérables de poids.

Débilité ; atonie ; anémie.

L'atonie générale, et l'affaiblissement, si fréquents au début de la tuberculose, trouveront sur mer un des meilleurs traitements qui puissent leur être opposé. De même l'anémie, symptôme toujours défavorable et qui contre-indique pour certains auteurs la cure d'altitude.

La présence dans ce milieu produit un travail hématopoïétique intense, une stimulation de l'organisme qui a valu à la navigation d'être vantée dans la convalescence de toutes les hémorrhagies graves, des maladies infectieuses et dans tous les états de faiblesse et de langueur. Nos plages sont en été couvertes d'enfants qui viennent demander à la mer des forces, des couleurs, un sang plus généreux et des organes plus robustes. « Les enfants... anémiques, faibles de constitution, ceux qui, ayant grandi trop vite, sont maigres, pâles, inertes et défaillants... tous les enfants délicats, épuisés, à nutrition languissante, sans appétit, sans entrain, se trouvent, dit M. Comby (1), merveilleusement, de la mer ». Ce qui se passe chez les enfants se constate aussi chez les adultes.

Leroy de Méricourt, un des auteurs opposés à la cure marine, admet néanmoins qu'une courte traversée peut contribuer à modifier heureusement l'état d'atonie, souvent observé au début de la phtisie.

1. Comby. *Les médicaments chez les enfants*, 1899.

Lymphatisme et Scrofule.

Quant aux prédisposés à la tuberculose ou aux tuberculeux qui sont de souche lymphatique ou scrofuleuse, qui ont été sujets aux engorgements ganglionnaires, qui sont atteints d'adénopathies bronchiques, complication fréquente au début de la phtisie, la cure marine est toute indiquée chez eux et sera pour leurs lésions une médication en quelque sorte spécifique.

Phtisie fibreuse ; emphysème.

La phtisie fibreuse et la tuberculose avec emphysème sont des formes cliniques qui, contre-indiquées pour la cure d'altitude, ne peuvent au contraire que se bien trouver des climats à haute pression et de la cure pélagienne. Toutefois, quand la phtisie fibreuse réalise le tableau clinique de l'éréthisme, la cure peut ne point porter ses fruits habituels.

Disposition aux refroidissements ; bronchite aiguë ; bronchite chronique ; bronchorrhée.

La disposition aux refroidissements, résultant d'une impressionnabilité de la peau, souvent sous l'influence de l'arthritisme, sera, comme le dit Weber, heureusement influencée par la mer.

Les tempéraments sujets à des poussées de bronchite, venant à intervalles fréquents se greffer sur une tuberculose torpide, peuvent aborder sans danger cette cure, pourvu qu'ils la pratiquent pendant les mois chauds dans les mers tempérées. Ils seront étonnés de la rapidité avec laquelle ils s'aguerriront contre l'humidité et la pluie des mauvaises journées. Ils n'auront nullement sur mer la même sensibilité qu'à terre, à l'égard des intempéries, et celles-ci ne provoqueront point chez eux la même réaction inflammatoire des bronches. Alors que sur terre une sortie par un temps de pluie occasionne pendant les jours suivants un redoublement d'expectoration, sinon un rhume véritable, ici les mauvais jours ne laisseront pas de traces sensibles. Si, dans un port méditerranéen par exemple, le curiste contractait en fin novembre ou en décembre quelque rhume, qu'il ne croit point pour cela que sa cure a été sans efficacité.

Il constatera, comme nous l'avons observé, la guérison rapide de ces inflammations bronchiques, leur absence de retentissement sur la lésion tuberculeuse et l'état général, ce qui contrastera heureusement avec les rhumes antérieurs à la cure. Il pourra, du reste, en remarquant, durant les hivers suivants, la disparition de ces poussées et la résistance acquise à l'égard des intempéries, reconnaître qu'une modification profonde s'est opérée dans son tempérament.

De même, la bronchite chronique et la bronchorrhée, qui compliquent parfois la tuberculose, conviennent tout particulièrement au traitement marin. L'expectoration abondante perdra sa purulence et se tarira peu à peu, pour les raisons que nous avons amplement développées en étudiant l'aérothérapie en haute mer.

Reliquats de pleurésies et de pneumonies.

Les séquelles de pleurésies, les reliquats de pneumonies seront également très amendés par la cure marine, à condition que le convalescent, vivant ici dans un air d'une perpétuelle mobilité, se tienne en garde, au printemps ou à l'automne, contre toute brise trop forte ou trop fraîche, et évite les négligences ou imprudences qui pourraient favoriser une rechute dans un organisme aussi sensible et souvent suspect de tuberculose. Dans nos mers tempérées, la cure conviendrait à ces malades dans les trois ou quatre mois les plus chauds.

Neurasthénie ; lypémanie.

La neurasthénie, la tendance aux états dépressifs, la lypémanie, qui si souvent accompagnent la tuberculose, sont encore indiqués pour le traitement par les voyages en mer. M. Leroy de Méricourt a noté la bonne action de ceux-ci chez les hypocondriaques.

L'atmosphère marine, l'action de la navigation elle-même sur la mentalité, combattront bien ces états.

Indépendamment des observations de neurasthénie que nous avons fournies, nous pourrions citer ici le cas de plusieurs névropathes, chez qui quelques traversées, faites pendant la saison des vacances, suffisent à déterminer une amélioration très marquée de leurs symptômes nerveux.

Il sera bon d'éviter chez ces malades les lointaines traversées sans escales, à bord de voiliers surtout.

La cure en Méditerranée conviendra particulièrement. Le peu de durée des traversées, la variété des voyages, l'agrément des nombreuses escales éloigneront tout ennui.

De plus la belle lumière et les vives couleurs de la mer et de l'atmosphère auront le meilleur effet sur le moral des malades. On connaît le tempérament gai et exubérant des peuples des rives de la Méditerranée, et l'on sait, d'autre part, l'action dépressive des journées « tristes », aux teintes de grisaille, fréquentes ailleurs, surtout dans les pays brumeux du Nord.

Comme le dit avec mélancolie le petit bohémien du poëte :

Dieser nebel drückt mich nieder
Der die sonne mir entfernt
Und die alten lustigen lieder
Hab'ich all fast vernlernt.

« Ce brouillard qui me sépare du ciel m'accable et j'ai presque oublié tous mes gais refrains ».

Ferrus (*Bull. de l'Ac. de méd.* T. IX, p. 128) cite deux mélancoliques qui ont dû leur guérison à des voyages en mer.

La cure marine est tout spécialement recommandée par les auteurs anglais dans les cas de tuberculose due à un surmenage intellectuel ou physique. « Dans la tuberculose d'origine nerveuse, *les voyages maritimes méritent, dit Weber, la préférence sur toutes les autres méthodes thérapeutiques.* »

Le bleu intense de la mer et du ciel, qui sans cesse entoure le malade, ne peut-il avoir d'action sur l'organisme. La chromothérapie a ses partisans. Le bleu, nous disent-ils, est un sédatif. Il ralentit la circulation et abaisse la température. Le Dr Savary professe que le bleu est le calmant par excellence. Brémond dit que le bleu active l'engraissement. Finsen dote cette couleur du pouvoir bactéricide (1).

Autres symptômes et autres affections justiciables de la cure pélagienne.

Pour les mêmes raisons thérapeutiques, théoriques et expérimentales — que nous avons exposées au début de cet ouvrage et au cours de l'étude que nous venons de faire des divers symptômes et complications de la tuberculose — les catarrhes chroniques, de la trachée et des bronches notamment, les états congestifs chroniques non tuberculeux du poumon, les maladies dyspnéïques, l'asthme, la coqueluche, l'emphysème, la dilatation des bronches avec expectoration abondante, le lymphatisme et la scrofule relèvent de la cure marine.

Il n'est pas non plus — notre étude de l'aérothérapie marine et le présent chapitre l'ont démontré — de traitement plus efficace des diverses anémies, de

1. Voir encore au point de vue de la chromothérapie Bleyer. *Colored rays of light in the treatment of tuberculosis. Med. Times N.-Y.*, 1900, XXVIII, 102-103.

la chlorose, des convalescences difficiles, de la débilité constitutionnelle, des états de langueur, de misère physiologique ou de faible résistance organique, des suites de surmenage, de la neurasthénie essentielle, aussi bien que secondaire à la tuberculose, du « spleen », de l'hypocondrie, des névroses sur tempéraments lymphatiques et mous, des insomnies liées à certains états nerveux.

En ce qui concerne les affections nerveuses, « les effets du traitement marin, nous dit Mendelsohn (Effets physiologiques et thérapeutiques du traitement marin sur le système nerveux. Comptes Rendus du Congrès de Biarritz, 1904) sont surtout, toniques et sédatifs (1). C'est un excitateur des échanges nutritifs et c'est par là qu'il influe sur le métabolisme des éléments nerveux. Il a une action très favorable sur le système nerveux en relevant la nutrition. Ses indications sont nombreuses. »

« L'excitation parfois, que l'on met sur le compte de la cure marine, est due surtout à des états psychiques qui cèdent facilement à des influences psychothérapiques, et le malade peut reprendre la cure marine. »

Le sommeil, affirme Pierre (de Berck), est la meilleure pierre de touche des effets bons ou mauvais ; encore faut-il donner le temps de l'acclimatement.

1. Voir également Legrand : *Neurasthénie et climat marin*, Biarritz, 1897.

CHAPITRE II

La navigation comme carrière.

Nous allons passer en revue les diverses professions du bord et montrer celles qui se prêtent au traitement prophylactique ou curatif de la tuberculose pulmonaire.

Pour ce qui est des autres affections qui peuvent être traitées par la navigation : neurasthénie, anémie, faiblesse constitutionnelle, etc., les emplois du bord et la carrière de marin leur conviennent éminemment et ne présentent point les contre-indications que nous allons mentionner pour la tuberculose.

Nous nous associons pleinement aux constatations du capitaine Cook : En général *après sept ou huit mois de navigation, les hommes d'une frêle constitution deviennent sains et vigoureux.*

I

La carrière de *marin* (équipage de pont) est trop rude et trop pénible, surtout à la mauvaise saison, pour pouvoir être recommandée à des tuberculeux, à moins que ceux-ci ne puissent être placés à bord dans des conditions spéciales.

A bord de petits bâtiments surtout (voiliers ou steamers), évoluant dans les mers chaudes ou tempérées, il n'est pas douteux qu'un jeune homme, tuberculeux à la première période, qui serait, par suite de recommandations ou de parenté, traité tout paternellement par le capitaine ou le patron du navire et pourrait prendre, en débutant dans son service de matelot, les ménagements que comporte la délicatesse de sa santé, obtiendrait par la suite, dans la plupart des cas, au cours de sa carrière, une guérison radicale.

Mais ce n'est guère, d'une manière générale, qu'à titre prophylactique que la carrière de marin peut être conseillée. Lindsay fournit la statistique suivante: Sur 1000 pêcheurs qui décèdent, 108 seulement succombent à la phtisie, tandis que cette mortalité pour 1000 s'élève à 267 chez les merciers, à 301 chez les peintres, à 371 chez les couteliers, à 435 chez les fabricants de limes, 473 chez les potiers.

Une autre statistique nous montre que la phtisie est surtout rare chez les bateliers et les bergers (*Revue de la tuberculose*, p. 88, 1894).

Il est certain qu'un sujet en état de subir les intempéries, sans trop en souffrir, ne sera pas exposé sur mer à la tuberculose comme un ouvrier des villes. Cet air sain et vivifiant qu'il respire toute la journée lui fortifiera les organes, lui régénèrera les tissus, lui colorera le sang et créera en lui peu à peu une constitution robuste, réfractaire à la tuberculose.

Mais s'il s'agit de sujets suspects ou déjà atteints de tuberculose, la vie de marin, dans les conditions ordinaires, leur sera généralement peu favorable.

Le grand objectif, dira-t-on, doit être d'empêcher,

en le faisant vivre dans un air aseptique, le tuberculeux de se tuberculiser davantage, et c'est un argument en faveur de la carrière de matelot ou d'officier de marine, qu'il s'agisse de la marine marchande ou de la marine de l'Etat, car ce qui s'applique à la première peut aussi s'appliquer à la seconde où toutefois la discipline est plus dure et la liberté plus restreinte.

Ce serait à notre avis se leurrer d'illusions que de croire pouvoir ainsi s'opposer à l'extension du mal. En effet, si le tuberculeux est exposé à toutes sortes d'intempéries, ses poumons hypersensibilisés s'ensemenceront bien facilement aux escales de nouvelle graine tuberculeuse qui trouvera là un terrain tout préparé pour une belle germination.

Là, comme partout, si le tempérament est assez résistant pour dominer les intempéries et les fatigues, cette lutte victorieuse le fortifie et le rend à peu près invulnérable ; mais, si l'acclimatement au contraire est impossible, le débilité roule, d'accident en accident, rapidement aux abîmes.

Certes, il peut se faire que ce changement radical d'existence pour un habitant des villes, foncièrement vigoureux, mais momentanément épuisé par le travail dans l'air confiné, puisse donner d'excellents résultats, ou qu'un jeune homme, dont l'état général s'est ressenti de la croissance ou d'une vie désordonnée, et qui a été victime d'une inoculation accidentelle du poumon par la tuberculose, voie sa santé refleurir en mer.

Mais pour quelques succès de ce genre, à combien de désastres ne s'exposerait-on pas chez la généralité des tuberculeux en recourant à une thérapeutique aussi brutale.

De même, la cure pourrait être très efficace pour un tuberculeux, encore en possession d'une certaine force, qui quitterait sa profession pour servir à bord *pendant seulement les quelques mois les plus privilégiés* dans les mers à température douce ou qui ne naviguerait toute l'année que sur des mers chaudes.

On sait en effet combien est rude par les mauvaises saisons le métier de marin, ce que peint bien l'expression pittoresque de « loup de mer ».

Les « quarts », surtout de nuit, exigent en hiver, sous nos latitudes, une robuste santé. A tour de rôle, quatre heures durant, les matelots restent comme en faction presque immobiles au haut de la passerelle, à la roue du gouvernail, ou à l'avant du navire, alternant deux fois successivement une heure « de barre » et une heure « de bossoir ». Un officier de pont fait aussi son quart à côté du matelot, toujours debout également, occupé à surveiller les « routes », la marche et la direction du navire, la voilure, l'état du temps et de la mer et à interroger l'horizon.

Pas un abri, la bise des nuits d'hiver les fouette au visage, tandis que par intervalle les embruns les cinglent et couvrent d'eau la passerelle.

L'existence des matelots est du reste loin d'être conforme aux règles de l'hygiène. En plus du quart de nuit si pénible, du lavage du pont l'hiver au point du jour, les pieds dans l'eau, de la journée entière passée à certaines époques au froid et dans une humidité pénétrante, il y a encore les inconvénients du coucher dans le poste commun d'équipage. Là, les marins vivent entassés dans un étroit espace dont tous les hublots sont fermés l'hiver pour obtenir plus de chaleur, dont les cloisons, les tables, les matelas, sont souvent crasseux, et où les coffres exhalent des relents de tabac, de goudron, etc...

Trop souvent, la vie du marin n'a rien non plus d'une existence rangée. Dans les ports lointains, les équipages sont parfois décimés par suite des imprudences que font si souvent les matelots : Ivrognerie, excès, nuits passées « à la belle étoile », d'où fièvres telluriques, dysenterie, etc. Un matelot tuberculeux sera fatalement entraîné de temps en temps par des camarades. Il ne pourra guère se soigner, pas même comme un ouvrier des villes, lequel peut au moins chaque soir, son travail fini, retrouver la vie de famille.

Certains auteurs recommandent pourtant vivement la profession de marin. Lindsay dit à ce sujet: « D'autres malades, dont le choix est limité par des considérations pécuniaires, feront bien de rechercher un poste à bord des navires. *Les avantages de ces situations au point de vue de la santé sont sans égaux.* Les jeunes gens prédisposés à la phtisie peuvent avec avantage entrer en qualité de novices sur les navires marchands, pourvu toutefois que la probité de l'armateur et la moralité du capitaine soient une garantie suffisante d'un bon traitement et d'une surveillance attentive de l'alimentation et de l'hygiène. C'est une existence que ne sauraient embellir les descriptions poétiques des romanciers, mais, sans conteste, elle assure une guérison presque certaine dans la variété la plus rebelle de la phtisie. »

A plus forte raison Lindsay recommande-t-il les places d'économe et de chirurgien du bord. Weber conseille aussi la carrière de matelot. Nous avons de plus rapporté au cours de notre historique les observations de guérison dans cette profession de plusieurs malades, d'après Pouget (de Bordeaux).

Concluons à son grand avantage au point de vue prophylactique et à ses bienfaits dans tous les cas spéciaux d'une situation bien choisie pour des tuberculeux encore vigoureux, naviguant aux belles saisons. Sous réserve de ces conditions, il ne serait pas, croyons-nous, difficile de réunir de nombreux cas de guérison.

Nous connaissons l'exemple d'un jeune homme, ouvrier dans une imprimerie d'Antibes, qui, devenu tuberculeux, se fit pêcheur, comme l'était son père, sur les conseils de son médecin, et réussit ainsi à se guérir malgré la virulence de sa maladie. Cette virulence nous est attestée par le fait suivant : Un autre jeune homme, âgé de 17 ans, travaillant dans la même imprimerie aux côtés de l'ouvrier dont nous venons de parler, et contaminé par l'expectoration de celui-ci, est mort phtisique en moins d'une année.

Les *officiers de marine* et les *pilotins* ou élèves officiers, dont l'existence est presque aussi rude, l'hiver, que celle des matelots, ont évidemment une cabine confortable et peuvent observer mille précautions d'hygiène inconnues de ceux-ci. Toutefois l'obligation seule des quarts de nuit doit éloigner, à moins d'une spéciale vigueur de constitution, tout tuberculeux de ces professions. La description que nous avons donnée de ces quarts montre assez que sur la passerelle n'est pas la place d'un tuberculeux aux bronches fragiles.

II

Après avoir étudié les conditions d'existence des matelots et des officiers du pont, examinons celles du personnel des machines (mécaniciens, chauffeurs, graisseurs et soutiers), personnel plus nombreux encore que celui du pont.

Les *mécaniciens* ne sont pas exposés aux intempéries, comme les officiers du pont, mais leur existence, qui se passe en partie dans les entrailles du navire, n'offre plus les avantages de la vie à l'air libre. Ils vivent, pendant leurs heures de quart, de nuit et de jour, dans une atmosphère parfois surchauffée, parfois imprégnée de vapeur provenant de fuites accidentelles et où l'on perçoit toujours un peu les odeurs d'huile brûlée et les émanations du graissage. A part ces relents désagréables, l'aération est bonne, l'air ne stagnant pas. Les mécaniciens, durant leurs quarts, viennent par intervalle s'asseoir sous la manche à vent qui déverse constamment sur eux, en douche rafraîchissante, l'air de l'extérieur. Ils ont sur le pont des cabines spacieuses et une bonne nourriture.

Le chef mécanicien seul jouit d'une grande liberté dans le service. Il fait la manœuvre à l'entrée et à la sortie des ports, a la surveillance générale et une petite comptabilité, mais n'est pas soumis à l'obligation des quarts. Sur les steamers ayant à bord trois officiers de machine, le second et le troisième mécaniciens font l'un et l'autre un quart de nuit et un quart de jour de six heures chaque, le second mécanicien de six heures du soir à minuit et de 6 heures du matin à midi. Souvent toutefois ces quarts sont réduits à une durée de quatre heures, le premier chauffeur faisant aussi plusieurs fois par jour, un service de surveillance sous la responsabilité du chef mécanicien.

Cette carrière n'offrirait d'avantages pour un candidat à la tuberculose ou un tuberculeux que si ses connaissances l'obligeaient déjà nécessairement à terre à exercer la profession de mécanicien dans l'industrie. Nous avons rapporté dans l'historique deux observations de mécaniciens guéris à la mer.

A plus forte raison la cure est difficile pour les *chauffeurs*, *graisseurs* et *soutiers* qui, en mer, partageant leur temps entre les quarts dans les machines ou dans les chaufferies, et d'autre part le sommeil ou la sieste dans des postes communs, vivent presque constamment dans les profondeurs du navire.

Dans la marine militaire on distingue facilement, dans bien des cas, les chauffeurs des matelots, par leurs joues moins colorées, leur teint plus pâle.

Nous avons parlé des odeurs désagréables de l'atmosphère des machines. L'air, dans les chaufferies et les soutes, est en outre imprégné de poussière de charbon. Aussi, les chauffeurs ou soutiers, qui par ailleurs couchent entassés dans d'étroits postes d'équipage, souvent ouverts à tous les vents, il est vrai, mais difficiles à tenir d'une stricte propreté, ne peuvent retirer grands avantages de la vie à la mer.

Les chaufferies toutefois sont incessamment aérées par des manches à vent sous lesquelles les hommes demi-nus et en sueur viennent tour à tour respirer l'air frais du dehors. Celui-ci leur arrivant en douche rafraîchit leurs épaules brûlantes et leur poitrine souvent rougie par le rayonnement des foyers ardents qu'ils sont chargés d'alimenter.

Un fait remarquable est qu'ils ne contractent point ainsi de refroidissements. Il en est de même lorsqu'à la fin de leurs quarts, ils remontent sur le pont, s'exposent sans transition au grand vent du large, même en plein hiver et, plaçant leurs dos nus sous la pompe, se lavent mutuellement à grande eau avant de regagner leurs couchettes. L'asepsie de l'atmosphère marine explique seule l'innocuité de pareilles habitudes.

Si, à bord, la nourriture est plus abondante, la vie plus régulière et l'aération, malgré tout, bien meilleure que ce qu'elles peuvent être à terre pour des ouvriers d'usine et que, pour ces raisons, on crût devoir conseiller à des malades de cette catégorie de se faire embaucher par les compagnies de navigation, il ne faudrait point oublier, entre autres inconvénients, qu'un tuberculeux au début, ou même un simple prédisposé, est le plus souvent un débilité. Grâce à l'entraînement, il peut continuer à faire son service habituel à terre, mais il serait totalement impuissant à fournir sur mer une même somme de travail dans des conditions nouvelles, sans parler de l'épreuve possible de la naupathie, vraiment dure pour un malade qui doit néanmoins travailler sans interruption.

III

Il est en revanche toute une catégorie d'emplois à bord, bien moins pénibles et plus sains, dans lesquels il est possible de se garer des intempéries et qui peuvent être recommandés aux candidats à la tuberculose, car ils leur permettront de faire une bonne cure marine tout en gagnant leur vie : *infirmiers, ouvriers électriciens, pourvoyeurs, maîtres d'hôtel, chef d'office et aides, cuisiniers, boulangers, sommeliers, bouchers, cambusiers, garçons de souillarde, coiffeurs, garçons de cabines et femmes de chambre.* Certains de ces employés ont des cabines personnelles.

J'ai cité plus haut le cas d'un tuberculeux au deuxième degré, ayant un emploi subalterne sur les lignes d'Extrême-Orient, dont le début de la maladie remontait à dix ans et qui avait conservé ses forces, un notable embonpoint et toutes les apparences d'une bonne santé.

IV

Il nous reste à parler de quelques fonctions d'un ordre plus élevé, qui ne s'exercent que sur un nombre de navires plus restreint et qui peuvent convenir pour la cure : ce sont les fonctions de commissaire, d'agent des postes, et surtout de médecin. La situation à bord, au point de vue bien-être, dans ces fonctions ne laisse pas à désirer.

Le *commissaire*, chargé de la surveillance du personnel et des relations de service, avec les passagers, a sur certains grands paquebots un travail demandant une réelle activité.

De même parfois le sous-commissariat (surnumérariat), sur les grandes lignes de New-York ou de Chine par exemple, exige une assez forte somme de travail.

Sur certains autres navires, ces services sont peu pénibles.

C'est le commissaire qui dirige le personnel, dresse les menus, veille au service de la table. Il joue pour ainsi dire le rôle de « maîtresse de maison », reçoit les passagers à leur arrivée, s'occupe de leur installation, de leurs réclamations, de l'organisation des fêtes, etc.

Le *médecin* a incontestablement à bord la fonction la meilleure au point de vue de l'hygiène : travail peu fatigant, cabine luxueuse et vaste, loisirs nombreux qui permettent de passer librement une partie de la journée sur le pont, grande facilité d'obtenir au besoin des congés, grande liberté aux escales. Nous croyons rendre un réel service aux confrères affaiblis, prédisposés ou même déjà atteints quelque peu de tuberculose en leur signalant cette carrière. Nous avons montré, dans nos observations, les bénéfices qu'en ont retiré plusieurs confrères tuberculeux. Lindsay, Strumpell et Bouillet, entre autres, citent aussi des guérisons. Nous devons cependant mentionner que pour Freund, dont les observations ont porté sur les navires du Lloyd autrichien, les obligations du service sur la plupart des lignes de cette compagnie paraissent difficilement compatibles avec une bonne cure.

Voyons quels sont, sur les navires des compagnies françaises les inconvénients de cette profession : Il est des lignes qui demandent une certaine activité, par exemple les grandes lignes de Chine, les lignes des Etats-Unis ; mais je ne crois pas que le médecin ait aucun avantage en ce qui concerne sa santé à voyager sur de telles lignes. Au reste, comme nous le verrons, il est impossible de débuter sur celles-ci.

Nous ne parlerons pas de la nécessité de porter soi-même, sur le canot du bord, à la « Santé », la patente du navire à l'arrivée dans les ports les plus importants, quelle que soit l'heure du jour ou de la nuit, car à terre un médecin aurait ses nuits bien plus fréquemment troublées.

Mais il est des obligations plus gênantes pour un prédisposé à la tuberculose. C'est la nécessité, imposée au médecin par la plupart des compagnies, de voyager par intervalle dans certains pays malsains.

La Compagnie des Messageries maritimes exige un stage de deux ans (un an au moins en pratique) sur le « stationnaire » d'une ligne intercoloniale (Singapore-Batavia, Indo-Chine, Tonkin, Australie-Nouvelle-Calédonie). Les premiers mois seuls se passent sur les lignes de la Méditerranée.

La Compagnie Transatlantique (lignes de l'Atlantique) impose aussi un stage intercolonial aux Antilles. La Compagnie Transatlantique (flotte de la Méditerranée) envoie seulement les médecins de ses paquebots à tour de rôle, pour chacun une fois tous les deux ans environ, aux Antilles et en Amérique centrale, voyage de deux mois étudié plus haut.

Les nouveaux médecins sont d'habitude désignés pour ce voyage après quelques mois passés dans la Compagnie. Toutefois le *Ferdinand-de-Lesseps* est en ce moment le seul paquebot de la ligne des Antilles ayant à bord un docteur. Ce médecin est spécialement attaché à cette ligne et à ce navire. Il s'en suit que l'obligation du voyage à Fort-de-France et à Colon, est temporairement au moins, suspendue.

La Compagnie de Navigation Mixte envoyait de même jusqu'à ces dernières années, suivant un roulement, ses médecins de la Méditerranée aux escales de la côte occidentale d'Afrique (Sénégal, Dahomey, Congo).

Cette ligne ayant été supprimée, les médecins qui s'embarquent dans cette compagnie sont sûrs de ne point quitter le climat salubre de la Méditerranée.

Je note, de plus, qu'il existe pour le docteur, notamment sur les paquebots *Tafna*, *Rhône* et *Isly* de cette compagnie de très vastes cabines, avec plusieurs sabords et fenêtres, supérieures même, au point de vue hygiène et bien-être, à celles plus luxueuses des paquebots longs-courriers.

La Compagnie des Transports maritimes (lignes de Marseille à La Plata, et de Marseille à Oran) n'a pas de mauvaises lignes coloniales. Au docteur français est adjoint pour l'Amérique du Sud un médecin de la marine militaire italienne, chargé de la surveillance sanitaire du navire en ce qui regarde le service des émigrants.

Je ne cite que pour mémoire la Compagnie Franco-tunisienne qui n'a pas jusqu'ici de docteurs à bord de ses navires, la Compagnie Cyprien Fabre de Marseille (ligne de Naples, Marseille-New-York) à qui le gouvernement italien impose pour les émigrants des médecins de nationalité italienne ; la Compagnie Fraissinet qui n'a plus de médecin sur Constantinople et n'a que les lignes de la côte occidentale d'Afrique.

Dans la Compagnie des Chargeurs-Réunis, les voyages durent trois ou quatre mois en moyenne, on peut choisir le premier voyage que l'on fera (par exemple du Havre-Bordeaux à La Plata direct ou bien du Havre au Cap de Bonne-Espérance et à Madagascar) ; mais, si l'on se décide à rester à la suite, dans la Compagnie, il faudra évidemment suivre son navire, lequel change assez fréquemment de ligne.

La Compagnie Franco-Canadienne, a des médecins sur ses deux bâtiments. Les cabines sont vastes et suffisamment aérées, mais elles sont situées très à l'arrière ce qui rend les mauvaises mers, dans les cas de tangage, plus pénibles à supporter. Les voyages sont agréables en été.

On le voit, il est assez facile à un médecin de trouver à accomplir la cure dans une mer à climat favorable. Après un certain temps ainsi passé, le malade fortifié, aguerri et confiant pourra aborder des lignes tropicales moins salubres ou sera en état de braver l'hiver en Méditerranée et de remplir, sans que les progrès de sa guérison s'en ressentent toutes les obligations (changement de lignes, etc.,) auxquelles ses fonctions peuvent le soumettre.

Quant à L'AGENT DES POSTES, son service est peu pénible et tout à fait indépendant. Cet agent relève de l'administration des postes et télégraphes et nullement de la Compagnie sur les navires de laquelle il voyage. C'est une situation à rechercher par les employés des postes ayant contracté la tuberculose, affection si fréquente dans cette administration

CHAPITRE III

Réponse à quelques objections.

Pour montrer sous son véritable jour la valeur de la cure marine et la possibilité de sa réalisation, nous devons étudier quelques objections qui pourraient, à première vue, paraître au praticien des contre-indications.

I

Les fatigues des voyages et le malaise du mal de mer ne sont-ils pas un obstacle à la cure ?

Quand on conseille ou choisit un lieu de traitement, il faut toujours se demander, a-t-on dit, si les fatigues ou les frais occasionnés au malade seront compensés par le résultat espéré. Il est blâmable, au point de vue médical et humanitaire, d'expédier en pays étranger un phtisique avancé pour y mourir loin de son lieu natal et de sa famille.

A l'occasion des contre-indications de la cure, nous avons montré que, si le degré avancé des lésions ne contre-indiquait pas par lui-même celle-ci, néanmoins un assez bon état général était requis pour l'accomplir.

Chez les malades qui entreprendront la cure marine, prédisposés ou tuberculeux en général peu avancés, tous malades qui vivent encore à terre à peu près de la vie commune et dont un certain nombre interrompront les travaux de leur emploi pour suivre le traitement, il n'y a nullement à redouter les fatigues de la mer.

Rien de comparable à nos voyages sur terre, un voyage en chemin de fer, par exemple. La navigation en elle-même n'occasionne pas de fatigue et le malade sera plus reposé après quinze jours de mer qu'au moment de l'embarquement.

Restent les malaises de la naupathie qui demandent à être étudiés en détail.

Si le mal de mer est un ennui, — la vie sur mer est évidemment plus agréable pour ceux qui n'y sont pas sujets — il n'est pas un danger. Les tuberculeux, de l'avis de tous les auteurs, sont peu exposés à ses atteintes. Ils constateront seulement quelques nausées par les gros temps, un manque d'appétit passager, de la tendance au sommeil.

Nous connaissons, pour notre part, des tuberculeux qui n'ont jamais eu la moindre naupathie. Nous n'avons constaté une certaine susceptibilité que chez un phtisique très affaibli.

Nombre de malades ne s'apercevront pas du mal de mer et la cure n'aura pour eux qu'agréments. Quant à ceux, moins favorisés, qui lui payeront leur tribut, après une atteinte de trois ou quatre jours, ils se sentiront déjà plus aguerris et ils ne seront plus à la suite un peu éprouvés de nouveau que dans les tempêtes. Ce n'est que dans les cas de susceptibilité particulière que le malade mettrait un temps assez long à s'amariner.

Le *traitement du mal de mer* est simple :

Résister d'abord au malaise en se promenant au grand air et en distrayant son attention par des causeries. C'est le moyen de s'aguerrir.

Puis, repos dans la position horizontale en un lieu aéré et à l'abri de la vive lumière, sur une chaise-longue du pont, sur sa couchette ou son canapé.

C'est vers le milieu du navire que le tangage se fait le moins sentir. Le tangage éprouve toujours plus que le roulis.

Alimentation légère mais continue ; mets variables avec les goûts individuels, pas de liquides chauds ; fruits rafraîchissants ; petits fragments de glace. Le champagne, surtout frappé, réussit souvent. Les liqueurs fortes sont tantôt mal supportées, tantôt utiles. C'était le remède des Thalassiens dont Rabelais nous donne la formule : « Tous burent à eux, eux burent à tous. Ce fut la cause pourquoi dans l'assemblée oncques par la marine ne rendit sa gorge et n'eut perturbation d'estomac ni de teste ».

Il ne sera besoin de recourir aux calmants ordinaires : opiacés, bromure, chloral, que dans des cas d'exception.

La cure en Méditerranée ou sur les côtes de l'Atlantique offrira l'avantage pour un malade pusillanime de courtes traversées. Ainsi, le curiste, nous l'avons dit, aurait la faculté, presque d'un jour à l'autre, d'interrompre sa cure, quitte à la reprendre par une mer plus belle, et après avoir en tout cas retiré un bénéfice très réel de ces quelques jours passés dans l'atmosphère du large. Bien peu nombreux, d'ailleurs, seront les malades inconstants qui, comme dans les sanatoria terrestres, abandonneront inconsidérément leur cure au bout de quelques jours; car, s'ils ont été éprouvés sur mer dans le voyage aller, se sentant déjà plus résistants au retour, ils envisageront sans crainte de nouvelles traversées.

Les tempêtes en Méditerranée, et notamment dans le golfe du Lion où elles sont dues au mistral, ne durent en général qu'une période de trois jours entrecoupée elle-même d'accalmies. De plus, souvent la mer n'est troublée que dans tels ou tels parages, ce qui fait que la naupathie à laquelle le curiste peut être exposé sera courte, même si elle n'était pas interrompue par les escales.

Si le premier voyage en Méditerranée ou sur l'Atlantique européen s'accomplit par une mer complètement calme, et il y a pour cela quatre chances sur cinq, les agréments du voyage et le commencement d'accoutumance à la vie sur mer attacheront pour l'avenir le malade à sa cure.

Si, au contraire, celui-ci est éprouvé par le mal de mer à la première traversée, il doit s'armer de patience et ne pas aller à la première escale jeter son froc de curiste aux orties. S'il a conscience de la gravité de son mal, de la nécessité urgente pour lui de mettre en œuvre le moyen le plus puissant qui soit de lutter contre les progrès des lésions, ce n'est point un malaise de quelques jours qui l'arrêtera. Reid,

(cliché de la Cie de navig. mixte).

Navire avec château central, emménagements et pont-promenade supérieur au centre.

Whitt, Gilchrist, Robinson, Fothergill, Mead, Bricheteau, Suard, Dujat, Peter, Faber, etc., etc., ont vanté, nous l'avons vu, l'action bienfaisante du mal de mer sur le tuberculeux, surtout en tant qu'agent décongestionnant.

« Avant tout, dit aussi Wilson, le malade ne doit pas tomber dans l'erreur de regarder le mal de mer comme un ennui non mitigé ; au contraire, celui-ci doit être regardé comme étant, dans des limites modérées, réellement utile et même admirablement bienfaisant en tant que préparation à recevoir les effets d'un voyage en mer. L'expérience du Dr Faber à ce point de vue coïncide entièrement avec la mienne propre. Il dit : « Dans un long voyage le mal de mer n'a pas aux yeux des passagers cette terrible importance qu'il a dans le court passage à travers le détroit du Pas-de-Calais, la Manche ou la mer du Nord. Dans le premier cas, la plupart d'entr'eux se soumettent patiemment à lui comme à un inévitable tribut à Neptune qui, une fois payé, ne fait que rendre le plaisir de la vie à la mer plus vif, comme un convalescent est plus sensible aux charmes de la santé ». D'ordinaire le mal de mer dure de 1 à 4 ou 5 jours. Les tuberculeux ne sont généralement pas sujets au mal de mer comme les gens bien portants et, même lorsqu'ils sont affectés par lui, son action semble être plus bienfaisante que nuisible, et je n'ai jamais connu que de sérieux symptômes, comme une hémorrhagie, aient accompagné même les plus fortes naupathies ».

La période possible de mal de mer ne sera pas, on le voit, un temps perdu pour la cure, et le malade n'oubliera point la fable de la guenon, du singe et de la noix : il faut avoir la patience et l'intelligence d'enlever la coque verte pour savourer la noix. Il ne faut point rejeter le salut au gré de caprices. On subit bien à terre philosophiquement des pointes de feu et des vésicatoires ; on accepte bien des médicaments qui répugnent ; pourquoi ne se résignerait-on pas aux quelques ennuis du mal de mer ? N'est-il pas ridicule de se faire un épouvantail des quelques malaises d'un embarras gastrique, dont la cause est connue, et dont la terminaison ne saurait inspirer aucune inquiétude.

Dans une maladie où l'existence même est en question, doit-on envisager de semblables sensibleries ?

Tant de personnes qui ont pris un emploi à bord s'y sont-elles arrêtées ? Tant de tuberculeux, qui voyagent pour leurs affaires, y attachent-ils quelque importance ?

Ce n'est que dans des cas exceptionnels que le mal de mer occasionnera, par sa tenacité, une répugnance pour la cure dont il sera juste qu'on tienne compte.

La naupathie n'a rien d'un tourment, quoiqu'en disent les prospectus des marchands de drogues contre le mal de mer, qui décrivent complaisamment le martyre que leurs produits éviteront aux voyageurs. Si nous nous sommes étendu, il s'agit des auteurs sur ce petit ennui, parfois, du début du traitement, c'est que nous avons voulu prévenir le malade contre l'entraînement d'une résolution capricieuse dans le cas où son séjour en mer débuterait mal.

Nous avons pu comparer la cure marine et la cure

dans des stations climatériques et nous pouvons dire qu'au point de vue exclusif de l'agrément et du plaisir la cure terrestre ne peut réunir, quoiqu'on fasse, les charmes et les distractions de la cure marine, aux traversées variées, malgré l'ennui passager du mal de mer.

II

L'éloignement de la famille et du pays natal ne répugne-t-il pas au malade dans une affection aussi sérieuse ?

C'est là un inconvénient que la cure marine partage avec les autres traitements climatériques. Au reste de nos jours où les paquebots, par leur marche rapide, suppriment les distances, les voyages les plus lointains ne nécessitent pas un long exil. Le voyage d'Australie par Suez, aller et retour, s'accomplit en moins de trois mois.

Pour ce qui est des voyages sur la Méditerranée ou sur l'Atlantique européen avec point d'attache à Nantes, Bordeaux, Port-Vendres, Marseille ou Nice par exemple, voyages que nous recommandons tout spécialement, elle ne saurait répugner aux malades les plus pusillanimes comme nous l'avons montré au cours de ce travail. L'objection tirée de la nostalgie ne saurait s'appliquer à ces voyages.

Après quelques courtes traversées sur ces mers européennes, le malade habitué à la navigation et rassuré, acceptera sans difficulté, même souvent avec empressement, de faire de lointaines traversées.

En effet, comme le dit Lindsay, « bien des difficultés du voyage, qui par avance tourmentent le malade, deviennent insignifiantes avec l'expérience ».

III

En ce qui concerne les paquebots, une des catégories de navires indiquées, le danger d'infection de ces bâtiments par les curistes, ne doit-il pas détourner le médecin de conseiller la cure sur ces navires ?

Nous ne le croyons pas. Et d'abord, cette objection ne s'applique pas aux innombrables sujets prédisposés ou simplement suspects, aux malades à lésions torpides et ne crachant pas.

Quant aux autres tuberculeux, la cure sur les paquebots n'est pas recommandée à ceux qui précisément seraient vraiment contaminateurs, les malades porteurs de lésions étendues et profondes. Pour ceux qui ont une expectoration déjà assez abondante, mais qui néanmoins conservent un état général leur permettant d'entreprendre ce traitement, on pourra leur *conseiller de préférence les steamers qui ne portent que rarement quelques passagers et les cargo-boats ou les voiliers*. Nous avons cité les lignes les plus importantes de ces divers navires. Dans nos mers nous rappellerons, par exemple, les Bateaux à vapeur du Nord, les bâtiments des diverses Compagnies bordelaises, les cargo-boats de la Compagnie Transatlantique, faisant le service des côtes de l'Atlantique et de la Méditerranée, la Compagnie Franco-tunisienne, les Compagnies Chaber et Castanié, Calliol et Duvillard, Axel et Busk, etc.

Quant aux tuberculeux qui crachent, dans leur vase de nuit d'habitude, deux ou trois mucosités sans purulence, au réveil ou au lever à peu près uniquement, sont-ils bien dangereux ? Il est en tout cas souvent bien difficile de déceler le bacille de Koch dans les préparations microscopiques de ces mucosités. Nous estimons qu'un tuberculeux n'ayant pas une expectoration abondante, soigneux de sa personne et faisant usage du crachoir, n'est en rien un danger. Combien plus redoutables seraient tant de phtisiques qui voyagent incessamment à bord pour leurs affaires !

Comme le disait Potain : « La crainte du bacille va au delà de justes limites. On est cruel pour ceux que l'on craint. S'il est des tuberculeux dangereux, il en est qui ne le sont pas. La tuberculose ouverte, dont les produits sont rejetés au dehors, est dangereuse et encore... pas toujours, car elle cesse de l'être dès qu'elle est soignée. Quant à la tuberculose fermée, elle n'offre aucun danger (1) ».

Nous n'envisageons point ici la cure sur un navire-sanatorium, où les chances de contamination seraient encore moindres, s'il est possible, que dans un sanatorium terrestre, c'est-à-dire tout à fait nulles.

En mer, comme aux altitudes, le séjour des malades dans un air vivifiant et aseptique modifie la suppuration et atténue rapidement la virulence des crachats.

1. Potain. Leçon de clinique médicale sur l'adénopathie bronchique, d'après le *Journal de médecine interne*, 15 novembre 1899.

Néanmoins tout médecin envoyant sur un paquebot un malade qui crache devra l'obliger strictement au port d'un *crachoir de poche*. Le modèle de Detwiler, par exemple, est très commode, plus commode que l'usage du mouchoir pour les tuberculeux qui l'ont en habitude.

Il lui recommandera de ne jamais cracher dans son mouchoir ni sur les parquets. Il pourra d'autre part lui donner une lettre de présentation pour le médecin du bord, lettre qui éclairera celui-ci sur l'affection du malade. Le médecin du bord pourra à son tour donner des avis au curiste, il pourra surveiller son traitement, il l'engagerait au besoin à ne pas séjourner dans les salons qui, si bien ventilés soient-ils, ne valent pas l'air libre. Il veillera enfin, quand le curiste quittera la cabine, à ce qu'on lave, encore plus soigneusement qu'à l'ordinaire, et à l'aide de solutions antiseptiques qui sont journellement employées à bord, le lit de fer et les boiseries peintes, et même, s'il le juge à propos, qu'on stérilise la cabine avec le petit appareil à formol que possèdent les navires.

Sous réserve de ces quelques précautions non seulement nous ne croyons pas que l'on doive interdire aux tuberculeux, même avec tuberculose déjà ouverte, cette cure ; mais nous pensons même qu'un tuberculeux vivant sur un navire, fût-il assez fréquenté (il doit de préférence rechercher, nous l'avons vu, ceux qui ne le sont pas : paquebots plus lents et petites lignes), n'est pas un danger pour le public comme l'est un tuberculeux continuant à circuler en ville.

Un malade particulièrement peu soigneux négligerait-il ici, malgré les recommandations, l'usage du crachoir de poche que l'inconvénient ne serait pas tel qu'à terre. Chaque cabine possède un crachoir de tôle émaillée, en vue du mal de mer, crachoir qui se fixe aux couchettes.

Dans les emménagements du navire sont disséminés de nombreux urinoirs qui, à la portée du malade, peuvent encore faire office de crachoirs, et, pour la nuit, le vulgaire récipient destiné à l'urine n'est-il pas le seul crachoir d'un usage courant parmi les tuberculeux. Au point de vue exclusif de la prophylaxie, ce crachoir, comme les précédents, en vaut bien d'autres. Le milieu acide dans lequel peuvent nager ici les mucosités n'est-il pas microbicide ?

De plus, à bord le balai n'est presque jamais employé à sec. *On lave*, nous l'avons dit, *quotidiennement, à grande eau, les deux étages du pont et de la dunette*, et toutes les souillures sont ainsi entraînées à la mer. L'eau saline, qui sert aux lavages, est un bon antiseptique. A Naples un édit royal du 20 septembre 1782 prescrivait la désinfection des locaux occupés par les phtisiques, des effets et meubles, à l'eau de mer, le tout sous peine de trois ans de galères.

Le malade se laisserait-il aller, chose qu'il ne fera point, à cracher sur le parquet, au lieu de se pencher aux bastingages, le crachat n'aurait pas le temps de sécher avant que le jet vigoureux de la lance de l'arroseur, qui ne laisse pas un coin sans y projeter de l'eau à profusion, ne le détachât et ne le menât par la pente douce aux rigoles qui se déversent dans la mer. Au reste, entre deux jets d'arrosage, passent sur le pont mouillé la vadrouille, le balai, le faubert et la serpillière humide. *On lave aussi abondamment et avec un jet puissant bastingages, lisses, rampes, appuis, haubans, toiles, bancs*, etc. Deux fois par semaine également, ces mêmes lieux et objets sont briqués ou nettoyés au sable mouillé et brossés énergiquement pendant le lavage à grande eau. Comme le dit Loti, les marins ne se lassent de « tout inonder, usant ensuite le pont déjà très blanc avec du sable, des frottes, des grattes, pour le blanchir encore ».

Quant aux cuivres extérieurs, poignées des portes, mains courantes, coupée, hublots, etc., les mousses ou novices passent chaque jour une partie de leur temps à les nettoyer et à les fourbir au tripoli.

Si chaque jour, tout est remis pour ainsi dire en état d'asepsie sur la dunette, les passerelles et le pont, il en est presque de même à l'intérieur.

Les couloirs du spardeck sont lavés abondamment environ deux fois par semaine, le *parquet des cabines* recouvert de linoleum est lavé chaque jour au linge mouillé et à l'éponge. Il en est de même des salons, qui possèdent des crachoirs, et dont les nattes tressées, les tapis en corde tissée, les carpettes en coco et les paillassons sont roulés sans soulever de poussière, puis lavés et séchés au dehors. La sparterie remplace les lourds tapis. Le parquet blanc et nu, en bois de teck, apparaît partout dans les salons, simplement bordé, entre les rangées de tables, de longs « passages » en coco tressé que l'on lave très fréquemment.

Le *mobilier des cabines*, très propre, est très simple : le plus souvent un lit de fer à fond élastique, quelques filets et porte-manteaux nickelés, deux sièges articulés, cannelés, se repliant lorsqu'on n'en fait point usage, un lavabo avec glace, parfois un petit secrétaire et de plus, dans les cabines de famille, une commode ou un canapé. La lumière entre largement par les hublots et l'air, circulant par les grilles, persiennes et vasistas, entraîne sans cesse l'air vicié et les germes.

Les cloisons sont de bois, peint à l'huile, à la céruse et se prêtent admirablement aux lavages à l'éponge et à une désinfection simple et rapide. On n'époussette pas, on essuie au linge humide.

Les peintures sont toujours de fraîche date. Le blanc étant une couleur très salissante, elles paraîtraient vite défraîchies. Aussi sont-elles fréquemment renouvelées. On ne peut que rarement visiter à son port d'attache un grand paquebot sans trouver à bord des peintres aux travail.

Il en est de même à bord des petits navires. Comme le disait Fonssagrives (*Traité d'hygiène navale*), la peinture à neuf de son bâtiment est la passion du marin.

Il n'y a point dans les cabines ou salons d'un navire en marche, comme dans les appartements ordinaires, des coins ou alcoves, véritables « nids » à microbes, où l'air ne se renouvelle pour ainsi dire jamais.

Les cabines sur les paquebots ne sont réellement pas exiguës. Les cabines les plus nombreuses, cabines à deux lits, qu'un passager isolé occupe seul en temps ordinaire, ont d'après les mesures que nous avons prises sur plusieurs paquebots de diverses lignes, *entre 3 m. 20 et 2 mètres de long, 2 m. 50 et 2 mètres de large, 2 m. 50 et 2 mètres de haut.*

Sur les paquebots des lignes peu fréquentées (par exemple en Méditerranée occidentale les lignes de Marseille à Palerme ou en Tripolitaine, au Maroc, aux Canaries, etc.,) et sur les autres steamers comme sur les voiliers, un malade à tuberculose ouverte faisant seul la cure, aura l'avantage d'être sûr d'avoir sans augmentation de prix ou bonnes mains au personnel subalterne, toujours une cabine pour lui seul.

Pour ce qui est de la table, les *serviettes sont changées à chaque repas* ; donc, aucun danger de confusion, aucune crainte de contamination. Si, en outre, le malade a son couvert et son verre, vraiment il serait plus légitime de le condamner à terre à un isolement complet, loin de la table de famille. ou de lui interdire l'accès de tout restaurant, que de s'alarmer de sa présence dans la salle à manger du bord.

Et si ce malade que l'on hésite à envoyer par des craintes injustifiées, sur un navire, milieu où se réalise jusqu'à un certain point pour ainsi dire d'elle-même, la prophylaxie de la tuberculose, si ce malade reste chez lui, à la ville le plus souvent, ne continuera-t-il pas à infecter, de ses crachats de plus en plus nombreux et virulents, les trottoirs, les squares, monuments publics, tramways, maison d'habitation, maisons d'amis, bureaux, etc.. L'intérêt public n'est-il pas ici plus gravement compromis ?

De même si le malade est envoyé dans une station

climatérique, croit-on que les inconvénients ne persistent pas en partie?

« La mer est le meilleur des antiseptiques », telle est la devise d'un ouvrage présenté il y a quelques années à l'Académie de médecine par le docteur Papail, médecin de paquebots. C'est une formule dont nous venons de montrer toute la justesse et la vérité.

IV

Peut-être regardera-t-on comme une infériorité à l'égard des stations climatériques terrestres, le manque ici d'une surveillance aussi complète du malade que dans un sanatorium?

Nous avons déjà répondu à cette objection en étudiant l'exercice déréglé, physique et intellectuel, auquel on pourrait craindre que le malade se livre à bord.

Nous ajouterons que les cures libres, celles qu'accomplissent sous la direction de leur médecin le grand nombre des tuberculeux, même riches, ne sont pas sans donner de bons résultats. Sur les paquebots, d'ailleurs, le malade aura toujours près de lui un docteur et sur les autres vapeurs ou sur les voiliers qui, sur les mers européennes, font de courtes traversées, il pourra être très surveillé dans sa cure et examiné fréquemment par son médecin, au point d'attache (Marseille, Nice ou Bordeaux, par exemple).

V

Peut-être objectera-t-on encore l'imperfection de la ventilation des cabines sous certaines latitudes et sur certains bateaux.

C'est là, en effet, dans quelques cas une imperfection réelle.

Nous avons déjà étudié en détail la bonne ventilation des paquebots. Pour ce qui est des quelques navires dont les cabines ne réalisent pas les mêmes conditions d'hygiène, la cure n'est point certes à cause de cela frappée de stérilité.

On ne doit pas oublier que cet inconvénient est pallié par la température très douce des mers et des saisons désignées pour la cure, température qui permet d'assurer l'aération constante de la couchette d'une cabine étroite, en laissant la nuit le hublot ou les vasistas et la porte de la cabine ouverts.

Il suffira de quelques conseils sur l'aérothérapie donnés au curiste pour que celui-ci ne néglige point ces précautions élémentaires d'hygiène que le bien-être seul le pousse du reste à rechercher.

De plus sur les vieux bateaux mal emménagés, le nombre des voyageurs étant très restreint, les passagers même en deuxième classe ont à peu près toujours une cabine pour chacun d'entre eux.

Il n'est point une méthode de traitement à laquelle on ne puisse trouver dans certains cas quelques défauts, et pourtant ne serait-il pas regrettable, même dans ce cas, de rejeter à la légère de si efficaces moyens de salut.

A Davos, par exemple, la station célèbre de l'Engadine que des auteurs ont surnommé la « La Mecque des phtisiques » et dans les autres stations climatériques, dont naguère encore on a fait l'apologie au Congrès international de la tuberculose de Berlin, n'y a-t-il pas dans la cure de plus graves défectuosités ? Ce n'est point ici douze à quinze heures que le malade peut rester à l'air libre comme il peut le faire toujours dans la cure marine. A Davos, dit Lindsay, après Peter, Symonds, Ruedi, Water, etc. « Les jours sont courts et quoique les malades audacieux s'aventurent impunément dehors après le coucher du soleil beaucoup sont forcément cloîtrés durant 18 à 19 heures au moins sur 24 ».

Le reste du temps est passé dans une atmosphère insuffisamment renouvelée, étant artificiellement chauffée par des poêles à faible tirage. Nous devons à la vérité de dire qu'il existe des stations d'altitude ne méritant point cette critique. Nous en connaissons où le chauffage à vapeur d'eau à basse pression est seul employé, et où les curistes non congestifs restent en toute saison, au dehors sous les galeries la journée entière et passent leurs nuits d'hiver, et par tous les temps, avec la fenêtre de leur chambre ouverte ou entr'ouverte.

On reproche encore à Davos la stagnation de l'air et des fumées, l'accumulation des divers produits de la combustion, des particules putréfiées, etc.

On pourrait surtout objecter l'agglomération considérable des phtisiques. D'innombrables malades s'entassent dans près de cent hôtels et ont à leur service domestiques, cuisiniers, blanchisseuses, etc., soit au total des milliers de personnes.

A Falkenstein, à Gobesdorf, et dans toutes ces stations si réputées d'Allemagne, n'en est-il pas de même ? Plus de 2.500 phtisiques se rendent chaque année à Gobesdorf (évaluation de Kobert, d'après la *Médecine Moderne*, 10 janvier 1900). Une telle agglomération n'apporte-t-elle pas un réel obstacle à la réalisation d'une cure parfaite ?

Malgré toutes ces objections que l'on pourrait soulever contre eux, ces établissements climatériques n'en fournissent pas moins de brillants résultats, et la cure dans ces stations, en dépit de sérieuses défectuosités, n'en reste pas moins très justement en faveur.

Le séjour aux stations hivernales, dans les climats doux ou chauds, a aussi ses inconvénients. Il est bien peu de ces dernières où l'on n'ait à regretter la fréquence des pluies, ou l'abondance de la poussière, les variations brusques de la température, ou bien l'état sanitaire défectueux : état endémique de la fièvre typhoïde ou même, comme au Caire par exemple, d'affections dysentériques, chlériformes, etc., et néanmoins la plupart de ces stations rendent de grands services au point de vue thérapeutique.

VI

La cure par les voyages en mer diffère-t-elle sensiblement comme action de la cure dans une station maritime et ne peut-elle commodément et avec avantage être remplacée par cette dernière?

Le traitement dans une station à climat maritime sur le bord de l'Océan Atlantique par exemple, tel qu'il se pratique sur les côtes anglaises (à Ventnor, Bournemouth, etc.), américaines (Atlantic City), ou françaises (Arcachon, etc.), a quelque ressemblance thérapeutique avec les voyages en mer. Il peut avoir ses avantages et porter aussi ses fruits heureux.

Toutefois l'atmosphère des côtes diffère beaucoup de l'air de la haute mer, et si le climat participe dans ces stations jusqu'à un certain point de quelques-unes des propriétés du climat océanique, ce qui, joint à une cure de repos absolu, est précieux pour les malades profondément atteints, ainsi que pour la tuberculose éréthique, la tuberculose fibreuse avec poussées congestives ou emphysème, etc., ce traitement cependant, pour des tuberculeux peu avancés, ne peut être mis en parallèle avec la cure par les voyages en mer.

L'air des stations maritimes partage les défauts de l'air terrestre plus ou moins altéré par l'habitat humain, les agglomérations, les émanations, les fumées, etc. Il est des localités côtières qui présentent un terrain sablonneux et pulvérulent où le vent soulève de la poussière à certains jours le long des routes et des villas.

L'atmosphère n'a pas ici la pureté sans pareille qu'elle a en haute mer.

Si les brises vivifiantes et aseptiques arrivent, lorsque le vent souffle du large, dans ces stations, elles n'y parviennent cependant qu'après avoir perdu quelque peu de leurs qualités en passant et parfois tourbillonnant sur des régions terrestres où elles se mélangent plus ou moins à l'air de ces lieux. De plus la plage ou la grève est alternativement à sec ou submergée par les flots qui constamment agitent le fond dansles océans et les mers ayant des marées. Aussi ces côtes sont, à certains endroits, recouvertes de débris végétaux aux âcres senteurs : algues, varechs, goémons, et de débris animaux : coquillages, molusques, annélides, animalcules de tout genre que la mer rejette, ce qui, sur quelques plages fréquentées, oblige, à la saison des bains, à des nettoiements presque journaliers.

L'air du littoral contient, nous dit Claisse, plus de chlorure de sodium que l'air de la pleine mer. Il doit aussi, sans nul doute, par suite de la présence des végétaux que nous avons cités plus haut, contenir plus de brome et d'iode.

L'air du rivage sent du reste fortement la « marée » tandis que l'air du large n'a aucune odeur.

L'air de la haute mer plus pur, moins médicamenteux, s'il a plus d'action sur la phtisie, est peut-être moins efficace pour la scrofule et les tuberculoses locales : ganglionnaires, articulaires, etc.

L'atmosphère du littoral inégale et changeante relativement à celle du large, pluvieuse en certains points, exposée à l'alternance des vents de l'intérieur et des vents marins, les uns secs et les autres humides, n'a pas dans leur plénitude les qualités de douceur et d'égalité de température que nous avons reconnues à l'air de la haute mer. Le changement d'atmosphère, la rudesse de l'air, annoncent, nous l'avons dit, aux marins les côtes avant qu'elles soient en vue.

Les vents qui soufflent de l'intérieur sont redoutés des malades dans certaines stations maritimes.

En outre sur la côte, l'humidité n'ayant plus qu'imparfaitement l'asepsie, la constance, la douceur vespérale de l'humidité pélagienne, n'en a plus entièrement les avantages.

Fonssagrive (*Thérap. de la phtisie*, p. 348), Wilson et d'autres auteurs, affirment la complète différence d'action qui existe entre le séjour sur le bord de la mer et les voyages en mer. « Les seconds seuls font du bien », dit Fonssagrive, et il ajoute : « Rush renonce à théoriser ce fait. Nous avons dit que la variété de la température nychtémérale nous paraissait susceptible d'en rendre compte ».

Gigot-Suard, dans son *Traité de Climatologie* a aussi insisté sur la différence radicale qui existe entre l'air des îles ou des côtes et l'air de la haute mer : « L'homme qui navigue et celui qui réside sur les côtes ne reçoivent pas l'influence marine dans les mêmes conditions. L'air du littoral diffère de celui du large par plusieurs points essentiels, principalement par les vicissitudes de température beaucoup plus accentuées et la fréquence des météores aqueux, tels que les brouillards, les averses, etc. »

« Les faits recueillis dans les hôpitaux des ports sont

donc hors de cause, puisqu'il s'agit de l'influence du séjour sur mer et non sur le littoral ».

Nous pensons, comme Gigot-Suard, que les statistiques publiées sur la mortalité par phtisie dans les hôpitaux maritimes de Brest (Auffret. « Influence du climat sur la tuberculose, observée à l'arsenal maritime de Brest », *Transactions of British congress on tuberculosis*, 1901), de Toulon (Talairac, « La tuberculose dans la flotte, au port de Toulon » ; *Archives de méd. nav.*, oct. 1894, p. 241) ou de Marseille (Gilles. « Etude sur l'influence de l'air marin chez les tuberculeux à l'hôpital du Pharo », *Marseille médical*, 1888, p. 93), ne sont d'aucune valeur critique pour confirmer ou infirmer l'action thérapeutique des voyages en mer.

En ce qui concerne l'hôpital du Pharo, Gilles n'a constaté aucune différence entre la marche de la phtisie dans cet hôpital exposé à l'air marin et son évolution dans les hôpitaux des villes de l'intérieur.

Or, s'il est vrai que cet hôpital s'ouvre du côté ouest sur la rade de Marseille, il reçoit l'air de la ville de tous les autres côtés et notamment du côté nord par où lui arrivent dans les journées de mistral les fumées et poussières du vieux Marseille et des terrains vagues ou usines des quartiers du Lazaret.

Même en laissant de côté les inconvénients des agglomérations, la cure côtière nous l'avons vu, diffère profondément de la cure pélagienne.

Les émanations de certaines plages, le choc répété des vagues qui « brisent » ou viennent mourir sur les rocs et le sable, embrumant fréquemment l'air, la monotonie des bruits, etc., nous laissserait admettre la possibilité d'un énervement à la longue, sinon d'une excitation, chez certains tuberculeux par l'habitation, le séjour continu, de nuit et de jour, au bord immédiat de la mer.

Il est inutile de faire remarquer qu'il s'agit ici d'un séjour prolongé et continu et non de simples promenades sur le rivage.

L'habitation sur la côte, au bord même des flots, pourrait donc être contre-indiquée pour certains tuberculeux, les éréthiques et les fébriles surtout. De même aussi pour les hémoptoïsants. C'est l'opinion exprimée par Hérard et Verneuil au IIIe Congrès de la tuberculose, par Legrand, Claisse au Congrès de Biarritz. Nous avons déjà traité la question plus haut à propos de l'action de la cure sur les divers symptômes morbides.

Il ne faudrait pas exagérer, croyons-nous, la fréquence des contre-indications, surtout pour les plages calmes, car nous connaissons bon nombre de sanatoriums pour tuberculeux qui ont été construits au bord même de la mer. Le luxueux sanatorium Ygiea à Palerme est dans ce cas. De même le sanatorium danois de Vejlefjords.

D'autre part, bien des villas de stations hivernales pour tuberculeux ne sont-elles pas au bord immédiat de l'eau ? A San-Rémo ; à Menton ; à Beaulieu ; à Nice, sur la promenade des Anglais ; de Juan-les-Pins au Cap d'Antibes ; à Cannes, sur la célèbre Croisette ; à Malaga ; à Palerme ; à Naples, à l'extrémité du Pausilippe, etc., et dans quelques localités du littoral atlantique, nous avons vu des malades riches faisant, sur les conseils de médecins de ces stations, spécialistes expérimentés en phtisiothérapie, la cure dans leur chaise longue au jardin ou sur la terrasse de ces villas bordant la mer.

D'une façon générale cependant, dans les stations maritimes, les lieux abrités et surélevés, éloignés des grandes routes et un peu distants du rivage, comme à Nice, Cimiez par exemple ; à Cannes, la Californie ; à Arcachon, la forêt ; à Palerme, les flancs du mont Pelegrino ; à Alger, Mustapha Supérieur, etc., nous paraissent le mieux convenir, soit aux tuberculeux, soit aux neurasthéniques. C'est ainsi qu'ont été choisis les emplacements de sanatoriums récents : (sanatorium de Gorbio, à Menton ; sanatorium du Mont des Oiseaux, à Hyères.

Là on jouit d'une atmosphère adoucie et purifiée par le voisinage de la mer, tout en étant assez éloigné des bruits ou émanations possibles de la côte. Enfin, on reçoit les courants élevés de l'atmosphère venant du large, et le soir la fraîcheur est moindre, l'air refroidi descendant au creux des vallons.

La cure pélagienne a une action beaucoup plus accentuée que le traitement dans une station maritime. Elle est une médication plus parfaite à opposer aux progrès de l'ulcération pulmonaire en même temps qu'elle contribue plus puissamment à régénérer l'organisme.

Ces deux cures ne remplissent pas les mêmes indications, et comme nous l'avons dit, ne s'adressent point aux mêmes malades. L'action propre de la seconde, surtout sédative et conservatrice, est précieuse, avec les précautions que nous avons indiquées. pour les malades avancés ou présentant des formes cliniques spéciales, qui ne peuvent tenter la cure par les voyages en mer.

Ces effets conservateurs du climat des stations maritimes n'excluent du reste pas l'action réparatrice d'une bonne aérothérapie que rend facile, sur la Riviera en particulier, la douceur et la luminosité de l'atmosphère.

Quant au traitement près des côtes sur un bateau captif, il diffère peu de la cure dans une station maritime et participe de ses inconvénients. Sur un navire important les malades pourraient demeurer en mer constamment. Toutefois ce traitement n'aurait point la valeur d'une cure faite au large : « Il est bon de savoir que pour trouver cette atmosphère pure (de la pleine mer), il est nécessaire de s'éloigner au moins de deux kilomètres des côtes » (1).

Les statistiques de Miquel nous montrent, au point de vue de la pureté bactériologique, l'infériorité de l'air marin au voisinage des côtes sur celui du large.

De deux choses l'une : ou bien le navire, ainsi consacré à la cure des phtisiques, remplira la condition indiquée par Hayem et se trouvera sur la pleine mer à plusieurs kilomètres du rivage, et alors le mal de mer y sévira plus fréquemment et plus violemment que sur un navire en marche ; en outre le bâtiment à l'ancre ne sera pas en sécurité ; ou bien le navire sera dans l'intérieur d'une baie abritée de plusieurs côtés par les terres et alors l'aération perd une partie de ses plus précieuses qualités.

1. Hayem. *Leçons de thérapeutique* 1894, p. 487. Hayem ajoute : « Les sanatoria anglais qui ont été établis sur mer dans ces derniers temps ne se trouvent donc pas placés, dans des conditions suffisamment favorables. »

Dans les deux cas, la vie serait bien monotone dans un espace aussi restreint qui ressemble vraiment trop à une prison et d'où le regard embrasse toujours un même invariable horizon. Les voyages en mer nous paraissent plus pratiques et plus efficaces.

Enfin la cure sur une simple barque captive dans une baie abritée et près d'un sanatorium ou d'une station maritime, peut présenter des avantages, mais les malades n'allant ainsi sur l'eau que quelques heures du jour, seulement par les belles journées, et s'éloignant peu du rivage, ce traitement ne sera en réalité qu'un adjuvant de la cure à terre.

M. Lalesque a publié plusieurs articles, relatifs à la cure en barque sur le bassin d'Arcachon, que nous avons résumés dans notre historique.

Plusieurs médecins de Cannes sont aussi partisans de cette pratique, qu'il est possible de réaliser sur le golfe de la Napoule.

Baumes, au commencement du dernier siècle préconisait de même les promenades sur les grands étangs, qui, au voisinage de Montpellier, bordent la Méditerranée.

Nous conseillerions pour notre part les promenades collectives de malades en mer à bord d'un yacht, promenades fréquentes et réglées, d'une demi-journée ou d'une journée, qui seraient pour la cure, sur la côte méditerranéenne surtout, un adjuvant d'une précieuse efficacité.

A l'hôtel climatérique Ygiea, récemment construit à Palerme, on a eu l'heureuse idée de mettre à la disposition des curistes un yacht pour l'organisation de promenades en mer.

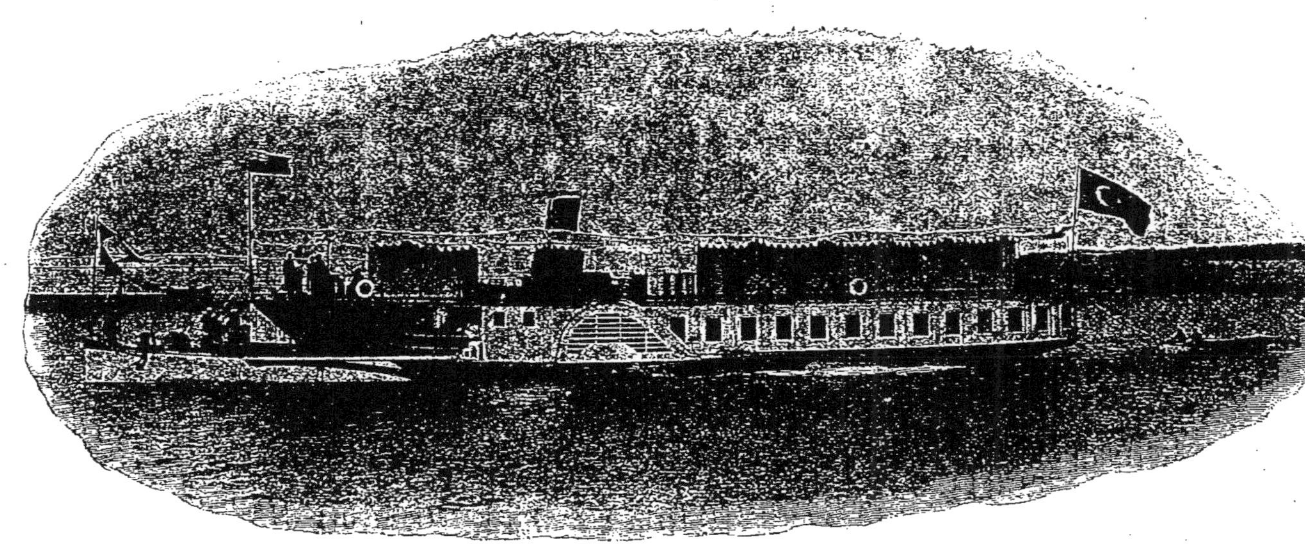

Cure d'air sur fleuves. Le « Sérapis »

En ce qui concerne la côte française, les yachts de plusieurs compagnies de navigation de Nice et de Marseille, semblables à ceux qui font pour un prix modique, avec restaurant à bord, les traversées régulières entre les diverses stations qui s'échelonnent de Marseille à la frontière italienne, pourraient très facilement être emménagés pour ces courtes croisières. Il suffirait d'y disposer des chaises-longues.

Les golfes de Gien et de la Badine, à Hyères, sans parler de certaines rades plus voisines de Marseille ; puis le golfe de la Napoule et le golfe Jouan entre l'Esterel, Cannes, le cap d'Antibes et les îles de Lérins ; la baie des Anges, devant Nice ; les rades de Villefranche, de Beaulieu et de Menton, si abritées et presque toujours calmes, se prêteraient, on ne peut mieux, à la cure et assureraient la régularité des promenades en mer dans les cas rares où l'agitation du large retiendrait le petit navire tout au voisinage de la côte.

Le yacht consacré à ces promenades d'une périodicité très fréquente pourrait alterner son service entre chacune des principales stations de cure que nous avons citées.

Il serait très utile pour les stations du littoral de faire entrer ainsi la cure marine méthodique dans la pratique ordinaire du traitement des tuberculeux. Ce serait là, dans la technique habituelle de la cure sur la côte de la Méditerranée, une heureuse innovation qui deviendrait féconde en résultats.

La cure d'air en Gironde, ce petit bras de mer aux eaux salines par suite des marées, cure accomplie sur un yacht ou sur les steamers qui font le service de Bordeaux à Royan (trajet journalier en dix heures aller et retour) offrirait plus d'intérêt que les promenades en barque sur un étang ou sur une côte abritée, mais elle ne saurait néanmoins, en aucune façon, être comparée au traitement pélagien. Il en est de même de la cure sur le Nil dont Williams (1) a montré les avantages : « L'Egypte est d'un climat trop chaud en été, mais l'hiver y est bon. Les malades remonteront le Nil et c'est un voyage de plusieurs centaines de milles sur rivière, passé pour la plus grande partie dans le désert, que feront avec avantage les phtisiques. Les bateaux contiennent de belles cabines, bien aérées. Le plus grand confort qu'un anglais puisse désirer peut y être obtenu. De plus, des arrêts fréquents permettent de faire un exercice convenable sur le rivage. Le patient voyage sans aucune fatigue et respire l'air très pur du désert, tandis que son esprit est perpétuellement occupé par l'intérêt qu'offrent la succession de glorieux monuments du passé, le panorama et l'étude de la vie présente en Egypte ».

La compagnie Cook, concessionnaire des services postaux sur le Nil, a une flotte de « dahabiehs » à vapeur et à voiles qui du Caire remontent à Louqsor, à Assouan et à la deuxième cataracte, et sont très confortablement emménagés.

1. Williams. Etude sur les effets des climats chauds sur la consomption pulmonaire, *British medical journal*, 1876, p. 219.

(CLICHÉ COOK)

Dahabieh à voiles sur le Nil

LIVRE V

Etude des divers types de navires au point de vue de la cure.

Avantages et inconvénients.

Sur quelle catégorie de navires la cure doit-elle être faite ?

Nous allons mettre en lumière les avantages et les inconvénients de chaque type de bâtiments : yachts, voiliers, cargo-boats et paquebots.

Le choix dépendra, dans bien des cas, des goûts ou de l'état de fortune des malades. Toutefois disons, dès maintenant, que la cure sur paquebot nous paraît la plus pratique pour la généralité des malades : tuberculeux, neurasthéniques, etc., en attendant que soit réalisé le projet de navire-sanatorium, bâtiment modèle dont nous ferons aussi une étude détaillée.

CHAPITRE I

Les Yachts.

Le yacht de plaisance n'est à la portée que d'un petit nombre de malades.

Ceux-ci pourront avoir à bord d'un tel bâtiment les avantages d'un logement confortable : pièces nombreuses, bien éclairées, luxueuses ; une nourriture de choix ; les petits soins affectueux et réconfortants des membres de leur famille qui les accompagneront ; les conseils constants, s'ils le désirent, d'un médecin ; enfin, tous leurs aises pour une cure d'air continue : guérites à l'avant et à l'arrière, chaises longues, hamacs, paravents, etc., et ne seront soumis à d'autre volonté qu'à celle du médecin et qu'à leur fantaisie pour le choix des croisières, leur variété, leur durée, leur interruption, etc. Le malade pourra choisir ainsi les mers les plus molles, les plus tièdes, les parages les plus ensoleillés.

Dirigée d'après les conseils d'un médecin éclairé, surveillant ce traitement, soit constamment, soit du point d'attache, cette cure peut donner les plus heureux résultats.

Roberts, Peter et d'autres auteurs, que nous avons cités au cours de notre historique, attribuent à ce mode de navigation une remarquable efficacité.

Le principal inconvénient qu'il présente est le prix de revient très élevé, si on le compare à celui de la cure sur les paquebots. Ajoutons la petitesse relative du navire qui ne permet à bord que des évolutions plus restreintes.

Enfin dans le cas de tempête, si le malade veut faire de longs voyages et affronter par tous les temps la haute mer, le navire d'un faible tonnage, à la fois petit et léger — car nous ne parlons pas ici des grands yachts qui ont le tonnage d'un paquebot et peuvent lui être assimilé — sera plus ballotté.

« Un navire à vapeur de 4 à 5.000 tonnes, par exemple, est doué d'un mouvement d'inertie considérable »(Flachat. *La navigation à vapeur*, p. 144), et se soustrait beaucoup plus à l'action des ondulations superficielles de la mer.

Le malaise de la naupathie par tempête, sera plus marqué ici qu'à bord d'un de ces paquebots géants de la dunette desquels le curiste pourrait répéter les célèbres vers de Lucrèce :

Suave mari magno, turbantibus æquora ventis,
E terra magnum alterius spectare laborem.

Un navire de 150 à 200 mètres a un tangage modéré, car sa longueur lui permet de s'appuyer à la fois sur la crête de deux ou trois lames, mais il a cependant un certain roulis à cause de l'importance et de la hauteur des superstructures.

Il est juste de dire enfin que les yachts pouvant éviter à volonté les parages troublés, se mettre à la cape, s'abriter, changer de route, cet inconvénient de leur petit tonnage peut être en pratique insignifiant.

CHAPITRE II

Les voiliers.

Les voiliers présentent, comme avantages, une marche moelleuse, l'absence de toute fumée, ainsi que de poussières que peut répandre à bord de certaines vapeurs l'emmagasinement du charbon, l'absence aussi du bruit rythmique du piston des machines des steamers, un calme et un silence qui n'est troublé que par le léger flottement des voiles où le clapotement du sillage.

De plus, la rareté des passagers à bord met le malade dans une sorte d'isolement monacal, qui n'est pas pour nuire à la cure, si le tempérament s'y prête, si l'ennui ne gagne pas le curiste, si sa journée et ses soirées ne lui paraissent pas longues, toutes passées en flâneries ou en rêveries sur la chaise-longue, en lectures, en causeries avec les huit à dix matelots qui composent l'équipage du bord, en pêches, etc.

Cette vie indolente et calme, surtout à la suite de l'activité et du surmenage de la vie des villes, est précieuse. C'est dans ces conditions que Williams a obtenu ses plus brillants résultats.

Enfin l'allure lente du voilier ménageant, dans les

voyages au long cours, les transitions de climats, ses escales dans les petits ports, le prix de revient de la cure très modique sont encore à prendre en considération.

Pour le long voyage d'Australie, les médecins anglais conseillent, nous l'avons vu, dans la majorité des cas, un navire à voiles, « de préférence à ces steamers rapides qui, de nos jours, supprimant les distances, semblent placer les antipodes au seuil de nos demeures ». « Plusieurs fins voiliers favoris, dit Lindsay, tiennent encore la mer pour le commerce australien (1), et quelques-uns sont spécialement emménagés pour les malades. Sur ces navires l'encombrement est moindre que sur les steamers, les cabines sont plus commodes ».

Dans les bons voiliers, les cabines sont assez vastes ; elles ont en moyenne 10 pieds anglais sur 10.

Les désavantages des voiliers à l'égard des paquebots sont assez nombreux. Ils sont, en général, d'un faible tonnage, petits relativement aux steamers ; aussi, présentent-ils les inconvénients déjà signalés pour les yachts.

Au cas de mauvaise mer, nous croyons supérieur au voilier le paquebot à marche lente, muni de focs, petites voiles permettant d'appuyer le navire et de modérer ses oscillations par les gros temps.

Les voiliers roulent moins que les steamers. Par l'action du vent sur la voilure, les premiers « donnent de la bande », et restent penchés sur bâbord ou tri-

1. Principalement les voiliers de la maison Green de Londres (13, Fenchurch avenue), d'après Douglas-Powel et Wilson.

bord sans avoir les oscillations à peu près isochrones des navires à vapeur; il est vrai que le roulis éprouve beaucoup plus rarement que le tangage les personnes sujettes au mal de mer, et les voiliers ne sont pas exempts de tangage.

La lenteur de la marche se joint encore, dans le roulis, sur ces navires, à l'action de la voilure entière pour modérer le mouvement oscillatoire. Il est juste de dire que la force d'inertie due au fort tonnage des vapeurs est à cet égard, pour ces derniers, une compensation. Un vapeur tangue plus qu'un voilier par mer debout; par vent arrière le voilier est au contraire plus éprouvé que le vapeur.

Le pont de la plupart des voiliers du commerce est plus spacieux que celui des yachts de plaisance. Toutefois, on n'y trouve ni les larges dunettes qui doublent la surface du pont, ni les promenoirs couverts, ni les grands salons où l'on peut passer sans confinement les mauvaises journées, ni tous les lieux abrités qu'offre le pont des grands paquebots.

De plus, les voiliers français n'étant pas emménagés en vue du transport des voyageurs, on ne trouve point sur eux les confortables cabines, éclairées par de larges hublots, constamment ventilées par les manches à vent et les grilles d'aération, désinfectées par des lavages fréquents, entretenues dans la plus minutieuse propreté.

La nourriture, surtout pour les longues traversées, serait ici moins variée et moins soignée évidemment que sur un paquebot-poste.

Ajoutons que, sous les tropiques, dans le voyage d'Australie par exemple, les voiliers sont exposés à rester de longues journées en panne par suite du calme de l'air, ce qui rendra l'aération intérieure défectueuse.

A bord de ces navires, le pont, sur lequel se font les manœuvres des voiles, est parfois encombré par les cordages et les marchandises, fûts, bois, etc., tandis que sur les paquebots il est complètement réservé aux passagers. La même condition du pont libre se trouve remplie également sur les cargo-boats, porteurs d'émigrants, auxquels elle est imposée par les règlements sanitaires.

En outre, en cas de tempête et quel que soit le peu de danger, le curiste se sentira moins à l'aise sur un petit voilier en bois que sur un grand steamer à coque d'acier.

Enfin, si le voilier est destiné à des voyages au long-cours, et si le malade est d'un caractère peu liant ou porté à la tristesse, pourra-t-il se faire à la compagnie perpétuelle de quelques matelots, hommes simples qui n'ont, en rien, ni les goûts, ni la mentalité d'un homme cultivé, et ne sera-t-il pas porté au milieu d'eux à se dire avec mélancolie comme Ovide exilé parmi les peuplades barbares de la Thrace :

« Barbarus hic ego sum, quia non intelligor illis ! »

Toutefois, comme nous l'avons dit, cette réclusion temporaire, cette vie isolée du monde, au milieu de quelques braves marins menant à bord une vie patriarcale, pourra au contraire plaire à certains. Elle a en effet son charme et sa poésie.

On peut trouver un certain nombre de grands et beaux voiliers qui ne présentent point la plupart des petits inconvénients que nous venons de signaler.

Il existe spécialement une classe de grands voiliers qui se rapproche des paquebots à vapeur par son tonnage, par le confortable de la vie à bord, spécialement en ce qui regarde les divers emménagements. Ces navires sont tenus avec une propreté méticuleuse. Les cuivres y brillent. Le pont est vaste.

Ce sont les voiliers en acier ou en fer. Les voiliers de ce type sont lourds et tiennent admirablement la mer. Le clipper *Dunkerque* de la Compagnie Bordes, d'un type moyen, à coque d'acier, gréé à 4 mâts, a 100 mètres de long et 14 de large. Les plus grands voiliers actuellement en service sont le *Potosi* (allemand) et le sept-mâts *Lawson* (anglais) qui atteignent, comme longueur, 115 mètres environ. Tout récemment la Société des Voiliers nantais et quelques autres compagnies, à la suite des primes accordées par l'Etat à la navigation à voiles, ont mis à la mer une flotte entière de magnifiques clippers. Beaucoup de grands voiliers ont à bord une machine à vapeur pour charger les marchandises, appareiller, actionner les treuils, le cabestan, les pompes à épuisement, etc.

La cure est très pratiquable sur ces bâtiments, comme elle l'est du reste sur les autres types de navires que nous venons d'étudier et pour lesquels nous avons mis en relief les moindres inconvénients dont il serait irrationnel de s'exagérer l'importance, car d'aussi nombreuses défectuosités et des inconvénients aussi variés se rencontrent, par exemple, dans chacune des stations climatériques terrestres, sans que pour cela la cure y donne d'insuffisants résultats.

CHAPITRE III

Les cargo-boats et les steamers mixtes.

Passons maintenant aux steamers et étudions d'abord ceux qui ne sont pas destinés au transport habituel des passagers, cargo-boats, etc.

Les cargo-boats sont moins vastes et bien moins confortables que les steamers des lignes postales. Beaucoup ne disposent que de quelques cabines. Ils ont contre eux l'encombrement relatif du pont ; à l'aller, ils transportent des émigrants et au retour ils se chargent de marchandises et de bestiaux. Ceux de l'Amérique du Sud, notamment, portent des centaines de bœufs et des milliers de moutons, qui restent parqués sur le pont pendant toute la traversée.

Enfin, il est une autre classe de vapeurs mixtes, qui, sans être spécialement disposés pour le transport des passagers, présentent néanmoins à bord un réel confortable, sont très bien tenus, ont quelques cabines et appartements coquets à l'arrière, et un pont libre : tels sont, entre autres, les navires de la Compagnie des Bateaux à vapeur du Nord, de la

Compagnie Conseil de la Société navale de l'Ouest, etc. Les curistes étant seuls passagers jouiront à bord de toute liberté.

Certains navires consacrés au transport d'un fret très encombrant ou malsain ne pourraient être utilisés pour la cure, tels les vapeurs de la Compagnie Worms de Bordeaux, qui font un service régulier pour l'Angleterre et l'Allemagne et dont la cargaison consiste uniquement en charbons.

CHAPITRE IV

Les paquebots.

Les paquebots nous paraissent réunir le maximum d'avantages pour la réalisation de la cure.

Plus adaptés à la vie moderne que les voiliers, ils feront mieux accepter l'existence sur mer.

Par leur tonnage, leur poids, leur solidité, leurs vastes emménagements, ils allègeront pour les malades les désagréments des tempêtes.

Le curiste n'aura aucune appréhension à s'embarquer dans une de ces villes flottantes où il aura constamment auprès de lui un médecin, où il trouvera des cabines confortables, très soigneusement tenues, dont les cloisons de bois sont recouvertes d'une fine peinture laquée ou vernie d'un blanc toujours immaculé, dont le parquet disparaît sous des linoléums ; cabines fréquemment lavées et pouvant être, aussi, facilement désinfectées, irréprochablement ventilées, très lumineuses le jour, grâce à leurs larges hublots, très bien éclairées la nuit à l'électricité, desservies par des domestiques bien stylés toujours prêts à accourir à l'appel des sonneries électriques existant dans chacune d'elles. Le malade aura encore à sa disposition une salle de bain et des soins hygiéniques qu'il ne peut espérer se procurer à bord d'un voilier ou d'un cargo-boat.

Des conduites, des radiateurs, des ventilateurs variés, des fils d'électriques, etc., dispensent en tous sens le chaud et le froid, l'eau et la lumière.

Disons, à propos de la lumière électrique, que ce système d'éclairage est supérieur dans les cabines à tout autre, car, ne dégageant aucun produit de combustion, il ne corrompt nullement l'atmosphère.

Les avantages d'un paquebot sont encore l'existence, à bord, de salles à manger et de salons luxueux et vastes, salons de conversation et de lecture, de musique, etc., avec jeux, piano, bibliothèque, d'un pont toujours entièrement libre et de grands espaces pour se mouvoir. Les salons et salles à manger ornés de lambris dorés, d'élégants panneaux de marqueterie, de peintures artistiques, de belles mosaïques, s'élèvent au milieu du pont et vers l'arrière, laissant entre eux, et surtout sur les côtés du bâtiment de larges couloirs, galeries couvertes, qui donnent sur la mer et peuvent servir de promenoirs. L'on y est à l'abri des vents ou du soleil, de tel côté ou de tel autre, suivant la direction du navire.

L'arrière offre encore des refuges où l'on peut placer chaises longues, hamacs, fauteuils et pliants. A l'avant, jusqu'au bossoir, existent également de grands espaces libres.

Enfin, formant un deuxième étage au-dessus du spardeck et du pont, s'étendent le pont-promenade, la dunette et les passerelles, celles-ci formant parfois un nouvel étage. Des bancs sont dispersés de chaque côté du pont-promenade et de la dunette. Au centre, la rangée des claires-voies est disposée de manière à

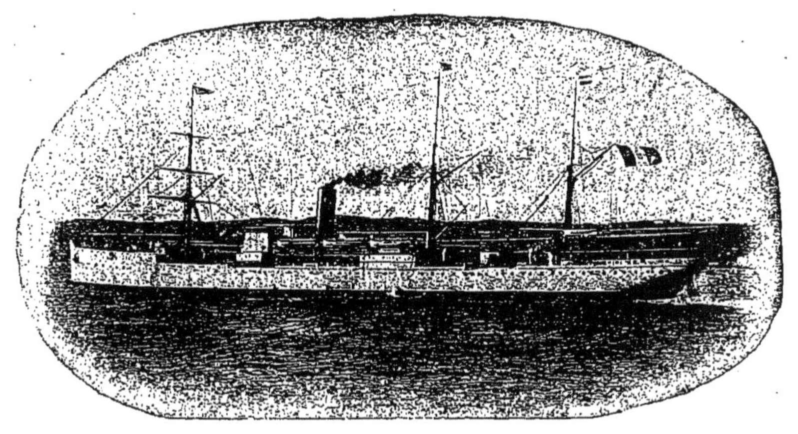

Vue d'un paquebot.
(cliché de la Soc. G^{le} des Transports Maritimes).

former également des bancs à dossiers. Le pont supérieur est recouvert par les journées chaudes de grands vélums qui protègent les promeneurs contre l'ardeur du soleil.

Certains paquebots ont jusqu'à six ponts superposés : ponts inférieurs, pont principal, pont abri (galeries), pont promenade et pont des embarcations.

Le pont principal du paquebot « Provence » de la Compagnie Transatlantique a, en longueur, un développement de 190 mètres. A cet étage se trouve la salle à manger de style Louis XV, qui a 18 m. 50 de long sur 14 de large. Sur le pont-promenade sont disposés des cabines de luxe et des salons de style Louis XVI, gais et très clairs ; la lumière y pénètre par de grandes claires-voies ornées de pilastres de marbre. Enfin, sur le pont-tente existe encore un abri où l'on sert des rafraîchissements, salle « avec terrasse donnant sur la mer ».

Le curiste aura en outre sur un paquebot les avantages d'une excellente cuisine, saine, fraîche, variée, bien préparée. Les repas en commun dans l'animation des conversations avec un service luxueux et dans une belle et lumineuse salle à manger, voilà encore un stimulant pour l'appétit que ne peut avoir un malade qui vit à bord d'un voilier.

Enfin, dans ce milieu gai de passagers, les distractions ne manqueront point au curiste, et, tout en vivant à l'air libre et dans le calme, il n'aura point, comme sur les voiliers peut-être, les désagréments d'une solitude trop grande.

En Méditerranée, les traversées sont trop courtes pour qu'il s'établisse entre les passagers une intimité qui, dans quelques cas, pourrait, comme dans les sanatoria où ne règne point une discipline sévère, nuire au repos et au calme idéal de la cure. Sur les grands paquebots, au long cours, le malade aura un peu l'illusion de l'existence de ville d'eaux. Les traversées coupées d'escales, au moins toutes les semaines en général, ne lui paraîtront assurément pas longues. La nourriture, du reste, ne souffrirait pas des longs séjours en mer, car le navire transporte bestiaux et volailles, et possède boulangerie, vivier, glacières, etc.

Le voilier, ai-je dit, a sur le vapeur l'avantage de ne pas dégager de fumée, de ne pas nécessiter l'embarquement d'un charbon poussiéreux, de voguer sans bruit, de glisser sur l'eau sans aucune trépidation. Mais les inconvénients des vapeurs, sous ces rapports, sont fort peu de chose en réalité, et ne peuvent certes entrer en balance avec les avantages que ces navires présentent.

L'inconvénient de la fumée — gaz et particules de charbon du reste aseptiques — est, contrairement à ce que l'on pourrait craindre, à peu près insignifiant. Le navire évoluant au large, les hautes cheminées projettent au loin la fumée qui n'est guère refoulée sur le pont (d'ailleurs en partie couvert de toiles le plus souvent) que tout à fait exceptionnellement, pendant les tempêtes.

La fumée prend presque toujours une direction oblique, et est projetée ainsi plus ou moins transversalement en une haute traînée sur la mer. Il est toujours bien facile de se promener ou de s'asseoir du côté opposé à la direction de cette traînée dans

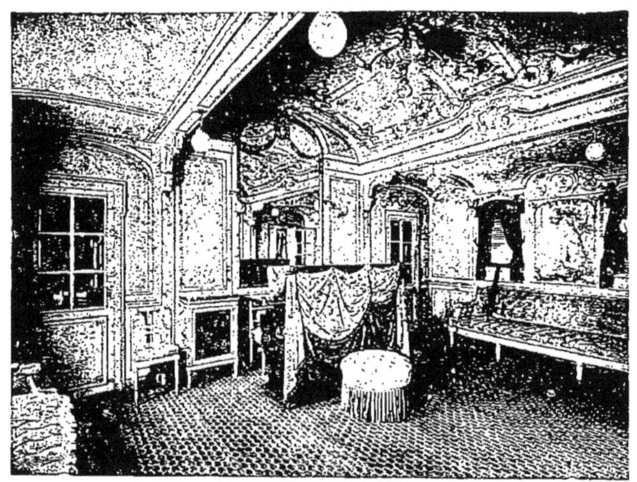

Salon de paquebot.

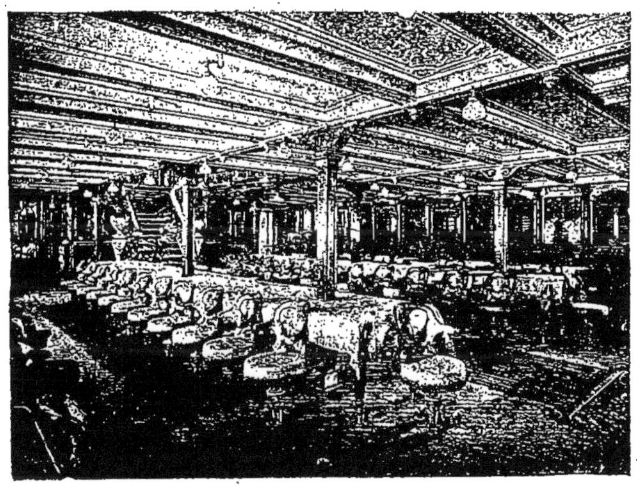

Salle à manger de paquebot.
(clichés Dalmouth de Yarochewitch).

les larges espaces où l'air est constamment pur, à l'avant ou à l'arrière, à bâbord ou à tribord.

Si la fumée pouvait incommoder les passagers, on n'aurait pas choisi l'arrière pour en faire la partie la plus luxueuse de la plupart des paquebots.

Quant au maniement du charbon, il n'occasionne pas non plus de poussières dans les emménagements des paquebots, toutes ses manœuvres ayant lieu dans les profondeurs du navire et son embarquement dans les soutes se faisant directement par des ouvertures ménagées au-dessus de la ligne de flottaison, dans les flancs du vaisseau. Aussi ne souille-t-il point la surface du pont, les salons ou cabines.

Des odeurs provenant des machines ou des cales ne pourraient être senties que sur des steamers mal tenus et encore autour seulement des machines ou sous le vent, au moment du départ, alors que les eaux de cale sont pompées. Quant aux odeurs goudronnées, surtout perçues par la sensibilité excessive de l'odorat que donne le mal de mer, elles n'existent non plus que sur les vieux bâtiments ou dans les postes d'équipage et les cales seulement.

Le bruit produit sur les steamers en marche par l'expansion alternative et rythmée de chacun des pistons ne s'entend pas dans les bonnes cabines, ni vers les extrémités du pont, et même dans les portions de celui-ci peu éloignées des machines ce bruit est sourd, plus ou moins indistinct, et n'est point réellement une gêne.

Quant au frémissement du navire, il passe inaperçu des passagers quoiqu'un silence attentif permette, dans les cabines rapprochées des machines ou de l'hélice, de percevoir, avec un sourd bruissement, un très léger ébranlement rythmé, constant, du parquet, surtout perceptible quand le navire peine, quand il dérape ou marche à une très rapide allure. Mais on ne perçoit vraiment ces à-coups que par les gros temps.

Aussi ce frémissement ne mérite point d'être mentionné comme un inconvénient, surtout pour les paquebots à vitesse modérée (10 à 14 nœuds) et à plus forte raison à marche lente. Il est insensible sur le pont-promenade et dans la plupart des emménagements, où l'on se demande parfois si l'on est bien en marche, si le navire n'a pas stoppé, et où l'on a souvent l'illusion de la plus complète immobilité.

Sur les nouveaux paquebots à turbines, à plusieurs hélices, donnant 200 tours à la minute (les machines à pistons actuelles ne fournissent guère que 60 à 90 tours), la marche du navire, même forcée, est encore plus régularisée et exempte de toute saccade.

Sur le « Victorian », de l'Allan Line, qui fait la traversée de l'Atlantique du Nord et est mû par trois turbines, formées au total « de plus de quinze cent mille lamelles » (Giffard), sur lesquelles est projetée la vapeur, les vibrations du navire, malgré la vitesse, sont à peu près nulles.

La marche très douce de ces bâtiments imite le glissement par mer calme du navire à voiles. Aussi les plus récents prospectus des compagnies de navigation de la Manche, qui ont inauguré le service rapide du détroit, toujours agité, par des navires à turbines, ne manquent point d'insister sur la supériorité de ces navires, au point de vue confort, pour les personnes très sujettes à la naupathie.

CHAPITRE V

Le navire-sanatorium.

Après avoir passé en revue les divers types de bâtiments qui sont à la disposition des curistes, il nous reste à dire un mot du navire-sanatorium qui n'existe point encore, mais dont aujourd'hui la conception ne saurait être raisonnablement traitée d'utopie.

Un tel navire, qui rendrait d'inappréciables services dans la cure de la tuberculose et qui mettrait à la portée de tous les malades un traitement supérieur à celui des sanatoria terrestres, serait-il d'une construction très onéreuse?

Un beau voilier en fer ne revient pas à plus de 150.000 ou 200.000 francs. Même avec un emménagement spécial pour la cure et une machine auxiliaire, il ne coûterait pas plus cher qu'un sanatorium.

Ajoutons que les primes de l'Etat diminuent les frais de la navigation à voiles d'une manière assez importante.

« La construction d'un navire à voiles coûte 120.000 francs ; un navire à vapeur coûte le double,

240.000 francs », tel est le prix de revient des navires-hôpitaux des Œuvres de mer, d'après la *Médecine moderne* (1901 ; Assistance des pêcheurs sur mer).

Presque tous les grands et luxueux paquebots, à marche rapide, des lignes de Marseille en Algérie, Tunisie, etc., ont coûté moins de 1.200.000 francs et ces prix de revient sont dus à la puissance des machines qui changent du tout au tout la valeur commerciale d'un paquebot, celle-ci étant certainement doublée le plus souvent, lorsque la rapidité de marche passe, par exemple, de 10 nœuds à 16 nœuds.

Les dépenses en combustible sont dans un rapport de moitié entre deux navires de même tonnage, mais ayant une différence de marche de deux à trois nœuds.

Un grand et beau paquebot à peu près neuf et très facile à transformer, mais à machines faibles et laissant à désirer comme marche — la marche lente n'est qu'avantage pour la cure — pourrait être trouvé facilement pour 300.000 francs environ (Prix évalués d'après des chiffres d'achats récents de plusieurs compagnies).

Les frais spéciaux du navire sanatorium comprennent, quelques dépenses accessoires mises à part, la solde de l'équipage et le combustible pour la machine. Ces frais ne sont pas au total fort élevés.

Voici les soldes mensuelles de l'équipage : Un capitaine, 500 fr. ; un second capitaine, 200 fr. ; un élève-officier, faisant fonction de lieutenant, 80 fr. ; un maître d'équipage, 90 fr. ; 5 matelots, 85 fr. ; 2 novices, 40 fr. ; 1 mousse, 30 fr. ; un premier mécanicien, 125 fr. ; un deuxième mécanicien,

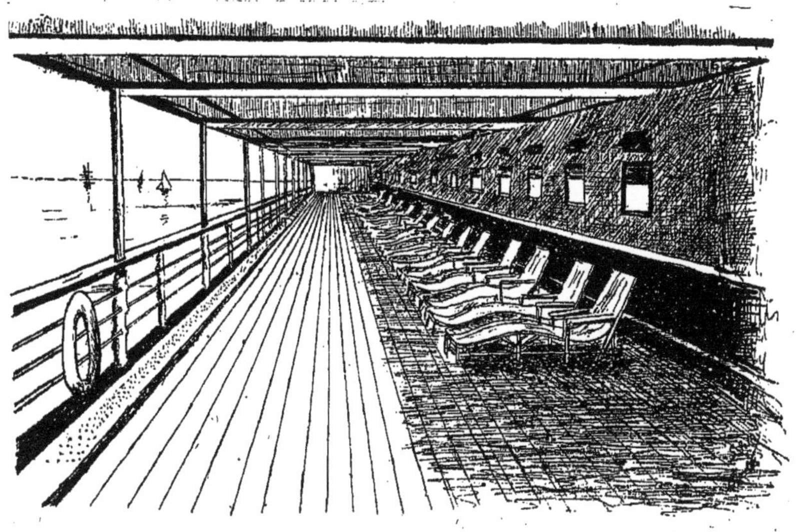

Une galerie latérale du navire-sanatorium

(GALERIE DE CURE DU PONT-ABRI)

115 fr. ; un premier chauffeur, 100 fr.; 4 chauffeurs, 95 francs.

Le personnel des machines pourrait même être encore réduit, vu la faiblesse du moteur, le peu de temps pendant lequel il fonctionnerait, ou, d'autre part, grâce à l'emploi du pétrole.

Quant aux frais de combustible, ils seraient variables, mais toujours faibles, la machine n'ayant à bord qu'un rôle secondaire.

D'autre part, les dépenses du navire-sanatorium, comparativement à celles des sanatoria d'altitude, seraient sensiblement diminuées par la grande facilité des approvisionnements, l'absence de frais de transport, la moindre cherté des vivres.

Quant aux emménagements du navire-sanatorium, ils devraient se rapprocher beaucoup de ceux d'un paquebot-poste à plusieurs étages.

L'entrepont, le pont principal et le pont-promenade seraient reliés, non seulement par des escaliers confortables, mais encore par un ascenseur, permettant de faire faire au plein air du large la cure diurne aux malades tenus strictement au lit ou à la chaise longue.

On multiplierait à bord les abris et les promenoirs, les passerelles et les balcons. Il y aurait belvédère au poste de vigie, à la hune de misaine.

Le milieu du navire serait réservé, suivant les étages, aux cabines des curistes, à la salle à manger — ou grand salon — et aux galeries de cure, enfin au promenoir supérieur. L'avant serait destiné aux divers services, à l'équipage, etc., et l'arrière principalement aux machines, à de petits salons, à un refuge bas, avec chaises longues, à ce que sur les grands paquebots on nomme la « plage ».

Vu le nombre relativement restreint de passagers, on pourrait installer sur le pont de nombreuses chaises longues, des hamacs, des guérites, etc., des cadres et des couchettes suspendus à la Cardan, etc.

Ces navires seraient munis de lits à roulis sur le modèle de ceux des navires-hôpitaux des Œuvres de mer ou mieux de lits à roulis avec amortisseurs, comme ceux que nous avons pu voir sur divers yachts, ressorts combinés qui diminuent peu à peu et progressivement éteignent les oscillations du roulis. Ceux de la « Bacchante » sont un modèle du genre. (Ce yacht, de 1200 tonneaux, gréé en trois mâts-goélette, file 14 nœuds à la voile et 12 nœuds avec machines. Celles-ci sont munies de fourneaux mobiles permettant d'établir la grande voile).

M. Pampoukis (d'Athènes) est très partisan des lits suspendus d'après le principe des lampes marines, comme préservatif du mal de mer (Académie de Médecine, 4 septembre 1888).

« Nous avons vu, dit le Dr Espitalier, des navires de plaisance portant des lits établis selon le principe de la double suspension, et les personnes qui ont usé d'un tel système nous ont déclaré n'avoir jamais été incommodées par les tangages ou les roulis violents. »

Guien vante aussi contre le mal de mer un lit mécanique spécial, dit « nosophore Rabiot ».

On disposerait, pendant toutes les belles journées, la salle à manger en plein air, à l'abri parfois de paravents mobiles.

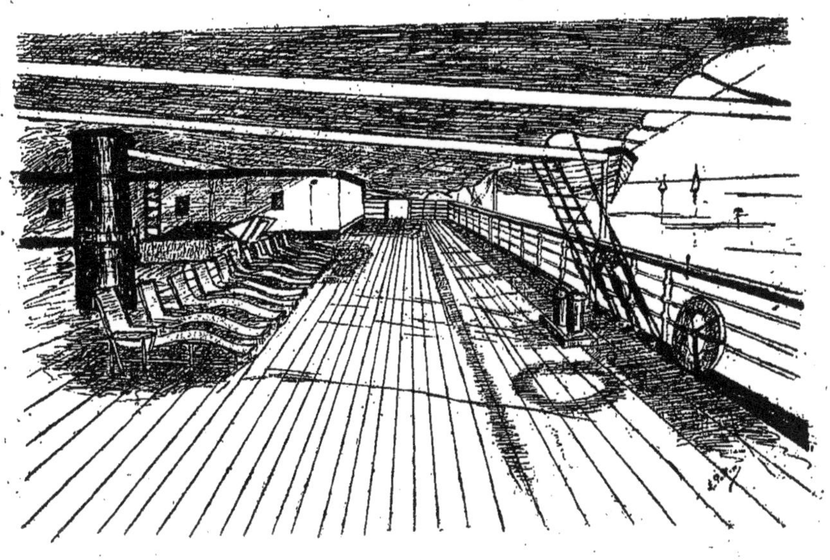

Un côté du pont-promenade du navire-sanatorium

P. 412

Les paravents mobiles, en toile goudronnée par exemple, joueraient du reste à bord un grand rôle. Retenus par des tringles, des cadres métalliques, ou des cordages se fixant à des anneaux, ou bien à des crochets des superstructures, et d'autre part à des attaches disposées en divers points du parquet, ils seraient très facilement démontables et transportables et ne gêneraient point la circulation.

Ils seraient disposés de façon à abriter complètement, en cas de vent, tel ou tel point des galeries ou des coursives, telle ou telle région du pont-promenade, au gré des curistes, pour y installer tables ou chaises longues.

Les cabines seraient d'un nombre assez restreint, vastes, admirablement ventilées (1) et éclairées.

Chaque cabine aurait, comme dans les meilleurs paquebots, en plus de ses hublots et sabords, et de ses grilles d'aération, des cloisons à persiennes qui diffusent constamment l'air en tout point et rendent la masse atmosphérique de l'intérieur des cabines toujours en lente circulation.

On pourrait même séparer les cabines par des cloisons démontables, de façon à agrandir celles qui seraient occupées, en leur annexant momentanément toute cabine libre.

Même par gros temps, la prise d'air des hublots peut subsister grâce au système des doubles hublots que nous avons vu employé sur divers navires fran-

1. Voir *Ventilation des navires*, par Rho, médecin de la marine italienne, et Vincent, médecin chef de la marine française. Rapport au Congrès international d'hygiène, 1901.

çais et étrangers, notamment sur le paquebot « Tafna » de la Compagnie de Navigation mixte. Une conduite incurvée en S arrête l'eau qui peut accidentellement frapper le hublot, et une soupape est disposée de façon à se rabattre d'elle-même sous le choc du flot. Un autre système non moins pratique est celui des prises d'air indépendantes des prises de lumière. Les premières étant placées plus haut, et parfois s'ouvrant par une imposte à crémaillère le long de la coursive du pont, peuvent toujours rester ouvertes. Nous avons remarqué cette disposition, notamment sur les navires de la Compagnie khédiviale (Constantinople-Alexandrie).

Enfin chaque cabine aurait aussi sa cheminée d'appel ou son tuyau pour prise d'air s'ouvrant sur le pont, où devraient se voir de véritables gerbes de manches à air. Ainsi serait assurée, avec les grilles ajourant de toute part les cloisons des cabines, une excellente ventilation, quand il y aurait calme plat ou que la mauvaise mer obligerait à fermer les sabords extérieurs.

On multiplierait les ventilateurs par refoulement et par aspiration dans les coursives intérieures.

L'ameublement et le nettoyage des locaux seraient ceux d'un sanatorium.

Le navire serait de fer ou d'acier, mais à parois partout revêtues intérieurement de bois. Les navires de fer seul ont plusieurs inconvénients. Par suite de la facilité avec laquelle les changements de température sont transmis par le métal, les navires en fer sont plus chauds dans les atmosphères chaudes et plus froids dans les milieux froids que les navires

PLANS DU NAVIRE-SANATORIUM AVEC MACHINES A L'ARRIÈRE

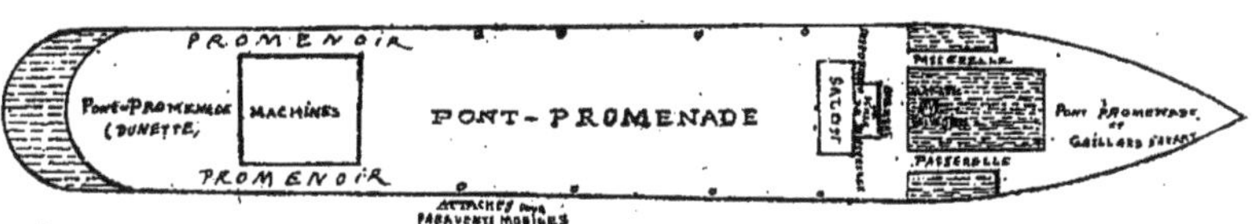

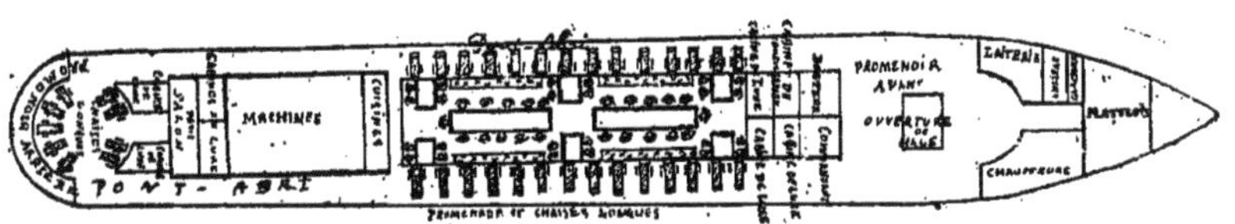

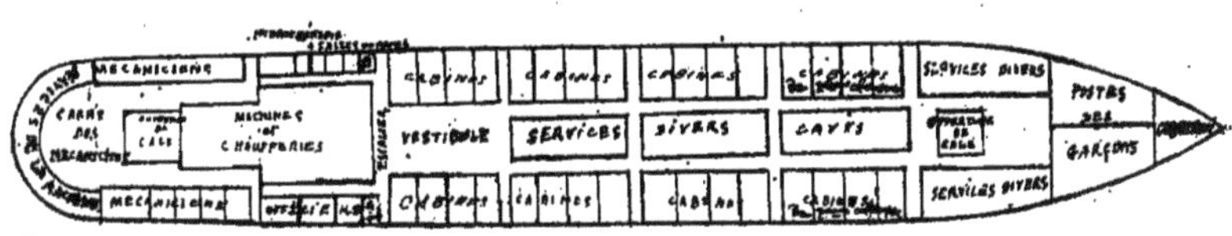

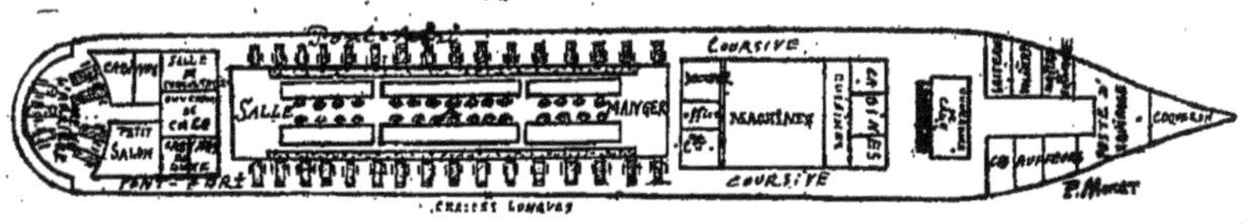

GALERIE DE CURE

PLAN DU NAVIRE-SANATORIUM AVEC MACHINES A L'AVANT

Fig. 1 Pont-promenade

Fig. 2 Pont

Fig. 3 Spardeck

Fig. 4 Pont

aux flancs de bois. Ils sont aussi moins secs, parce que, tandis que les flancs du vaisseau sont refroidis par un abaissement de la température extérieure, l'humidité se condense sur leur surface interne.

Il serait possible aussi que des malades névropathes pussent être impressionnés, dans un navire non revêtu de boiseries isolantes, par les courants magnétiques qui indubitablement existent dans ces grandes masses de fer. Faber n'a-t-il pas supposé l'existence à bord des cuirassés anglais de phénomènes pathologiques spéciaux qu'il dénomme « iron fever ». On a attribué, d'autre part, une action thérapeutique dans certains cas à ces courants magnétiques.

Comme dimensions, le navire, si c'était un voilier, devrait avoir, d'après Wilson, une jauge brute d'environ 2000 tonnes et, s'il était pourvu de machines auxiliaires, une jauge de 2500 tonnes. Mêmes dimensions pour un steamer. Inutile de dire que plus le navire sera grand et moins il tanguera par les mauvaises mers. En outre, les malades se trouveront d'autant mieux à l'aise pour la cure, qu'ils disposeront d'un plus vaste espace. Le tonnage que nous venons d'indiquer n'est, néanmoins, nullement indispensable. Les plus grands navires à passagers de la Méditerranée (lignes d'Alger, Tunis, etc.), ne dépassent guère 2000 tonnes et il existe de très confortables paquebots d'une jauge inférieure.

L'idéal, comme type de navire-sanatorium, nous semblerait être dans le système mixte, à voiles et à vapeur, tel que le possèdent nombre de grands yachts et les bâtiments-écoles des marines militaires.

On profiterait ainsi de la marche économique et de la douceur d'allures du navire à voiles, en éteignant les feux au large la majeure partie du temps, tout en conservant les avantages des vapeurs : facilité des entrées et des sorties des ports, liberté des manœuvres et de tous changements de route, approche des côtes sans inconvénients et abris aisés par mers agitées.

Le navire, s'il s'agissait d'un steamer mixte, tel que nous venons de dire, serait à compartiments étanches et à carène à double fond. Les machines, placées à l'arrière de préférence, ainsi que cela existe sur un certain nombre de paquebots, seraient d'un type à haute cheminée, pourvue de fumivore, ou, dans le cas de machines au centre, à cheminée télescopique laissant le champ libre à la manœuvre des voiles.

Pour le bien-être des curistes, un navire à hélice convient mieux qu'un steamer à aubes, car bien que le roulis de ces derniers soit modéré, ils fatiguent beaucoup plus que les autres navires dans les gros temps.

Le pétrole serait peut-être préférable à la vapeur pour actionner les machines. Avec l'emploi du pétrole, celles-ci sont d'une extrême propreté, ne tiennent qu'une place très restreinte à l'arrière; la fumée est supprimée, la dépense pour la marche est relativement très faible et les résultats récemment obtenus sur de grands yachts et même sur de nouveaux paquebots rapides de 2000 à 3000 tonnes (ceux, par exemple, de la Compagnie roumaine qui va de la Mer Noire à Constantinople et à Alexandrie) sont excellents et n'ont donné prise à aucune critique. Le port

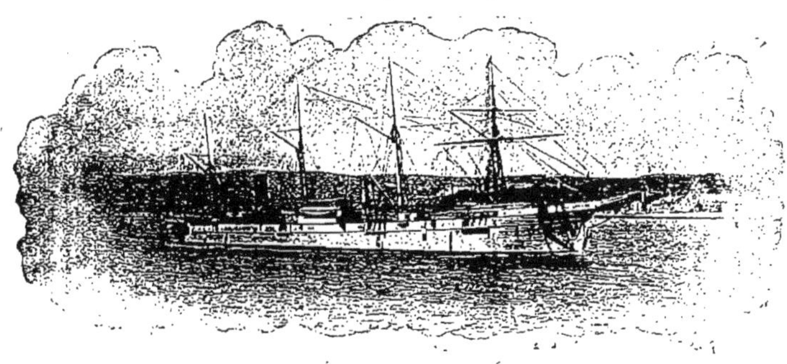

Navire avec machines à l'arrière.

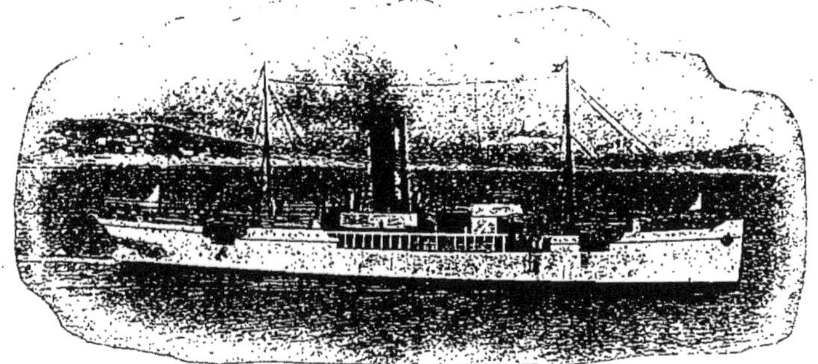

Navire avec machines au centre.

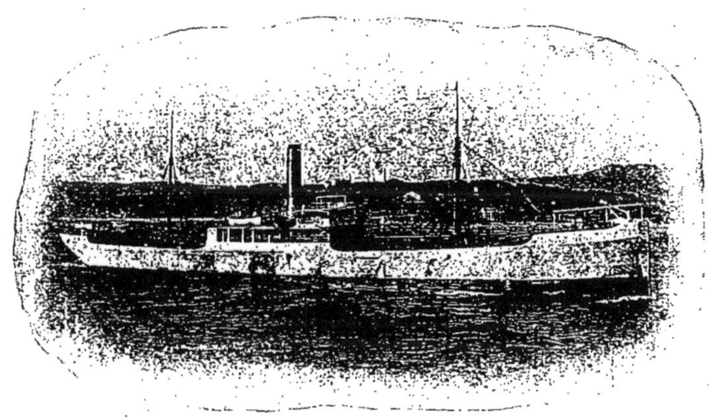

Type de cargo-boat
(clichés Moullot).

de San-Francisco seul a actuellement plus de deux cents navires actionnés par le pétrole.

Le navire serait peint en blanc, des expériences faites à la Compagnie des Messageries maritimes à l'aide de petits cubes peints des teintes les plus diverses, ayant montré que cette couleur était celle qui s'opposait le mieux, par grand soleil, à l'échauffement intérieur.

Les emménagements seraient laqués blanc ou peints de couleurs claires et gaies.

Ce sanatorium pourrait disposer d'un chauffage pour n'être jamais surpris par le froid, chauffage à vapeur à basse pression de préférence.

Il disposerait également, pour l'été et les mers chaudes, de « pancas » dans les salons, et de petits ventilateurs dans les cabines.

Les ventilateurs électriques portatifs, si pratiques et d'un prix de revient insignifiant, conviennent spécialement. Tous les paquebots luxueux en sont du reste aujourd'hui pourvus.

Pour la suppression des vibrations au voisinage des machines et de l'hélice, on pourrait s'inspirer des procédés de l'ingénieur Schlick (*Mémoire à l'Institut des Naval Architects* et *Revue de la marine marchande*, 1898).

Le navire serait muni de focs, de chambres d'équilibre, de water-ballasts, d'une grande quille centrale, de quilles latérales saillantes, pour rendre très doux et très modérés le roulis et le tangage, car l'important dans la vie sur mer, c'est en somme de disposer de confort et de n'être pas trop soumis aux atteintes de la naupathie.

Pour ce qui est de l'influence des formes du

navire, de la carène principalement, sur le roulis et le tangage, la question est difficile à trancher.

Doyère (1895) écrit qu'un navire « de formes arrondies aura, toutes choses égales d'ailleurs, des roulis plus amples qu'un navire ayant des formes très acculées et un plan de dérive très développé. »

On a dit qu'un navire à fond plat et peu profond, tirant sa stabilité de la largeur de son plan de flottaison, suivra chaque ondulation de la surface, tandis qu'au contraire un navire étroit et profond, tirant sa stabilité de l'abaissement de son centre de gravité, cherchera toujours à flotter avec ses mâts parfaitement verticaux. Une planche disposée de manière à flotter de champ, verticalement, flottera en effet encore verticalement lorsqu'une lame passera au-dessous d'elle.

D'autres auteurs, notamment W. Fronde, dont le nom fait autorité en Angleterre en cette matière, sont arrivés à des conclusions différentes : « Les formes extérieures du navire seront de nature à modérer les roulis.... si elles présentent des surfaces planes très développées, horizontales dans les fonds.... et de nature à déplacer de grandes masses liquides dans le mouvement oscillatoire (1) ».

M. Riech, à l'école du Génie maritime, a abouti aussi aux mêmes conclusions.

La question a été agitée au Congrès international de la marine tenu il y a quatre ans à Paris, congrès au cours duquel il a été fait d'intéressantes communications à ce sujet. Il y a été étudié notamment un navire

1. Fronde. *On the rolling of ships.* Londres.

d'un type très parfait à ce point de vue, navire dont le roulis et le tangage sont très faibles et pour lequel toute rapidité de marche est sacrifiée à une idéale stabilité. (Voir aussi des études diverses sur le «navire-têtard ».)

Plus récemment les revues spéciales de marine nous ont décrit les essais faits en Allemagne, également en vue de la suppression du roulis, et les ingénieux plans d'architecture navale du lieutenant de vaisseau Turc (1904).

Ajoutons du reste qu'un navire-sanatorium pouvant modifier sa route tout à son gré, louvoyer, s'abriter aux îles ou à la côte la plus proche, relâcher par gros temps en des rades abritées, se mettre à la cape ou virer complètement de bord, enfin revenir sur son chemin pour avoir vent arrière et se laisser porter, ne sera exposé que tout à fait exceptionnellement à un roulis ou à un tangage marqué. Par là, *les conditions de la navigation actuelle seront entièrement modifiées*. Un navire postal est obligé, toute l'année, de partir à heure fixe et pour une route déterminée, mais, sur un navire-sanatorium, la cure n'aura continuellement que des avantages, les petits ennuis possibles du mal de mer disparaissant.

En outre, on peut éviter, pour les deux côtés du navire, tout vent fort, en n'allant pas contre lui, mais au contraire en suivant sa direction ou se laissant dériver et drosser. On voit souvent, à bord des paquebots, la fumée, qui, dans telle direction, était emportée vers l'arrière en rapides tourbillons, monter droite, témoignant du calme de l'air, dès que le navire a viré de bord ou seulement dès qu'il a stoppé.

On peut également, en modifiant l'orientation du bâtiment, en tirant des bordées, donner aux galeries de cure et aux emménagements du navire, d'après les indications constantes du médecin, la meilleure exposition souhaitable, à chaque heure du jour, par rapport aux rayons solaires et à la direction de la brise.

De la sorte, on évitera constamment le manque de lumière comme aussi une luminosité trop marquée, de même qu'on ne sera jamais exposé à une brise trop vive ou au contraire à un calme complet.

Ainsi on pourra parfaitement diriger le climat et parer aux plus petits inconvénients des vicissitudes atmosphériques.

Sans parler des yachts royaux que l'on trouve amplement décrits dans les journaux maritimes illustrés, le *Yacht*, le *Yachting Gazette*, etc., les grands yachts appartenant à des particuliers, dont nous avons pu admirer dans nos ports le luxe et l'extrême confort : « Vaillant », « Fiorentina », « Marousia », « Frasquita », « Lysistrata », « Varuna », « Ophélie », « Margarita », « Corsair », « Atmah », « Velleda », « Jeanne-Blanche », etc., pourraient en bien des points servir de type pour les détails de l'architecture d'un navire-sanatorium.

Au dernier Congrès d'hygiène et de démographie (1), ont été aussi traitées diverses questions relatives au confort hygiénique des navires.

Le navire-sanatorium pourrait encore disposer d'une installation de recherches océanographiques, études pouvant être profitables aux sciences et fort intéressantes pour les curistes eux-mêmes.

1. Congrès d'hygiène de Bruxelles, septembre 1903.

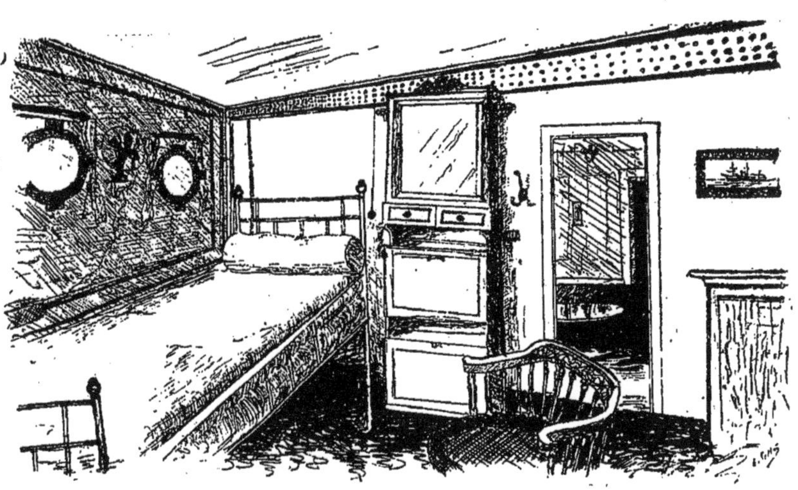

Cabine spacieuse, avec large lit de fer sans rideaux, salle de bains contiguë, grilles d'aération, ventilateur, meuble de toilette avec glace et lavabo à bascule, etc.

Le yacht, modèle pour ces recherches, du prince de Monaco, possède les meilleurs appareils de sondage et d'examen des fonds océaniques, de chasses marines (chaluts, nasses, harpons, etc.), enfin d'étude (tables à roulis, instrument de météorologie, de micrographie, etc).

Le navire-sanatorium que nous venons d'étudier pourrait croiser au cœur de l'été dans la mer du Nord et la Baltique, et, durant le reste de la belle saison, en Méditerranée ou dans les régions européennes de l'Atlantique. Il ferait de courtes escales, surtout dans les petits ports pour renouveler les provisions et pour délasser agréablement les curistes par des promenades choisies, à pied ou en voiture, faites dans la campagne environnante sous la conduite du médecin du bord, qui devrait posséder une grande expérience de la navigation, de la climatologie et de l'hygiène de la haute mer, et veillerait, d'autre part, sur le moral des malades tout comme sur leur santé physique.

Le navire-sanatorium évoluerait pendant l'hiver dans les parages, par exemple, des îles Canaries, de Madère, des îles du Cap Vert, de Mogador, des Açores, dans la « mer des dames ». Il pourrait également s'éloigner d'Europe pour une saison. Enfin il lui serait possible, à l'automne et au printemps, d'accomplir des traversées entre les pays du nord de l'Europe, l'Angleterre notamment, et les stations hivernales de la Méditerranée (Alger, Malaga, Nice, Palerme, Corfou, l'Egypte), et de l'Atlantique, (Madère, les Canaries, le Cap, etc.), transportant à ces destinations les malades qui s'y rendent chaque année en grand nombre et qui seraient certainement heureux d'ajouter à leur cure climatérique terrestre le voyage de santé par mer accompli dans des conditions de direction médicale, d'hygiène et de confort toutes spéciales.

Dans le cas du long voyage en Australie, il serait désirable que le navire fît des escales plus nombreuses qu'on n'en fait d'habitude, pour les raisons indiquées plus haut, et que, de plus, il passât, comme nous l'avons déjà dit en étudiant ces traversées, du Cap à Melbourne, à quelques degrés plus au nord que ne le font les voiliers de cette ligne, et ce, à cause de la température de ces régions qui peut paraître un peu fraîche parfois, surtout après le passage de l'équateur.

Le bâtiment dans le choix de ses routes, qu'il varierait constamment pour l'agrément des curistes, fuirait les parages sujets aux gros temps, choisirait les mers les plus douces et les plus molles, se tiendrait par les périodes de tempête dans les baies abritées. Il pourrait, dans les mers chaudes, faire route en louvoyant de façon à présenter alternativement ses deux flancs à la brise.

Nous avons donné, en étudiant les diverses lignes de navigation, les renseignements, qui, complétés par ceux que nous fournirons à propos de la pratique du traitement (indication du temps sur mer aux diverses époques, etc)., permettent de dresser un programme de cure.

On pourrait créer sans grands frais un sanatorium flottant, moins parfait, il est vrai, en transformant un vieux paquebot à marche lente, lequel, tout en étant consacré à la cure de la tuberculose, pourrait prendre dans ses cales comme tout autre bâtiment un certain fret, tel que fûts, caisses, etc., pour les ports placés sur l'itinéraire de la cure.

Mais la cargaison d'un navire consacré ainsi aux voyages de santé devrait être choisie avec soin. On en excluerait la laine, la corne, les peaux vertes, les drilles et chiffons, les bestiaux et tout fret encombrant ou susceptible de provoquer des émanations nuisibles et surtout de contaminer le navire d'affections microbiennes.

Enfin, il existe quelques paquebots n'ayant pas de services réguliers, servant à des voyages d'excursion, etc., qui pourraient être loués pour des cures.

Ce sanatorium flottant et mobile, dont la réalisation est souhaitée par de nombreux auteurs et que l'on regarde comme réalisant l'idéal de l'aérothérapie (1), ne doit pas être considéré, nous l'avons déjà dit, comme une utopie, aujourd'hui où une initiative généreuse et hardie a déjà élevé, malgré des difficultés bien plus grandes, avec des résultats si consolants, tant de beaux sanatoria au sein des montagnes.

Pourquoi la France initiatrice se laisserait-elle devancer dans cette voie par l'étranger et laisserait-elle à d'autres l'honneur et le mérite scientifique de l'entreprise ? Puisse la construction de ce navire-sanatorium modèle tenter bientôt quelque ami de la mer, un capitaliste à l'intelligente initiative, un philanthrope à la générosité éclairée.

1. Voir encore Maurer Hermann. *The floating sanatorium for pulmonary tuberculosis* (*The Journ. of tuberc.*, oct. 1903) et Mac Laughlin (*Medical Rec.* 5 mars 1904).

Certains navires sont déjà consacrés exclusivement à des malades et constituent un acheminement vers les navires-sanatoria que nous venons d'étudier.

La société des « Œuvres de mer » a fait construire des voiliers qui accompagnent dans les mers du Nord (Islande et Terre-Neuve) les flottilles de pêcheurs : tels sont le « Saint-Pierre » et le « Saint-Paul ». Nous avons pu visiter ce dernier bâtiment qui était sous la direction médicale du Dr Chastang, médecin de la marine de l'Etat. Ces hôpitaux flottants, quoique n'étant pas aussi confortables que les paquebots postaux que nous avons décrits, rendent aux marins les plus signalés services.

Depuis 1901 un nouveau navire-hôpital à vapeur « *Le Saint-François d'Assise* » croise à Terre-Neuve pendant la campagne de pêche. C'est un élégant et solide steamer de 600 tonneaux, très bien emménagé, possédant une machine de 300 chevaux, qui peut donner 10 nœuds de vitesse. Il est doté, en outre, d'une puissante mâture en vue de naviguer à la voile et d'économiser le charbon quand c'est possible.

Ces navires-hôpitaux, inutilisés une partie de l'année, ne pourraient-ils, à ce moment, être consacrés, dans un but philanthropique, à la cure marine ?

L'Etat a également pour ses troupes des transports, des transports-hôpitaux et des navires-sanatoria, notamment le « Mytho », longtemps mouillé devant Majunga, la « Minerve », qui stationnait au Gabon, le « Vinh-Long », affecté aux services postaux, malgré la faiblesse de sa machine, pendant les dernières grèves de Marseille, navire de fort tonnage et disposant de très vastes cabines et salons.

L'Etat ne pourrait-il emménager l'un de ces grands bâtiments, aujourd'hui fatigués et impropres à des voyages rapides, pour les militaires tuberculeux ?

Croit-on que le prix de revient de la journée d'un malade soit plus élevé à bord que dans un hôpital ? Un marin coûte-t-il beaucoup plus à l'Etat qu'un soldat de l'armée de terre ?

Parmi les navires-hôpitaux, nous citerions, comme modèle d'installations hygiéniques, l' « *Orel* » de la Croix Rouge russe, emménagé en 1904 à Toulon, grand navire à quatre ponts superposés, tengue et dunette, château central, rouffs sur le pont, dortoirs et salles communes avec ameublement hygiénique, chaises longues et lits à roulis, ascenseur, excellents appareils de chauffage, de ventilation et de désinfection, emménagements spéciaux pour le personnel médical et les services d'infirmerie, salle de radiographie et d'opérations, salle d''isolement, pharmacie, cabinet de bactériologie, laboratoire d'analyses, etc.

Comme navire-type servant à des voyages de santé et se rapprochant par ses dispositions spéciales du navire-sanatorium futur, nous ne devons point omettre l'intéressant navire-collège américain, « *the floating university* », qui fait honneur à l'esprit d'initiative des hygiénistes qui l'ont conçu. Une société s'est formée qui a acheté un navire en acier de deux mille tonnes, lequel est emménagé d'une façon toute spéciale, avec salles d'études spacieuses, dortoirs dont l'aération est parfaite, etc... Ce bâtiment est destiné à des voyages de circumnavigation.

Rappelant les bienfaits de la vie sur mer et, d'autre part, le vieil et véridique adage : « les voyages instruisent la jeunesse », adage qui pourrait non moins s'appliquer à l'âge mûr, M. Pierre Calmettes écrit au sujet de cette innovation dont il regrette que l'honneur ne revienne pas à la France : « Ce qu'il faut, c'est donner de la santé à nos enfants, en leur faisant faire leurs classes... Mieux que le football ou le tennis, ces voyages donneraient à la génération nouvelle la force physique et morale qui lui manque pour reconquérir tout le terrain perdu par nous et gagné par les Anglo-Américains, jusqu'ici plus pratiques et plus oseurs. »

Ajoutons à titre de document, et pour montrer que la transformation d'un navire en sanatorium serait peu de chose en regard des difficultés déjà surpassées dans des entreprises privées d'un intérêt secondaire, l'exemple du navire-théâtre, avec salle de mille places, qui depuis plusieurs années visite les petits ports des côtes américaines et remonte les grands fleuves de ce pays, faisant escale dans toutes les localités riveraines.

La presse faisait appel naguère, pour la construction, en France, également d'un navire-collège, à l'aide puissante de celles de nos grandes sociétés sportives dont l'activité se porte vers le développement des voyages et de la vie au grand air. « Mais, comme nous l'écrivions récemment dans une revue de tourisme, c'est bien moins en ce moment chez nous un paquebot-collège, malgré sa très grande utilité sociale, qu'un navire-sanatorium dont la création est urgente et s'impose... La prodigieuse réussite, au point de vue financier, des sociétés ayant érigé les

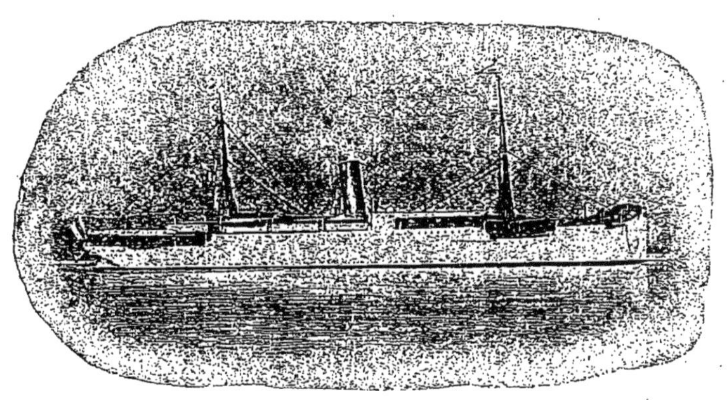

Paquebot-Yacht « Ile-de-France. »

sanatoria d'altitude, notamment des Alpes de la Suisse française ou allemande, ne devrait-elle pas être, aux yeux des capitalistes avisés, le gage d'un succès assuré pour une entreprise constituant à son tour *une étape nouvelle et non moins importante dans le traitement de la tuberculose?* »

Jusqu'ici les voyages sur mer comme pratique d'hygiène et moyen de santé, en vue de fortifier, chez les jeunes gens, la constitution ou de rendre vigueur, chez les adultes, à l'organisme surmené, sont restés en France à peu près ignorés : Nous y chercherions donc vainement, comme rudiments de navires-sanatoriums, des vaisseaux emménagés pour des curistes, même très sommairement, ainsi que le sont en Angleterre quelques voiliers.

Dans cet ordre d'idées, mentionnons, toutefois, l'excellente initiative de la *Revue générale des sciences*, qui organise chaque année, à la période des vacances, des voyages sur le très confortable paquebot-yacht « *Ile de France* » de la Société générale des Transports maritimes, navire de 3160 tonneaux et de 104 mètres, exclusivement affecté à la navigation de plaisance.

Quoique les séjours sur mer méritassent dans ces excursions d'être prolongés davantage, ces voyages d'agrément n'en sont pas moins l'ébauche déjà de voyages de santé, de ces « cures de vacances » que nous avons préconisées, l'air de la haute mer venant heureusement contre-balancer, sans présenter les fatigues de l'alpinisme par exemple, l'effet nocif de l'atmosphère confinée des salles de cours, des cabinets de consultations, laboratoires, etc., où vivent, le reste de l'année, les touristes de ces croisières, pour la plupart hommes de sciences.

Signalons également les croisières de vacances de l' « *Etoile* », grand et luxueux paquebot-yacht français, irréprochablement emménagé. Ces voyages ne sauraient être trop recommandés.

D'autres traversées de plaisance sont aussi effectuées par les mêmes yachts ou par d'autres paquebots attachés à nos ports, pendant l'hiver et vers l'époque de Pâques.

A l'étranger, les croisières deviennent de plus en plus en faveur. La Méditerranée est une des mers le plus fréquemment visitées par les voyageurs.

Chacune des grandes Compagnies étrangères tient à honneur d'organiser sa croisière. C'est ainsi que nous avons pu voir récemment en Méditerranée le « Meteor », l'« Aurora », l' « Augusta-Victoria », la « Princess Luize », etc., des Compagnies allemandes, l'« Argonaut », le « Vectis », le « Cuzco », le « Dunvegan-Castle », etc., des Compagnies anglaises, superbes yachts ou navires de luxe de 4000 à 6000 tonnes, à deux hélices pour la plupart, qui promènent tour à tour, sur cette mer, pendant un mois à un mois et demi, une moyenne de soixante à quatre-vingt-dix passagers (1).

1. Sur un certain nombre de ces navires, le prix de revient des croisières, en première classe, est de vingt-cinq francs par jour.

LIVRE VI

La Pratique de la cure.

CHAPITRE I

Indication approximative du temps sur mer aux différentes époques de l'année. Météorologie des océans.

D'après nos observations et notre étude à ce sujet, ainsi que d'après les propres constatations de plusieurs commandants de paquebots (1), nous pouvons fournir les indications suivantes :

En hiver, le mauvais temps dure généralement deux ou trois jours consécutifs, quelquefois quatre à

1. Nous sommes heureux de remercier ici tout spécialement notre ami, M. Saqué, chevalier de la Légion d'honneur, commandant du paquebot « La Marsa », qui a bien voulu nous faire profiter de sa grande expérience, fruit de trente années de navigation ininterrompue.

six jours ; il est suivi ordinairement d'une série de belles journées d'une durée égale.

Dans la Méditerranée occidentale, le mistral souffle trois, ou plus rarement six ou neuf jours. La mer peut rester en hiver quelquefois assez longtemps agitée, mais alors cette agitation est inégale : au bout d'un à deux jours de mauvais temps, la mer tombe et, après une rémission d'une journée ou deux, redevient plus agitée.

Les voyages, même à cette époque, ne sont pas très pénibles, car le mauvais temps est très irrégulier suivant les parages, les uns étant calmes quand les autres sont troublés. Le navire, allant, par exemple, de Marseille à Alger, aura grosse mer jusqu'à Minorque, puis houle insignifiante ou beau temps jusqu'à la fin du voyage. Le navire, allant de Marseille à Tripoli, aura de la mer en partant, puis au voisinage du Cap Bon, et du calme dans les autres parties du voyage. Dans telle autre traversée, la mer sera houleuse jusqu'à la première escale, tombera le lendemain et sera calme quand on repartira pour continuer le voyage.

Dans les tempêtes, souvent le coucher du soleil et la tombée de la nuit amènent la chute du vent et l'apaisement de la mer. Quelquefois c'est au lever du jour que le vent mollit et que la mer démontée devient maniable.

En été, tous les quinze ou vingt jours on peut compter sur un coup de vent interrompant le beau temps et dépassant rarement vingt-quatre heures. Ce coup de vent a lieu souvent au commencement d'une *phase lunaire*.

En hiver, la coïncidence du mauvais temps avec le dernier quartier et la nouvelle lune de chaque mois est un phénomène bien remarquable ; « alors, dit Guien, le beau comme le mauvais temps durent jusqu'à la fin du quartier, du moins assez souvent. »

La mer, aux époques de la pleine lune, parfois même en hiver, est presque toujours dans un grand calme. Bien souvent, si elle est agitée pendant la journée, dès que la lune apparaît sur l'horizon, elle rentre dans un calme plat.

Henri de Parville explique cette action, qui semble réelle, des astres sur l'apparition des vents et des tempêtes, par une théorie qui se rapproche de celle des marées.

Décembre, février, mars surtout, et quelquefois avril, quand les coups de vent équinoxiaux se prolongent ou retardent, sont les mois de tempêtes dans les mers européennes, ce qui n'empêche pas de jouir souvent, même à cette époque, de bien belles journées.

En novembre, quelquefois en décembre, existe une longue période de belles journées, période du reste assez irrégulière dans son apparition, une sorte d' « été de la Saint-Martin » pendant lequel la mer est aussi tranquille que dans les meilleurs mois.

Vers le 1er novembre se rencontre, suivant l'expression des marins, le « coup de vent des morts ». Vers Noël, de gros temps se produisent aussi habituellement.

Janvier est parfois aussi mauvais que décembre ou février, mais on constate cependant assez généralement des calmes plus marqués au cours de ce mois.

Il semble que les vents s'apaisent entre la période précédente et celle qui va suivre.

Les mois les plus favorables à la navigation dans les mers européennes sont : juillet, août, septembre, juin et mai.

Si à cette époque un mauvais temps survient, il dépasse rarement une journée.

Les mois d'octobre et de novembre sont plus variables. Du 20 septembre au 10 octobre, il faut s'attendre à quelques *bourrasques équinoxiales.* En juillet, août et jusqu'en mi-septembre, les vents du Nord, diurnes et légers, dominent dans une bonne partie de la Méditerranée.

Pendant les pluies du printemps et de l'automne, ordinairement la mer est assez calme en Méditerranée, car la pluie a la propriété de mater les vagues, à moins qu'elle ne soit accompagnée de risées violentes des vents du Sud ou du Nord.

La pluie est passagère et peu persistante sur la Méditerranée où elle tombe sous forme de grains intermittents, de courtes averses.

D'habitude, sur cette mer, les tempêtes qui sont dues aux vents du Nord (mistral, etc.), s'accompagnent d'un ciel idéalement limpide et d'un grand soleil radieux, et non d'un ciel d'encre, d'une atmosphère assombrie et de rafales aveuglantes de pluie, comme le dépeignent les descriptions classiques des tempêtes.

Le meilleur moment de départ pour un premier voyage, quand il s'agit de personnes timorées, est la période qui suit un gros temps. On a toutes chances alors pour avoir quelques jours au moins de calme de l'atmosphère et de la mer.

Nous avons dressé une statistique par semaines, mois et saisons, des voyages accomplis par temps calme, par mer modérément agitée et par gros temps. Mais c'est là un document tout à fait illusoire au point de vue qui nous occupe, car l'expérience montre que le plus complet hasard semble présider chaque année et chaque saison aux variations du vent et de l'état de la mer. Ce ne sont pas toujours les mêmes périodes qui sont les plus privilégiées. D'autre part, une telle statistique ne peut donner d'indications utiles, car, dans la plupart des cas, selon la direction du vent et la route suivie, la mer paraîtra réellement agitée et fatiguera le navire, ou au contraire sera sans action sur lui et n'occasionnera ni roulis ni tangage sensibles.

Les livres de bord donnent pour chaque quart de 4 heures, sous la signature de l'officier qui a fait le quart, les indications les plus circonstanciées, variables, heure par heure, de l'état de la mer, de la force et de la direction du vent, de la marche du navire, etc. Mais la prolixité des détails, les différences d'appréciation, et l'absence d'indications générales à la fin des traversées en rendent la lecture difficile et ne permettraient guère au curiste de se faire, en pratique, une idée claire du temps sur telle ou telle mer au cours de tel ou tel mois.

En Méditerranée, les tempêtes sont moins violentes, les mers moins grosses que sur l'Océan ; en revanche la lame, plus courte, est plus dure, et cette mer est plus capricieuse que les mers tropicales, par exemple : Océans Atlantique, Indien ou Pacifique, presque indéfiniment calmes, ou à longue houle uniforme et réglée par les vents saisonniers (alizés, moussons, etc.).

Alors qu'on a pu constater au large du Cap de Bonne Espérance des vagues atteignant jusqu'à 10 ou 12 mètres, les lames soulevées par les plus grands vents en Méditerranée ne dépassent pas 4 à 5 mètres.

Quand on part pour un voyage, si l'on s'embarque avec beau temps, il y a tout à parier que la mer sera belle au large ; cette règle n'est pourtant pas absolue, notamment en hiver.

Dans cette saison, il n'est pas rare de s'embarquer avec du beau temps sur les côtes, et, arrivé à 25 ou 30 lieues en pleine mer, on est surpris d'y trouver une forte houle et même du mauvais temps.

De même, on peut partir avec un vent impétueux sur terre et en rade, et après cinq, dix, vingt heures de marche, rencontrer une mer calme et tranquille.

Le beau et le mauvais temps sont limités, tantôt par un golfe ou un promontoire, tantôt par une île ou une montagne voisine de la côte.

Il nous est arrivé parfois de relâcher dans un port par suite du mauvais état de la mer, mais au bout de quelques heures ayant repris la marche avec le même temps, on découvrait, à la hauteur d'un cap ou d'une île, une ligne de démarcation : d'un côté le calme plat, et de l'autre les agitations de la tempête, ou bien deux mers houleuses dans un sens opposé, suscitées par des vents soufflant dans des directions contraires.

Il existe, en effet, des *bourrasques toutes locales*, comme nous l'avons vu plus haut pour la Méditerranée occidentale.

Notons, en outre, que le mauvais temps éprouvé dépend pour beaucoup de la vitesse du bâtiment, de son tonnage, de son chargement, de la façon dont il se présente à la lame, etc.

Le tangage diminue quand on ralentit la marche du navire, il augmente lorsqu'on l'accélère. Le roulis est beaucoup moins influencé par les différences de vitesse du navire.

Il y a *roulis* quand la mer ou le vent sont du travers, ou bien de la hanche, ou de l'arrière. Le « vent arrière » facilite même la marche du navire. Il y a *tangage* dans la mer debout.

Un navire roule plus ou moins suivant qu'il est plus ou moins bien chargé ; des poids trop dans les hauts, l'excès de superstructures augmentent l'amplitude des oscillations.

Un navire sur lest tangue et roule davantage qu'un navire chargé modérément. Les yachts sont pourvus de water-balasts et de gueuses qui font disparaître cet inconvénient.

Un navire aux cales trop pleines a un tangage plus dur et fait fréquemment cuiller.

Sur toutes les mers du globe, c'est au voisinage des côtes quand les vents soufflent du large, dans les golfes où existe du ressac, dans les détroits et à la hauteur des caps, où les lames refoulées par les terres s'accumulent ou passent en se pressant et se heurtant les unes les autres, que la mer est la plus grosse.

Il en est ainsi pendant la mauvaise saison dans la Manche, dans le golfe de Gascogne, dans le détroit de Bal-el-Mandeb ou « Porte des larmes », au cap

Horn, au cap de Bonne-Espérance, autrefois appelé cap des Tourmentes.

Les points de la Méditerranée les plus sujets à l'agitation sont les parages de l'Archipel, la mer Adriatique, le golfe du Lion, le détroit de Gibraltar.

Nous avons mentionné ailleurs la météorologie privilégiée, en hiver, des parages voisins de la côte espagnole (ligne de Cette, Port-Vendres, Oran). Ajoutons que, pour les mêmes raisons anémologiques (vents d'hiver N. W. prédominants), la mer est presque constamment calme dans les Syrthes (ligne du Cap Bon à Sfax, Gabès, Tripoli). En été le beau temps y est également presque constant (petite brise régulière de N.-E.). Même dans le cas de tempêtes, la mer n'est jamais bien grosse, à cause du peu de fond, et les paquebots sont toujours à l'abri en dedans des bouées qui jalonnent la côte.

Dans les traversées de France à La Plata ou au Cap, dans lesquelles la mer est généralement si calme, le gros temps que l'on peut exceptionnellement rencontrer, se localisent d'habitude au golfe de Gascogne, aux côtes du Portugal et, à l'arrivée, au voisinage de l'estuaire de La Plata ou aux approches des terres sud-africaines.

Pendant tout le reste de la traversée de l'Atlantique, les alizés et les calmes tropicaux assurent une mer belle. Au milieu du voyage, sous l'équateur, le « Pot au noir », qui forme un anneau sombre autour de la terre, s'étend sur six cents kilomètre, de large.

Les navires, pris de travers par les alizés, dans les voyages au Dahomey et au Congo, ont un roulis tranquille, même dans les rades où il restent à l'ancre, en l'absence de ports.

Il s'élève quelquefois sur ces côtes, comme dans les parages de Madagascar, de Maurice, etc., des tempêtes appelées « tornados ».

Dans les traversées de l'Océan indien, les navires rencontrent la mousson.

Sur les côtes de Chine, ligne qui intéresse peu il est vrai le curiste, apparaissent parfois, au cours des longs calmes habituels, des typhons. Ces tempêtes durent quelques heures et les paquebots, même surpris, résistent toujours très bien. Ils peuvent du reste éviter facilement, par le calcul, la trajectoire du typhon.

Cette étude de la météorologie marine est complétée par les renseignements que nous avons fournis sur chacune des mers en particulier en décrivant les diverses lignes de navigation.

CHAPITRE III

Renseignements utiles, relatifs à la vie à bord.

Préparatifs de départ; étude critique des emménagements et choix des cabines; couchettes; mobilier; chaise longue; pliants; pupitres; objets de toilette; pharmacie.

Lorsque, d'après les documents et conseils précédemment fournis, le voyage de santé est décidé et choisi, qu'il a été fait choix également de l'*époque de partance* et du mode de navigation (à vapeur ou à voiles), que le programme de la cure en un mot a été tracé dans ses lignes principales, d'après les convenances climatériques et les goûts personnels, il reste à envisager un certain nombre de questions et à faire divers préparatifs, qui constituent la préface importante de cette cure.

Nous ne craindrons pas de nous étendre sur les détails relatifs à la vie à bord, d'insister sur les indications qui mettront ceux qui useront de cette médication en état d'en user pour le mieux. Nous n'aurons garde d'oublier que les petits conseils ont souvent leur grande utilité, guident le jugement d'un curiste et transforment parfois du tout au tout un traitement.

En ce qui concerne les *compagnies* et les *navires à préférer* de chacune d'entre elles, le lecteur n'a qu'à se référer aux indications que nous avons données plus haut à l'occasion des lignes de navigation.

Quant au *choix de la cabine*, le malade pourra le faire, soit en consultant le plan détaillé du bateau dans les agences que les compagnies possèdent dans toutes les grandes villes, soit en allant visiter à l'avance dans le port d'embarquement le navire lui-même.

Si les cabines les plus confortables se trouvaient déjà retenues, le malade pourrait partir néanmoins, en ayant soin de s'enquérir des meilleures, au cours de la première traversée, de façon à changer de logement dès qu'une vacance se produirait aux escales parmi les cabines privilégiées.

Ce changement aurait lieu à bord sans aucune difficulté, sur demande. En tout cas, il serait de plein droit pour la traversée suivante, le choix des cabines n'étant régi par d'autres règles que l'ordre d'inscription des passagers.

J'ajoute que sur tout bateau le personnel domestique, ou le commissaire lui-même sur les grands paquebots, s'empresseront de déférer aux désirs du voyageur, de lui indiquer les cabines les plus avantageuses, etc.

Voici, du reste, les considérations qui devront

guider à ce point de vue le passager et lui permettre de juger :

On devra rechercher avant tout une cabine placée vers le milieu du bateau et non aux extrémités. Si les meilleures cabines du bord sont à l'arrière, comme il arrive sur les vieux bâtiments, on choisira parmi elles celles qui se rapprocheront le plus du milieu du bateau, point autour duquel oscille le bâtiment dans les mouvements de tangage.

Aux extrémités, il se produit dans les gros temps avec mer debout des oscillations d'une assez grande amplitude qui sont toujours désagréables, quand bien même on ne soit point sujet au mal de mer.

Le *centre d'oscillation* du navire n'est pas au milieu, il est à quelques mètres en arrière de ce point central, de sorte que le bras de levier avant est plus grand et le tangage plus marqué à la proue qu'à la poupe.

Le lieu du navire où l'on est donc le mieux au point de vue du mal de mer, celui où le tangage se fait le moins sentir par mauvais temps, est le centre du navire, un peu en arrière de son milieu.

Toutefois une cabine centrale, *contiguë aux machines* et surtout aux chaufferies, séparée d'elles seulement par une cloison laissant sourdre la chaleur, et non par une coursive où l'air libre circule, serait peu avantageuse à habiter en été, et il vaudra mieux, à cette saison, éviter ce voisinage immédiat. De même la cabine, s'ouvrant sur le pont *au niveau des cuisines* ou près de l'entrée des machines, expose, du côté « sous le vent », à des bouffées d'air chaud, à des relents désagréables des préparations culinaires. En général, du reste, ce sont la cambuse, le « détail » et des logements du personnel qui sont placés en ce point.

L'extrémité avant, qui est la place la moins confortable du navire, est consacrée aux postes des matelots, des chauffeurs et des garçons, au carré de 4e classe (entrepont), et enfin, moins près du gaillard d'avant, aux emménagements de troisième classe.

A *l'extrémité arrière*, les cabines ont l'inconvénient, d'éprouver un léger frémissement dû aux coups de l'hélice. Elles sont en outre exposées à être un peu mouillées par mer arrière. Le tangage, nous l'avons dit, y est plus marqué. Enfin le bruit des drosses et des articulations du gouvernail peut être gênant. Ceux que ces petits inconvénients n'incommodent pas sont sûrs de toujours trouver ces cabines libres et à la disposition entière d'un seul.

Sur la plupart des voiliers des lignes d'Australie les cabines de l'arrière sont les plus spacieuses, les plus luxueuses, les mieux ventilées pour le passage des calmes équatoriaux. On les recommande particulièrement. Elles sont du reste d'un prix plus élevé que les autres.

Envisageant le navire au point de vue des côtés, nous dirons que le côté tribord ou droit est en général préféré, le *côté bâbord* ou gauche étant d'habitude le côté de service, où circule de préférence le personnel, où s'ouvrent la cuisine et la cambuse, où se vident à la mer les escarbilles, où se déverse le condenseur, où fonctionne le « petit cheval », etc. C'est sur le *côté tribord* qu'est logé le commandant

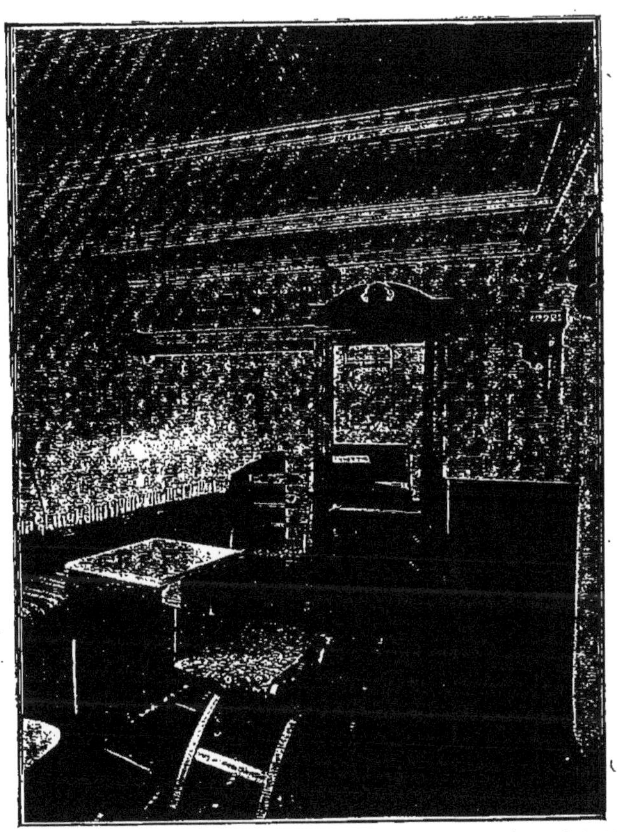

(CLICHÉ COOK)

Cabine sur un steamer de Touristes

quand il n'a pas sa cabine sur la dunette. Néanmoins sur beaucoup de navires, la différence de confortable entre les deux côtés est presque insignifiante.

Un point à considérer avant de retenir une cabine, en vue d'un voyage dans les mers chaudes, est celui de la direction des vents dominants au cours de la traversée. On choisira le côté du navire d'où viendra le plus souvent la brise dans le voyage que l'on se propose. Cette question a moins d'importance sur les voiliers qui changent si fréquemment de route pour assurer leur marche. Néanmoins la direction des vents alizés et des moussons peut être utile à consulter.

Dans les mers fraîches et troublées, dans les mers européennes l'hiver, le *côté abrité des vents régnants* (vents du Nord et de l'Ouest pour les mers du Nord, l'Atlantique et la Méditerranée) est au contraire le côté préférable. C'est le côté abrité du choc de la lame, celui où l'embrun ne touche pas et où, par suite, les prises d'air (hublots, manches, etc.), peuvent à peu près toujours rester ouvertes.

On doit encore considérer les cabines suivant qu'elles sont *sur le pont*, ou dans les flancs du navire.

Les premières sont plus vastes, plus luxueuses, plus lumineuses ; le pont est, au seuil de la porte, un promenoir de plain-pied.

Elles sont, par suite, les plus recherchées. Toutefois, dans les mers d'Europe, en hiver, elles pourraient, au cours des mauvais temps, être trouvées fraîches par les malades, qui, à cette saison, choisiront plutôt les cabines moins éloignées de la chaufferie, d'où rayonne et s'insinue légèrement dans les emménagements voisins une chaleur bienfaisante. Le curiste devra disposer d'une bouillotte et de couvertures de voyage, utiles d'autre part pendant les séjours prolongés sur le pont, à la chaise longue, pendant la mauvaise saison.

Il serait bon dans les climats froids d'éviter le vent au sortir de la cabine, de ne pas braver une brise trop fraîche avant d'avoir pris le premier déjeuner. Enfin dans une cabine très aérée, on devrait, les soirs où l'on se sentirait fatigué ou refroidi ou congestionné ou enchifrené, se couvrir beaucoup au lit et ne pas hésiter à supprimer temporairement la ventilation. Ce sont des précautions qui conviennent aussi dans une cure d'air sur terre. Il est bon de ménager les transitions, au sortir d'un air chaud, en plaçant son mouchoir devant la bouche, en ne se livrant pas à des conversations animées et prolongées, surtout si l'on marche contre un vent froid, etc.

Ces précautions s'adressent aux tuberculeux. Sur l'organisme bien portant, la brise de mer, même vive, n'a pas les inconvénients et l'action du vent de terre.

C'est une intéressante opinion, souvent exprimée par les marins, et dont nous avons pu constater plusieurs fois expérimentalement la vérité, que le meilleur moyen de « couper » un rhume contracté à terre, le meilleur traitement abortif d'une bronchite en développement, est le « quart » au large, le séjour prolongé et la ventilation même du poumon au grand air de la passerelle.

Les cabines situées dans les flancs du bâtiment sont de deux sortes : *extérieures et intérieures*. Les premières, c'est-à-dire celles dont les hublots donnent sur la mer, ont plus de lumière, les autres sont moins gaies et moins confortables. Ces dernières ne seraient préférées aux cabines extérieures que dans le cas ou elles auraient, outre les grilles d'aération, des prises de lumière et surtout des prises particulières d'air sur le pont. Ces prises d'air étant très élevées, peuvent, contrairement aux hublots des cabines extérieures, rester toujours ouvertes, de jour et de nuit, même avec grosse mer.

Le passager s'assurera toujours que sa cabine est parfaitement ventilée, qu'elle dispose de grilles d'aération, de cloisons ajourées, etc. ; qu'elle ne se trouve pas, par exemple, dans un cul-de-sac ou une impasse, *au bout d'un couloir fermé par une cloison étanche* et non desservi, en ce point, par une prise d'air.

Le curiste devra encore tenir compte, dans son choix, des *dimensions* de chaque cabine. Celles-ci varient d'habitude avec le nombre des couchettes.

Sur diverses lignes, à certaines saisons où les paquebots sont presque déserts, le passager pourra disposer pour lui seul des plus grandes cabines.

Si les passagers sont nombreux, le curiste aura au contraire avantage à se réserver une cabine de dimensions moindres, soit à une, soit à deux couchettes, qu'il pourra occuper seul. Sur les paquebots français et anglais, sur les voiliers des lignes d'Australie, l'usage exclusif d'une cabine à plusieurs couchettes est de plein droit pour un passager payant un supplément de 50 p. 0/0.

La *période des passages nombreux* est, en Méditerranée, nous l'avons dit, à la mi-juillet, puis à la mi et à la fin septembre (aller des Algériens et Tunisiens en France et retour en Afrique).

Sur l'Atlantique du nord, les passages ont lieu d'une façon égalemement fréquente durant tout l'été. C'est au commencement et à la fin de cette même saison que l'on constate le principal mouvement de passagers sur les lignes de l'Amérique du Sud (voyage, aller et retour, aux stations d'eaux européennes, des Brésiliens, Argentins et Chiliens).

Quant à ce qui est des *couchettes*, on donnera la préférence aux cabines où les lits sont en sens différents et non superposés.

De deux lits l'un sur l'autre, le plus élevé est d'habitude le plus confortable, le mieux aéré ; mais la nécessité d'un peu de gymnastique pour s'y installer, ou du moins de l'usage d'un escabeau peut être, pour quelques personnes, un désagrément.

Pour le choix de la couchette, dans les cas que nous envisageons, on consultera la disposition des grilles d'aération, la hauteur de la cabine au-dessus du lit supérieur, etc., toutes choses qui font varier pour chaque navire les conditions hygiéniques des divers emménagements.

Dans une cabine à deux lits superposés dont on sera le seul occupant, on ne manquera pas de faire dégarnir et relever contre la cloison le lit supérieur de façon à doubler, au-dessus de la couchette inférieure, la hauteur de cerveau de la cabine.

Au cas où les couchettes sont fixes, l'enlèvement

des matelas du lit supérieur rend le même service en ne laissant subsister que les larges mailles métalliques ou les ressorts qui forment le fond de la couchette la plus élevée et ne gênent plus en rien la libre circulation de l'air.

Si les lits ne sont point l'un sous l'autre, mais occupent dans la cabine des places différentes — comme c'est le cas sur les navires neufs — on préfèrera le plus éloigné du sabord. On évitera ainsi d'être immédiatement sous le hublot. A cette dernière place, le contact avec la coque du vaisseau peut être trouvé froid en hiver dans les mers d'Europe. Le revêtement de bois ne protège pas toujours complètement contre le refroidissement de la coque dû à la température extérieure. Une bonne précaution prise à bord de certains navires, et à laquelle nous avons eu personnellement recours au cœur de l'hiver, c'est de faire clouer sur la cloison une courte-pointe doublée.

Un autre léger inconvénient des couchettes sous le hublot est qu'elles sont plus exposées, celui-ci étant ouvert, à être mouillées par un embrun accidentel. Enfin, si couchant sous le hublot, on laisse celui-ci ouvert la nuit et que l'aération soit, de ce fait, active, il sera bon de disposer d'une couverture supplémentaire pour tenir chaudes les régions de l'abdomen plus directement exposées à l'air du hublot. Le sabord est, en effet, placé d'habitude au centre même de la cabine, et par suite au-dessus du milieu de la couchette. Si la cabine possède deux hublots, c'est celui placé aux pieds de la couchette qui restera ouvert et servira à la ventilation.

Avec la douceur et la pureté de l'air marin, on ne

s'enrhume pas à la mer et la poitrine n'a pas la sensibilité que peut présenter l'abdomen dans les climats chauds. En hiver, néanmoins, il va sans dire qu'on tâtera l'aération de sa cabine, en Méditerranée en particulier, et qu'on aura égard à la température nocturne pour régler la ventilation, laisser ou non le hublot et la porte de la cabine ouverts, etc.

Quant au *sens des couchettes*, par rapport à l'axe du navire : couchettes longitudinales ou transversales, nous le croyons sans importance au point de vue du confortable. En général cependant on préfère les couchettes orientées dans le sens de la longueur du navire. On consultera exclusivement son goût personnel, chacune de ces directions présentant ses avantages particuliers dans les cas de roulis ou au contraire de tangage.

Dans les couchettes longitudinales, si l'on veut disposer d'une abondante aération, on fera placer la tête du lit vers l'arrière de la cabine de façon à recevoir pendant la marche du navire, la brise entrant par le hublot grand ouvert. Si l'on désire, au contraire, modérer l'aération on fera faire la couchette en sens inverse, la tête à l'avant de la cabine, de façon à ce que l'air du hublot, dévié par la marche du navire, aille seulement sur les pieds.

Certains trouvent, sur les vieux navires, les couchettes un peu dures ou étroites. C'est là une question d'habitude. Au bout d'une quinzaine de jours, le passager y sera fait et ne songera plus à s'en plaindre. Ces couchettes ont du reste quelque avantage dans le roulis. De plus, elles n'en sont pas moins saines pour cela, bien au contraire, c'est une prescription hygiénique de ne pas rechercher une couchette trop molle, un lit de plume par exemple.

Nous ne parlerons pas de l'ornementation de la cabine par le passager. Car sur les paquebots le confortable d'un *mobilier* simple mais élégant suffira à la satisfaction du curiste, et toute adjonction (tableaux, tapisseries) ne pourrait que nuire à la commodité de la désinfection journalière, du lavage des peintures, etc. Le curiste n'imitera donc pas l'exemple des officiers du bord. Tout au plus, pourra-t-il ajouter, pour la décoration de sa cabine, quelques photographies ou quelques bibelots favoris.

En ce qui concerne les voiliers longs-courriers, chacun peut les meubler à sa fantaisie. Nous avons donné à propos du voyage en Australie, les indication nécessaires à ce sujet.

Rappelons brièvement que le passager aura à se munir d'un sommier, de porte-manteaux, de sièges, de nattes, de couvertures, d'un vestiaire suffisamment garni, comme linge, pour toute la traversée au besoin. Il n'y a pas de bibliothèque à bord. Le voyageur prendra des livres, ses jeux préférés, etc.

Comme accessoires, le curiste aura avantage à se procurer une *chaise longue confortable*, un « panier », suivant l'expression des sanatoria. Il pourra ainsi s'installer commodément en tout lieu qui lui conviendra, sur le pont, les dunettes ou les coursives, pour y passer la majeure partie de ses journées. Sur les paquebots, des « gibraltars », chaises longues de toile, sont mis gratuitement à la disposition des passagers ; quant aux « paniers », leur location à bord deviendrait beaucoup plus coûteuse que l'achat d'une chaise personnelle. Les *pliants* doivent être fournis gratuitement par les maîtres d'hôtel du bord.

On peut encore se munir utilement d'un de ces *pupitres* légers, très en vogue dans certains sanatoria, pupitres articulés qui s'adaptent à des fauteuils, à des chaises longues, à des bancs, sur le lit de la cabine, etc. Ils permettent, le plus commodément du monde, d'avoir partout, près de soi, pour la lecture ou la correspondance, une petite table portative avec encrier et plumier.

La plupart des cabines sur les paquebots possèdent un petit pupitre, fixé à la cloison et formant tiroir, où l'on peut écrire debout ; certaines sont munies de tables de travail.

Nous ne parlerons pas ici des *objets de toilette* qui n'ont rien de spécial à la vie sur mer.

Signalons, à cause de l'espace limité dont dispose le passager, l'avantage d'avoir de *grandes valises* et une malle de forme plate, dite *malle paquebot*, ayant les dimensions réglementaires (0,90 × 0,56 × 0,33) pour se placer dans la cabine.

En pratique, l'autorisation non refusée du commandant ou quelques gratifications au personnel rendront ces précautions souvent inutiles, certaines cabines restant toujours inoccupées et pouvant recevoir les colis trop encombrants. Les caisses et autres gros bagages sont déposés dans les cales.

Comme *pharmacie de voyage*, on peut se munir des médicaments qu'a pu prescrire à terre le médecin, la vie sur mer n'étant une contre-indication à aucun traitement. On peut prendre par intervalle, si l'on en a éprouvé de bons effets, et si l'estomac s'y prête, des préparations glycérophosphatées, arsénicales, créosotées, etc. ; mais d'habitude on évitera, comme dans les sanatoria, de recourir aux préparations médicamenteuses, la cure d'air, de repos et de suralimentation suffisant pleinement sans aucun adjuvant. Nous avons déjà décrit la cure d'air et de repos, nous verrons plus loin que la suralimentation, favorisée par l'appétit incomparable que donne la mer, est assurée à bord par la variété des menus, l'abondance des plats, la bonne chère réputée des paquebots français.

Si l'on était sujet à des hémoptysies fréquentes, on pourrait se munir, par précaution, d'ergotine en solution, ou en dragées, de chlorure de calcium, etc.

Si l'on était tenté d'aller excursionner dans des lieux connus comme infestés de paludisme, par exemple dans certaines vallées à lauriers-roses de l'Afrique du Nord, dans les ravins humides et ombreux, à la végétation luxuriante, des Antilles et autres pays tropicaux, il serait bon de prendre à titre préventif un cachet de 0,25 centigrammes de quinine, ce qui est sans inconvénient.

L'antagonisme de la tuberculose et du paludisme a été soutenu par de nombreux auteurs. Il nous a été donné, pour notre compte, d'observer deux cas de tuberculose maligne chez des paludiques dont les accès fébriles intermittents répétés précipitèrent manifestement la ruine de l'organisme.

Ajoutons que, à peu d'exceptions, tous les paquebots ont à bord un docteur, disposant d'une pharmacie. Sur les navires sans médecins, sur les cargo-boats et les voiliers même, existe toujours le *coffre à médicaments* requis par les règlements maritimes, ainsi que le petit livre de thérapeutique élémentaire, si précieux aux marins et appelé par eux « le médecin de papier ».

II

Vêtements dans les mers tempérées et sous les tropiques.

En ce qui concerne les *vêtements*, rien de particulier à signaler à ce sujet pour la cure *en Méditerranée* où les saisons peuvent être considérées comme différant peu de celles du midi de la France.

Toutefois, même pour une cure dans les belles saisons et quoique la température soit beaucoup plus égale qu'à terre, il sera prudent de pouvoir disposer de quelques vêtements d'hiver, de caleçons et de gilets de laine chauds préférablement à de lourds pardessus. De la sorte, on ne pourra être surpris par un retour offensif du froid au milieu du printemps ou par son apparition précoce dans le cours de l'automne.

Nous recommandons également une *pèlerine de molleton,* à la fois chaude et très légère que l'on peut toujours avoir à portée, pèlerine avec grand col qui, relevé, protège du vent le cou et la nuque, région souvent très sensible au froid, surtout chez les arthritiques.

On se munira de cravates et de cols montants et fermés. Les cols droits garantissent, l'hiver, avantageusement du vent et du froid un larynx délicat et susceptible.

Un imperméable ou un vêtement de cuir pourra parfois être de quelque utilité. La casquette marine ou la simple casquette de voyage sont les coiffures qui conviennent le mieux à bord et sont indispensables pour le séjour sur le pont.

On recherchera des *vêtements amples*, ne gênant pas la pleine liberté des mouvements du thorax. Dans quelque cas il y aura à envisager, à ce point de vue, la pression et la constriction que des bretelles peuvent exercer sur les épaules de tuberculeux à sommets congestionnés, enflammés, atteints de pleurite, et l'usage de ces attaches pourra être déconseillé.

Quant à l'emploi habituel du foulard par le malade, il est nuisible ; il empêche l'organisme de s'aguerrir contre les intempéries et augmente la prédisposition aux rhumes. Il est juste qu'on l'ait condamné. Toutefois, le foulard peut rendre de grands services aux tuberculeux dans les circonstances exceptionnelles, mais à chaque instant possibles, surtout à terre, où ceux-ci sont subitement surpris par un vent fort, par la pluie, la fraîcheur du soir, etc, et se trouvent imprudemment en imminence de refroidissement.

Ainsi le tuberculeux, dirions-nous, doit toujours avoir par précaution dans sa poche un foulard dont il ne se sert jamais.

Les pieds doivent être soigneusement tenus à l'abri du froid et de l'humidité, le froid aux pieds étant une des causes les plus fréquentes de rhumes. On se munira pour l'hiver de chaussures fourrées et imperméables, à semelle isolante, de chauds *snow-boots* par exemple, ou de *caoutchoucs* pour les jours où le pont est mouillé par les embruns. Disons du reste qu'avec l'aération du large, le pont sèche aussi vite qu'il se mouille. Après l'embrun accidentel ou le lavage journalier, quelques minutes suffisent avec la brise à faire disparaître toute humidité.

Pour de *longs voyages*, comme ceux d'Australie, où l'on traverse des climats variés, il faudra se munir de *vêtements de toutes saisons* : vêtements légers pour les tropiques et vêtements chauds pour le voisinage du Cap de Bonne-Espérance ou du Cap Horn et de la côte d'Australie, et surtout, si l'on part du Nord de l'Europe, pour la Manche qui est fraîche la majeure partie de l'année.

Dans les latitudes chaudes, des vêtements amples et légers de serge ou de *flanelle*, de flanelle de Chine, de *toile blanche*, etc., sont à recommander.

« Le port de vêtements amples est de beaucoup préférable à nos gilets ou vestons étriqués. Les Européens doivent porter des vêtements de flanelle blanche et mince, ou encore, à la façon des Asiatiques, des tuniques d'étoffe légère à peine serrées aux reins. Il faut proscrire les cols empesés trop haut, trop serrés, et les cravates élégantes mais bien gênantes. La ceinture de flanelle fait partie intégrante du costume militaire aux colonies. On peut encore porter le veston de toile blanche à col légèrement montant avec, en dessous, chemise très fine sans col et à manchettes courtes (1).

1. Lemansky. Le vêtement dans les pays chauds. *L'Hygiène pratique* de Tunis, n° du 2 octobre 1901.

Dans les régions tropicales, on se prémunira contre l'action perfide des rayons solaires (coup de soleil et surtout insolation) par le port habituel d'un casque colonial ou d'un sombréro.

Il est prudent, surtout à terre, de ne pas rester découvert au soleil, même lorsqu'on se trouve sous l'abri d'une tente, car celle-ci laisse passer une partie des rayons caloriques.

Wilson conseille pour les régions équatoriales les vêtements de *laine* légère. Nous connaissons beaucoup d'officiers de paquebots et de médecins qui ne portent pas autre chose dans ces voyages et s'en trouvent fort bien. Disons, du reste, que le curiste n'a pas à se préoccuper outre mesure de se constituer un vestiaire spécial. La plupart des marins et voyageurs faisant les traversées de l'équateur ne se munissent, en général, d'autre chose que de leurs effets habituels d'été, portés en France.

« Les tissus de laine, dit Wilson, ne sont pas seulement beaucoup plus hygiéniques que ceux de toile, ils sont encore réellement plus avantageux contre la chaleur. Pour le jour un gilet de laine très léger, une chemise de flanelle, un pantalon de laine léger seront portés sur soi. Le reste du costume peut être laissé à la fantaisie de chacun. » Nous traduisons encore pour le curiste les conseils suivants de Wilson : « Les nuits qui sont la partie désagréable des vingt-quatre heures, dans les calmes équatoriaux, sur les voiliers, peuvent être rendues beaucoup plus douces en ne gardant, au contact du corps, rien autre chose que des tissus de laine, mauvais conducteurs de la chaleur. Les draps de lit doivent être complètement rejetés, pendant la partie la plus chaude du voyage. »

« On évitera les lits moelleux et garnis de plusieurs matelas. On recherchera de préférence des lits durs ne s'imprégnant pas trop facilement de la sueur. Un *matelas de crin*, avec une *couverture* mollement étendue sur le dormeur, sera la couchette la plus confortable que l'on puisse trouver. Ceux qui l'auront expérimentée verront combien cette couche est préférable à toute autre. La toile, servant de taie d'oreiller, ne donne pas de bien-être et une *natte indienne* légère peut être placée entre celle-ci et la tête. »

III

La journée au grand air; nuits passées sur le pont dans les mers chaudes; ventilation constante des cabines; conseils sur l'emploi de la manche à air et le réglage des hublots; le séjour prolongé sur le pont suivant les latitudes.

L'habitude de coucher en plein air dans les mers chaudes, habitude si répandue, peut présenter des inconvénients. « L'air frais et vivifiant des nuits tropicales, dit Wilson, incline beaucoup à coucher sur le pont, et quelquefois une douzaine ou plus de formes couchées peuvent être entrevues étendues sur des matelas ou des couvertures de voyage... Je ne connais, en effet, aucune sensation plus agréable, au milieu d'une nuit tropicale, que d'aspirer l'air délicieusement frais et de regarder graviter les étoiles en se livrant à la rêverie; mais, même pour des personnes en pleine santé le coucher au dehors présente des inconvénients ».

« Et d'abord, dit l'auteur anglais, il y a l'absurde spectacle que peut donner le réveil en sursaut par une averse torrentielle, la fuite en chemise, en emportant les matelas, pour trouver un refuge dans les salons. Même quand ils ne sont pas troublés par des averses, les dormeurs du pont sont arrosés par les matelots qui viennent sans cérémonie laver le navire sur les cinq heures du matin. »

« Si cela est désagréable pour des gens bien portants, cela l'est bien davantage pour les tuberculeux qui ne doivent pas être tentés de dormir sur le pont. La forte rosée et la possibilité d'être mouillés par des pluies subites sont des raisons suffisantes de s'abstenir, sans parler des risques d'avoir le sommeil troublé d'autres manières. »

« D'autres fois des groupes entiers de dormeurs peuvent être vus couchés sur les tables du salon près des hublots ouverts. Sauf dans le cas où l'un des malades souffrirait sérieusement de la chaleur, toutes ces irrégularités doivent être évitées. Avec les sabords et la porte ouverts, la mer étant à peu près toujours calme sous les tropiques, les malades trouveront généralement leur cabine préférable, comme les portant plus au sommeil profond et non troublé que tout autre endroit. »

C'est pourtant une habitude générale que celle de dormir au plein air, surtout sur les voiliers en panne dans les calmes équatoriaux. Tout en la déconseillant, nous ne serions pas aussi absolus que Wilson. Il ne nous est jamais arrivé de constater d'accidents sérieux chez les personnes bien portantes qui couchaient de cette façon.

Si les tuberculeux doivent, autant que possible, s'abstenir de dormir sur le pont, les autres curistes ne peuvent aussi se le permettre qu'en prenant certaines précautions. Ils auront une tente au-dessus d'eux pour éviter les effets du rayonnement nocturne. Ils devront, en tout cas, se bien couvrir l'abdomen et se protéger le visage.

Le mieux est, à notre avis, et nous le disons pour l'avoir pratiqué par des nuits exceptionnellement chaudes, de faire dans ce cas une sieste tardive sur le pont, dans la chaise-longue, par exemple, ou sur une couchette quelconque, en se faisant réveiller par le garçon de garde vers minuit ou une heure du matin, moment à partir duquel la température se rafraîchit toujours un peu et où l'on regagnera sa cabine pour y terminer la nuit.

Sous l'équateur, il serait pénible de laisser les cabines fermées pendant une durée tant soit peu prolongée. Heureusement, nous l'avons dit, la mer durant cette partie du voyage est habituellement calme et l'on peut tenir constamment les *hublots ouverts*. Dans le cas tout exceptionnel de mer troublée, nous conseillons de séjourner pendant ce temps le plus possible sur le pont, ou dans les abris des rouffs, qui peuvent sans interruption rester pleinement ventilés.

Le curiste devra toujours, par beau temps, veiller à ce que sa cabine soit largement aérée et prendre soin que les hublots, par négligence des domestiques, n'en restent point fermés. De même qu'il est bon à terre que le malade laisse sans cesse grandes ouvertes les fenêtres de ses appartements, de même, il lui sera avantageux ici de s'habituer à ne jamais quitter, par beau temps, sa cabine, sans en avoir ouvert les hublots et les vasitas.

C'est d'ailleurs là, surtout sous les tropiques, une question de bien-être.

L'emploi des *manches à air* sera en outre utile, et on ne manquera pas d'en faire disposer dans les hublots pour rafraîchir les cabines chaque fois que l'on s'absentera. Ce conseil ne devra pas être oublié non plus dans les régions tempérées, toutes les fois que l'agitation de la mer ne s'y opposera pas.

Le refoulement de l'air par la manche peut être assez fort pour déterminer un courant d'air désagréable dans la cabine, quand on s'y trouve, et je ne conseille pas de dormir avec la manche à vent placée dans le hublot. Agir de la sorte pourrait être une témérité, quoique les courants d'air n'offrent pas sur mer les mêmes inconvénients que sur terre. Il faut prévoir en effet le cas ou la brise « fraîchira », j'entends: augmentera d'intensité, dans le cours de la nuit, pendant que l'on sera plongé dans le sommeil.

Les hublots et les portes simplement ouverts suffisent à donner l'air nécessaire.

Même avec une mer assez agitée ou une forte brise, on pourra laisser le *hublot* entrebâillé, ou tout au moins à peine vissé, de façon à le laisser souffler toute la nuit, sans avoir à redouter autre chose, — malgré même le choc possible d'une vague, si le temps devenait mauvais, — que de le voir « cracher » une insignifiante quantité d'eau.

Nous avons la conviction que par l'emploi de ces

petits moyens, on peut doubler l'aération de sa cabine dans les cas les plus défavorables à la ventilation, où il y a, à la fois, mer agitée et vent arrière.

En tout cas, si, pour une raison ou une autre, les hublots ont été tenus clos durant la nuit, une bonne habitude à prendre est de les ouvrir au premier réveil — ne fut-ce qu'une minute en les surveillant — de façon à faire pénétrer pleinement les douces effluves matinales.

Le *séjour prolongé sur le pont* doit être placé au-dessus de tout pour la cure, mais parfois on ne peut déconseiller le repos intermittent dans l'isolement silencieux de la cabine, d'ailleurs grande ouverte. Dans les saisons et les régions chaudes, à certaines heures du jour, la température y est plus fraîche que sur le pont, moins abrité du soleil, malgré les toiles épaisses qui le recouvrent.

Sauf dans ces cas, on passera toute la journée hors des emménagements, sur le pont et les dunettes, où l'on aura sa chaise longue. On ne descendra dans les salons ou cabines que pour les repas et le coucher.

Dans les régions ou les époques froides, on restera aussi sur le pont le plus longtemps possible, abrité du vent, chaudement couvert sur la chaise longue, comme dans un sanatorium de montagne. On entrecoupera ces siestes d'allées et venues, d'un léger exercice systématiquement fait, pour réveiller la circulation et délasser le système musculaire. On ne se confinera dans les emménagements intérieurs que dans le cas rare de journée trop fraîche ou pluvieuse, au voisinage des côtes, par exemple, où l'air devient plus rude, ou dans le cas tout exceptionnel où l'on se sentirait menacé de refroidissement.

IV

Exercice.

Nous avons déjà traité en partie la question de l'exercice au cours de la cure, en étudiant les facteurs thérapeutiques de la navigation. Nous avons, en effet, parlé de l'insensible exercice passif qu'elle occasionne et des promenades que nous conseillons, dans la campagne, aux escales.

Quant à l'exercice actif à bord (allées et venues répétées, jeux, promenade méthodique sur le pont), sous les latitudes tempérées, il doit être laissé exclusivement au bon plaisir du curiste.

Au passage des régions tropicales seules, nous serions d'avis d'inviter les malades à ne pas prendre un trop complet repos, à marcher ou à jouer sur le pont, de peur que les fonctions digestives ne s'alanguissent, surtout sur les voiliers où les voyageurs sont souvent privés de légumes verts et d'une nourriture rafraîchissante. A des malades autres que les tuberculeux, aux neurasthéniques, par exemple, on pourrait même conseiller l'usage d' « exerciseurs ».

Les tuberculeux doivent éviter les jeux qui demandent des efforts musculaires, surtout des membres supérieurs. Les épaules ne doivent pas être soumises à des pressions, non plus qu'à des mouvements brusques et énergiques ou à des tractions pouvant rompre des adhérences pleurales du sommet et réveiller des lésions en voie de cicatrisation.

« Un des plus sérieux inconvénients de la vie à bord d'un navire, dit Wilson, est l'absence de tout stimulant vous poussant à prendre un exercice suffisant pour maintenir la santé. Dans les latitudes chaudes particulièrement, la tentation de faire la sieste durant toute la journée est vraiment grande. L'appétit vorace, que la plupart des passagers ont pendant le séjour à la mer, est cependant à lui seul une raison suffisante pour ne pas se laisser aller à cette inclination. » Wilson conseille la promenade à deux ou trois, d'un bout à l'autre du pont, un assez grand nombre de fois, avant et après les repas.

Tous les auteurs anglais nous ont répété que la principale imperfection dans la cure marine, sous toutes les latitudes, était le manque d'exercice. Cela devient aujourd'hui pour cette cure, vu les idées thérapeutiques régnantes sur les bienfaits du repos systématique dans la tuberculose, le meilleur éloge que l'on en puisse faire et la meilleure des recommandations pouvant déterminer un malade à l'accomplir.

V

Bains.

Dans les contrées chaudes ou, pendant la saison d'été, dans nos mers, les anémiques, les débiles et les prédisposés à la tuberculose ou les tuberculeux à lésions légères et torpides pourront prendre d'agréables *bains salins*, sauf contre-indication spéciale tenant à un état nerveux d'excitation, à une faiblesse prononcée, ou à une forme éréthique. Cette hydrothérapie, faite exclusivement du reste avec l'autorisation du médecin et les précautions voulues, sera, dans les cas indiqués, un stimulant aussi agréable que bienfaisant. On évitera de rester dans l'eau, tête nue, au grand soleil ; on se gardera du choc fatigant des vagues qui déferlent, à certains jours, sur les plages non abritées.

Wilson est partisan de ces bains. Au sanatorium d'Hendaye, Camino baigne tous les tuberculeux au début. La fièvre elle-même, lorsqu'elle existe, baisserait d'habitude rapidement. Jamais les bains salés chez les jeunes sujets n'ont produit d'aggravation ni d'hémoptysies (1).

A bord, on aura de l'eau de mer à volonté et l'on pourra, si on le désire, prendre en baignoire quotidiennement son bain salé, bromuré et iodure. On se sèchera soigneusement, le sel des gouttelettes d'eau pouvant irriter une peau délicate, et on se frictionnera au sortir du bain. Les *frictions* sèches ou les frictions à l'alcool de lavande, si recommandables dans la tuberculose, et que nous conseillons aussi de ne pas négliger le matin (friction à la flanelle ou au gant de crin), ont l'avantage d'exciter le système nerveux cutané et de faire affluer le sang à la périphérie.

Sous les latitudes chaudes, on se trouvera bien parfois de rafraîchir l'eau de mer employée pour les bains par le mélange d'une eau plus fraîche, prise dans les caisses du bord.

1. Voir aussi *Gazette des Eaux*, 18 février 1897. (Le bain salin dans la phtisie pulmonaire) et *Wiener Klin. Woch.*, août 1894. (Rosciszewski : *Traitement des affections tuberculeuses par les bains iodurés et bromurés*).

VI

Nourriture ; régime alimentaire pour les mers tropicales ; heures des repas sur les voiliers et sur les paquebots ; menus, cuisine.

Le régime alimentaire, sous les tropiques, diffère suivant qu'il s'agit d'un paquebot ou d'un voilier long-courrier.

Il y a lieu d'éviter, à bord des voiliers, où le menu, de par la rareté des escales, est forcément d'une certaine monotonie, une nourriture lourde ou trop échauffante. Comme le disent Dujat, Lindsay, Wilson, on ne devra point se croire tout permis. Wilson cite le cas d'indigestions nombreuses sur un voilier, où les passagers, depuis longtemps au régime du mouton seul, avaient eu du porc frais et du pigeon ajoutés, dans des formes savoureuses, à leur menu.

On suppléera à la pénurie de végétaux et de fruits frais par l'emploi des mêmes aliments en conserves. Le lait stérilisé concentré, en boîtes, rendra des services. On évitera l'abus des condiments, de la glace, des eaux minérales. Les stimulants de l'estomac sont moins nécessaires sur mer qu'à terre sous les mêmes latitudes.

On ne prendra de la bière qu'avec modération. Au dire des médecins anglais, le vin de Bordeaux, « claret », est le meilleur breuvage, très utilement employé en dilution dans de la limonade ou de l'eau de Seltz.

Sur les paquebots, on évitera les écarts de régime, les abus de boisson, d'eau notamment, l'alcool, les sucreries, les graisses, la charcuterie, les moules et homards, les fromages fermentés, les fruits verts.

On se désaltérera entre les repas, au besoin, en buvant à petites gorgées ou en aspirant lentement la boisson avec un chalumeau ou simplement en se gargarisant sans avaler le liquide.

Les *repas* tiennent une grande place dans la vie à la mer. Ils sont considérés comme un précieux dérivatif à la longueur des traversées, aussi est-il de règle qu'ils soient nombreux et longs : deux avantages précieux pour un tuberculeux. On mange en quelque sorte toute la journée. C'est la principale occupation des passagers.

Sur les voiliers d'Australie, les heures des repas sont les suivantes : à 6 heures, café ; à 8 heures, très subtantiel repas ; à midi, goûter ; à 4 heures, dîner ; à 7 heures, thé ; à 9 heures, biscuits et boissons.

Sur les paquebots étrangers, le petit déjeuner est en général à 6 heures ; le déjeuner à 9 heures ; le goûter à midi 30 ; le dîner à 6 heures ; le thé à 8 heures.

Dans les compagnies fançaises, les heures, un peu variables suivant les lignes, sont les suivantes : Petit déjeuner de 7 à 8, servi au lit aux passagers qui le désirent ; déjeuner à 10 heures en hiver et à 10 heures 1/2 en été (à 11 heures dans quelques compagnies) ; dîner à 5 heures 1/2 en hiver et à 6 heures en été ; thé, biscuits, etc., à 9 heures.

On peut, après le petit déjeuner, faire la grasse

matinée au lit, si l'on a l'habitude d'être assoupi le matin, mais ce lever tardif ne convient que si la mer est calme et que si les hublots de la cabine peuvent rester grands ouverts à l'air du large.

Les passagers sont, on le voit, fréquemment réunis à la salle à manger. On est heureux de se retrouver à table d'hôte ou aux petites tables latérales où l'on se groupe suivant les affinités. On peut aussi, quand on le désire, être servi dans sa cabine.

Sur les paquebots français, la plus complète liberté est laissée en ce qui concerne la tenue. Sur certaines grandes lignes anglaises de steamers, la règle de porter l'habit au repas du soir, en première classe, et les minuties de l'étiquette peuvent être, comme dans beaucoup de sanatoria, une gêne parfois pour les malades.

Le prix des repas, qui est toujours compris dans le prix du billet de passage, est dans la plupart des compagnies françaises de 4 francs en première classe et de 2 fr. 50 en deuxième classe.

Nous insistons sur cette question de la nourriture dont l'importance est considérable, en tant que suralimentation, dans la cure de la tuberculose et des autres affections relevant du traitement marin.

Voici les *menus* de la Compagnie de navigation mixte :

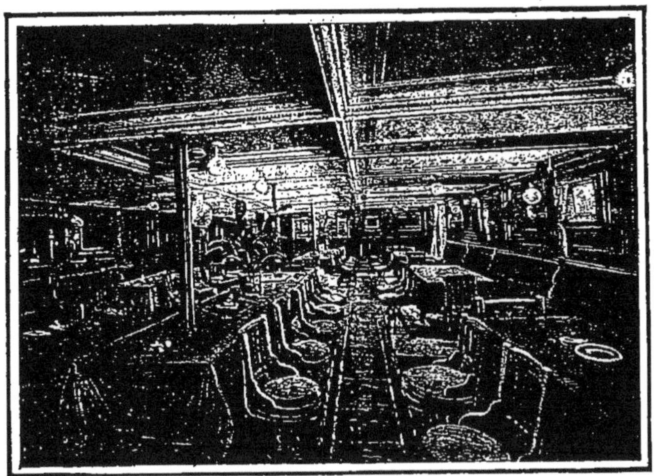

Salle à manger de 1re classe de « La Marsa ».

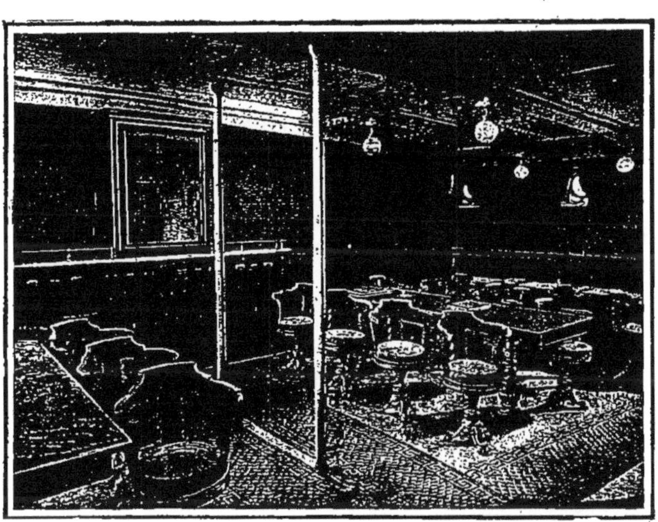

Salle à manger de 2e classe du « Djurdjura ».

Première classe :

	Nombres de plats.
Déjeuner :	
Hors-d'œuvre et salaisons......	4
Plats de cuisine...............	4
Plats de dessert...............	4
Café.	
Liqueurs.	
Thé.	
Dîner :	
Potage........................	1
Bouilli ou relevé..............	1
Hors-d'œuvre de cuisine........	4
Entrées.......................	2
Rôti..........................	1
Salade........................	1
Entremets.....................	2
Desserts......................	5
Langlade, Grave ou bière ; café, liqueurs.	

Deuxième classe :

Déjeuner :	
Hors-d'œuvre et salaisons.....	2
Plats de cuisine...............	3
Plats de dessert...............	3
Vin ou thé.	
Café.	
Cognac.	

Dîner :

Potage	1
Bouilli ou relevé	1
Hors-d'œuvre de cuisine	1
Entrée	1
Rôti	1
Salade	1
Entremets	2
Desserts	3

Au petit déjeuner du matin : beurre et café, lait, chocolat, etc.

Voici ceux de la Société générale des Transports maritimes :

Déjeuner.

Première classe : Deux hors-d'œuvre, trois plats de cuisine, fromage, quatre desserts, café.

Deuxième classe : Deux hors-d'œuvre, trois plats de cuisine, fromage, deux desserts.

Dîner.

Première classe : Quatre hors-d'œuvre, potage, bouilli, un entremets de cuisine, une entrée, un rôti, salade, légumes, entremets sucré, fromage, six desserts, café. Thé à 9 heures du soir.

Deuxième classe : Deux hors-d'œuvre, potage,

bouilli, une entrée, un rôti, salade, légumes, trois desserts, café. Entremets sucré deux fois par semaine.

Voici, au hasard, deux menus de la Compagnie transatlantique :

Ceci est le déjeuner :

Beurre, céleri, huîtres
Viande froide, hure
Œufs au choix
Langouste mayonnaise ; rognons sautés madère
Côtelette de mouton, pommes frites
Petits gâteaux ; desserts.

Quant au dîner encore plus copieux, comme il convient, voici son ordonnance :

Potage français, consommé tapioca
Beurre, olives, variantes
Petites caisses Monglars ; saumon sauce vénitienne
Gigot de chevreuil Grand Veneur
Filet de bœuf à la Génoise
Petits pois ; cèpes parisiennes
Dindonneau truffé ; selle d'agneau
Salade
Gâteau Hortense, nougat, glace vanille
Desserts.

Ajoutez à cela le petit déjeuner du matin, le café et les liqueurs à chaque repas, le thé de cinq heures et le thé du soir.

Quelques Compagnies étrangères ont multiplié à l'excès les repas. Telle Compagnie offre à ses passagers les menus suivants :

Le matin au lit, petit déjeuner : thé, café, chocolat, biscuits, fruits. A neuf heures, deuxième déjeuner : viandes froides, œufs, poisson, pâtisseries chaudes. A midi, déjeuner : Hors-d'œuvre, trois plats, légumes, desserts. A quatre heures, goûter : Sandwichs, thé, chocolat, cakes, confitures, etc., glaces sur le pont. A six heures, dîner : potages, cinq plats, légumes, entremets, desserts variés, primeurs. A neuf heures, souper : viandes froides, sandwichs, fruits, thé, café, liqueurs.

Sans admettre une telle fréquence de repas, si vantée pourtant dans les sanatoriums allemands, il ne faut pas oublier néanmoins combien en mer, en l'absence de naupathie, l'appétit est vif et la digestion facile.

La cuisine des compagnies françaises, très soignée, jouit d'une réputation universelle méritée. Beaucoup de passagers étrangers, notamment les Anglais faisant le voyage d'Australie, font choix des paquebots français particulièrement pour cette raison. Bien peu de maisons de santé seraient en mesure d'offrir à leurs malades une cuisine aussi raffinée et des menus plus abondants, en vue de cette suralimentation systématique qui est pour tous les affaiblis, asthéniques et anémiques, et pour les tuberculeux en particulier, un des éléments primordiaux de la cure.

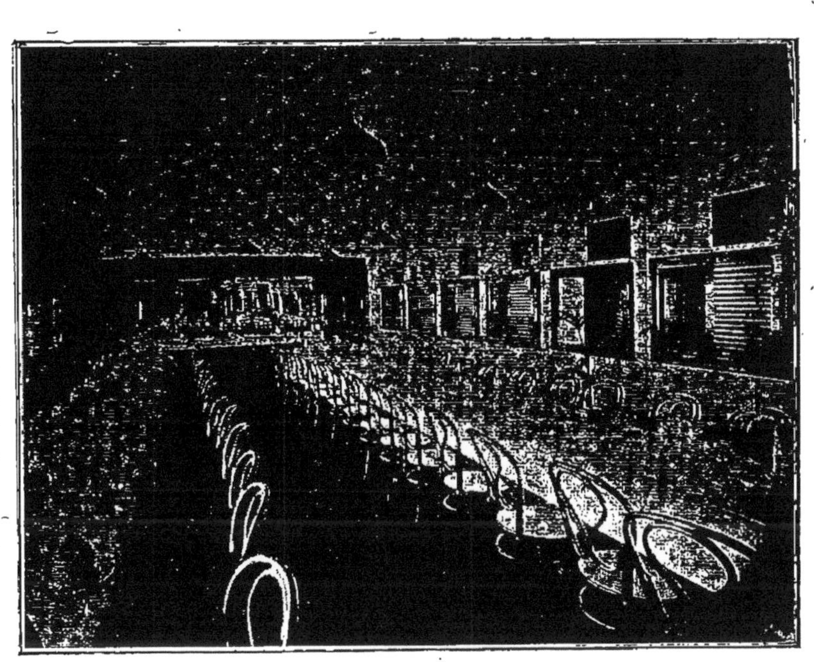

Salle à manger sur un steamer de Touristes

CHAPITRE III

Durée du traitement.
Précautions à la fin de la cure.

Les règles sur la durée du traitement, que l'on pourrait formuler pour les sanatoria terrestres, pour le séjour à l'altitude par exemple, trouvent intégralement ici leur application, qu'il s'agisse de la tuberculose ou des autres affections justiciables de la cure marine.

Les vingt jours d'aérothérapie des cures estivales de villes d'eaux (Mont-Dore, Cauterets, Royat, etc.), ont, malgré la brièveté du traitement, une action assez marquée sur les malades et procurent une amélioration qui n'est pas négligeable.

Au bout d'une même durée, la cure marine fera déjà sentir très nettement sa puissante efficacité, notamment dans les suites de surmenage (cure de vacances), dans les convalescences pénibles, la neurasthénie légère, la bacillose bénigne, maladie fréquente que nous avons décrite ailleurs, et même la tuberculose commune, à la période de début.

Mais trois mois de cure sont en réalité nécessaires pour modifier profondément un organisme et le régénérer, particulièrement dans une affection aussi rebelle que la tuberculose. C'est là un temps minimum, dans toute maladie grave ou invétérée, pour obtenir les résultats durables que l'on est en droit d'attendre de ce traitement.

Cinq ou six mois nous paraissent la durée la plus recommandable pour la cure de lésions tuberculeuses déjà marquées et pour que le traitement montre sa pleine efficacité.

Certains auteurs (Lindsay, Duglas-Powel) recommandent une durée d'un an pour la cure de lésions profondes. Ne conseille-t-on pas à terre, non sans raison du reste, de passer des années dans les sanatoria ou les stations climatériques où l'on arrive à obtenir l'inestimable guérison, afin de la confirmer?

Dans les cas où la lenteur du processus réparateur de la phtisie n'aurait pas assuré à certains malades la guérison complète dans la période que nous avons indiquée, ceux-ci pourront choisir, selon leurs goûts et les indications particulières, entre une cure prolongée : longs voyages ininterrompus spécialement à la Plata et au Cap ou voyage en Australie, et la méthode des traitements successifs : cure d'été en Méditerranée ou sur l'Atlantique alternée avec des cures dans un sanatorium de montagne ou dans des stations maritimes hivernales ; ou encore cure d'hiver sur mer dans les parages de Madère, des Canaries, des Açores, du Cap Vert, par exemple, avec séjour en été dans nos stations d'altitude.

L'alternance des cures en haute mer et en montagne, nous paraît être, pour les cas rebelles de la tuberculose chronique, le summum de la thérapeutique moderne. Ces deux traitements constituent les moyens les plus efficaces qui soient de régénérer et fortifier l'économie. Ce sont les reconstituants et les toniques par excellence ; mais suivant les tempéraments, suivant les réactions de l'organisme que l'expérience décèlera, les deux traitements associés, ou, au contraire, la cure marine seule prolongée se montreront parfois plus efficaces et plus puissants à l'égard de tel ou tel symptôme, de telle ou telle forme.

Dans la majorité des cas, les deux médications climatériques se prêtent mutuellement un inappréciable appui, l'une arrivant à compléter l'œuvre réparatrice de l'autre.

Nous avons pu observer quelques malades atteints de tuberculose particulièrement rebelle (nous ne parlons pas toutefois de formes malignes, éréthiques, subaiguës, etc. ;) qui, dans les cures terrestres, ne se sont longtemps soutenus, et ne sont enfin parvenus à vaincre leur mal, que par des changements radicaux de climat et de milieu, tantôt vivant à la plaine ou dans une région maritime et tantôt à la montagne, quittant l'une pour l'autre, quand elle ne montrait plus son effet thérapeutique et que l'état restait stationnaire ou menaçait de décliner.

« Quelques auteurs, dit Lindsay, croient à une lassitude possible par de longs voyages répétés et pensent qu'il est préférable de laisser un grand intervalle entre deux longues traversées. Cette théorie n'est étayée sur aucune preuve. L'expérience prouve que la plupart des malades s'habituent à la vie sur mer et cette tolérance du climat océanique et de ses particularités ne diminue pas avec le temps. »

Le même auteur conseille de se précautionner contre le changement de vie au débarquement, par exemple à l'arrivée en Australie. « A bord le malade s'était imposé des habitudes et un régime invariables qui lui ont été très favorables, mais en débarquant il trouve des centaines d'occasions de commettre des écarts. Il ne doit pas oublier que, si l'air de la nuit et les courants d'air sont comparativement inoffensifs dans le climat uniforme de l'Océan, on ne peut les braver à terre sans les plus grands dangers. »

Le curiste fera sagement de mener une vie régulière et d'éviter tout excès, s'il ne veut s'exposer à perdre, par des congestions nouvelles, par des bronchites, par la dépression des forces et l'affaiblissement de la résistance organique, les précieux résultats d'une cure et la perspective assurée d'une guérison ferme.

Après une cure hygiénique à l'air d'une pureté presque absolue, soit sur mer, soit à la montagne, il faut éviter le retour sans *transition* dans le milieu infecté des villes.

Une précaution à ne pas négliger après la cure d'altitude et la cure marine est, à notre avis, de parachever celles-ci par un séjour à la campagne où le poumon et l'organisme, depuis longtemps déshabitués de la lutte antimicrobienne journalière, se reprennent peu à peu, dans un air déjà moins pur, à détruire les microorganismes et à neutraliser leurs toxines.

Les expériences de Strauss et Dubreuilh nous ont montré que, tandis que l'air ambiant d'une salle renferme, par mètre cube, 20700 germes cultivables, cet air au sortir de la poitrine humaine n'en contient que 40.

L'entraînement étant obtenu par cette prudente transition, on pourra affronter de nouveau ces milieux urbains où pullulent les microbes pathogènes. Toutefois, le tuberculeux, dont le poumon s'est cicatrisé et fortifié, devra conserver toujours présent le souvenir de la redoutable maladie dont il a été atteint et, dans la crainte d'une réinfection possible dans l'avenir, mener encore la vie d'un sage, continuer à observer strictement les lois de l'hygiène et choisir de préférence une position qui lui permette une existence au plein air loin des grandes agglomérations humaines.

CONCLUSION

Les développements et les détails minutieux dans lesquels nous sommes entrés, ainsi que les conseils fournis au cours de l'ouvrage donneront de cette cure, nous l'espérons, la connaissance désirable.

L'absence de renseignements suffisants et d'observations ont fait trop souvent jusqu'ici hésiter les médecins à la prescrire.

Puisse notre étude lever entièrement cette objection.

Dans notre historique nous avons réuni, en un solide faisceau, de nombreux documents et des citations de maîtres dont l'opinion fait autorité, et dont l'avis peut être suivi sans crainte.

En dehors de nos observations personnelles, nous avons cité aussi un nombre déjà grand de statistiques heureuses, et montré le consentement à peu près unanimement favorable des médecins anglais. Enfin nous croyons avoir démontré que les objections de Rochard, reprises à la suite par quelques auteurs, ne pouvaient s'appliquer à la cure marine, telle que nous l'entendions.

Résumant notre travail, nous dirons, en outre, que nous espérons avoir mis en lumière l'efficacité de ce traitement, non seulement par les documents et faits cliniques dont nous venons de parler, mais encore, théoriquement, par l'étude raisonnée de l'aérothérapie marine et de la navigation.

Puissions-nous avoir montré combien cette cure, encore si ignorée, est, en réalité, pratiquement réalisable sur presque toutes les mers, spécialement sur la Méditerrannée, durant six mois de l'année, sans fatigue et sans danger, avec confortable et agrément.

Nous serions heureux si nous avions pu contribuer en quoi que ce soit, à tirer de l'oubli, pour ainsi dire, et à porter au grand jour de la discussion, ce traitement d'une puissance d'action sans égale !

En ce qui concerne plus spécialement la phtisie, la question de la guérison de cette maladie, garde, en effet, tout son intérêt intense et poignant, car, malgré tous les progrès et toutes les découvertes, 150.000 tuberculeux, nous l'avons dit, n'en continuent pas moins encore chaque année de mourir.

C'est la question médicale qui entre toutes passionne le public, autour de laquelle se multiplient les conférences, les revues, les ligues, les souscriptions..., la tuberculose est plus que jamais le grand fléau social.

Ce travail théorique appelle du reste une contrepartie pratique. Il est la préface obligée du navire-sanatorium que la thérapeutique montre trop utile pour que sa réalisation soit longtemps différée.

En attendant donc que se réalise, pour riches et pauvres, la création désirée de navires-sanatoriums, les tuberculeux aisés peuvent faire, avec toute chance de succès, la cure libre.

Il n'est pas un tuberculeux à lésions torpides, disposant de quelques ressources et ayant à cœur de guérir, qui ne dût consacrer une saison à ce traitement — sous la restriction toutefois d'avoir pris le conseil, ici tout comme pour le séjour à la montagne, d'un médecin éclairé et prudent, pouvant juger toujours de l'opportunité de la cure et surveillant avec conscience les effets de celle-ci : réaction du malade au climat marin, influence exceptionnelle de la naupathie, état des fonctions digestives et de la nutrition, travail local, etc., etc.

On peut faire les objections qu'on voudra, la méthode est sérieuse et efficace. Devant l'impuissance ou l'insuffisance de la plupart des médications, elle ne saurait manquer d'acquérir, dans un avenir prochain, la plus légitime faveur.

Nous avons la conviction, nous le répétons en terminant, que la cure marine soit seule, soit alternée avec des cures d'air sur terre, à l'altitude de préférence, est, à l'heure actuelle, l'arme thérapeutique la plus puissante dont dispose la science contre la tuberculose.

C'est aussi le traitement de choix pour la neurasthénie et les quelques autres affections que nous avons étudiées au cours de ces pages.

FIN

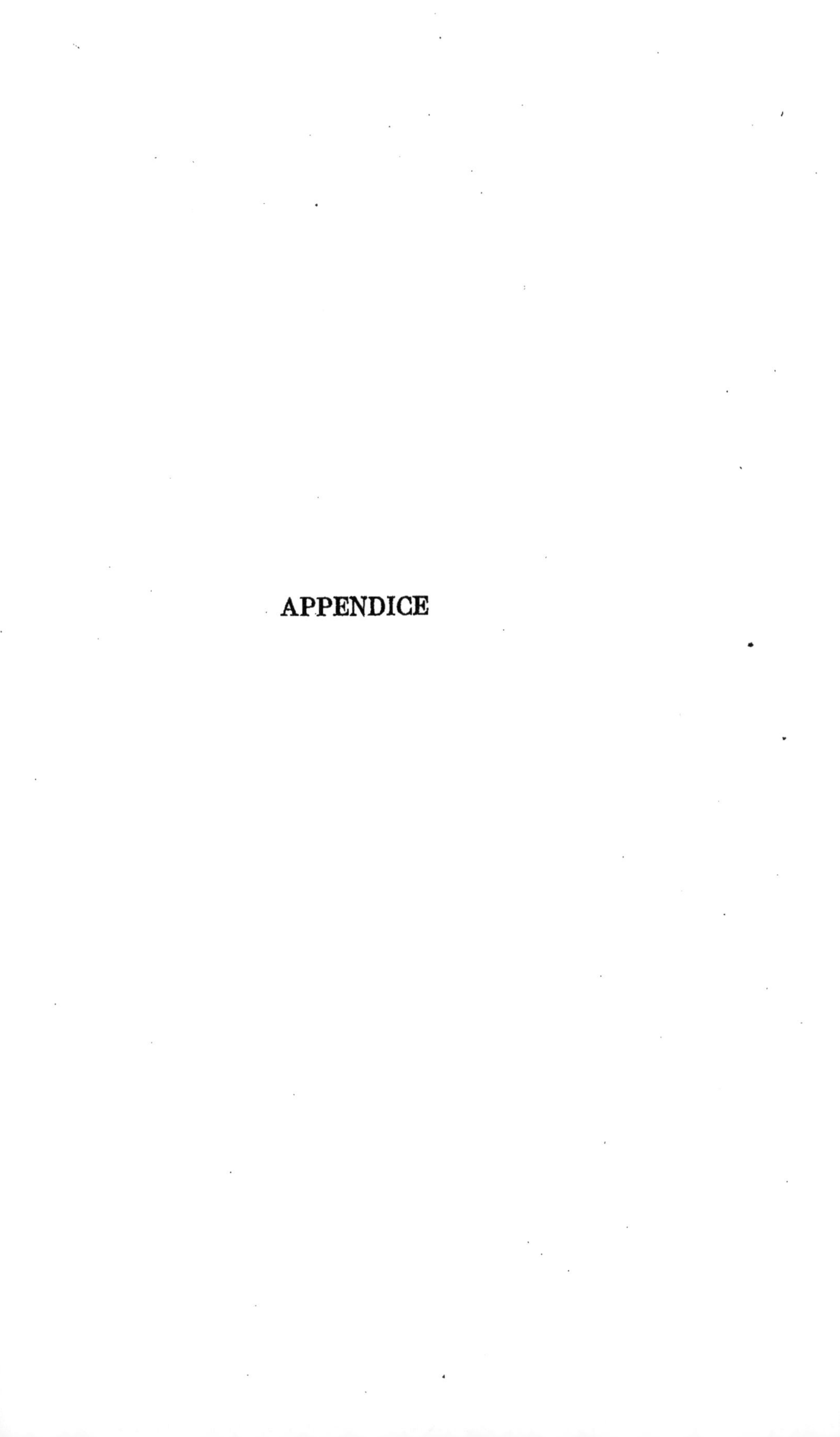

APPENDICE

Les auteurs ont cru utile d'ajouter en appendice de leur travail les quelques notes de vacances ci-après — souvenirs de voyages — qui, sans être d'ordre scientifique et tout en s'éloignant du fond purement médical de l'ouvrage, pourront cependant présenter de l'intérêt pour le curiste, soit en combattant sa répugnance première, peut-être à l'égard de ce traitement — on connaît le proverbe : « Ignoti nulla cupido. » — soit en lui montrant pour la suite (adjuvant thérapeutique) les plaisirs variés de la navigation et les distractions nombreuses de la vie à la mer.

Issepts (Lot), le 10 septembre 1905.

L. et P. M.

Agréments de la vie sur mer.

Nous avons déjà décrit en partie, au cours de divers chapitres, l'existence à bord de navires. Nous allons en donner ici un tableau d'ensemble avec de plus amples détails et nous étendre, en une étude générale, sur les diverses distractions et les agréments de la cure pélagienne.

Nous ne reviendrons pas sur les *jeux* préférés des voyageurs (cartes, dames, dominos, jacket, échecs, jeu du tonneau, du « bull-board », du « shuffle-board » (1), des palets, etc.), sur les *chasses aux oiseaux marins, aux dauphins* et aux autres poissons faciles à tirer.

On peut s'occuper aussi à bord de *musique* — chaque paquebot possède un piano — et de *photographie*, étudier l'*art nautique*, l'*astronomie,* etc.

Sur les grands navires ou dans le lointain voyage d'Australie, il paraît quelquefois, durant la traversée, un *journal* du bord dont les voyageurs sont les rédacteurs. Sur sa ligne de New-York, la Compagnie Cunard publie cette année un bulletin dont les nouvelles sont fournies par la télégraphie sans fil.

Un bureau de télégraphie sans fil est également installé sur les navires de la Compagnie Transatlan-

1. Voir l'*Illustration*, 15 oct. 1904. « Le shuffle-board sur le pont de la *Bretagne* ».

tique pour le service des dépêches des passagers, bureau en relation constante avec ceux du continent.

Sur certains paquebots, les passagers peuvent aussi correspondre avec la terre par pigeons-voyageurs.

Dans la traversée de New-York en Europe on organise fréquemment des concerts.

Certains navires allemands et divers steamers actuels de touristes disposent, en outre, d'orchestres recrutés en partie dans le personnel du bord et qui jouent aux heures des repas, à l'arrivée dans les ports, etc.

Sur les paquebots d'Extrême-Orient, sur ceux de La Plata, on donne au cours du voyage, sous la nuit merveilleuse, un ou plusieurs *bals sur le pont*, auxquels sont heureux de prendre part une partie des passagers. Sur la Méditerranée aux traversées plus courtes, on organise aussi quelquefois des sauteries.

Sur les paquebots de l'Amérique du Sud, on ne manque pas de célébrer la pittoresque *fête du passage de la Ligne* : Le « Pot au noir », le « Père Tropique » fournissent le thème de plaisantes distractions. On peut lire dans le *Monde Moderne*, numéro d'avril 1900, une intéressante description des fêtes du « baptême de la Ligne » parmi l'équipage et les passagers des paquebots. Sur la plupart des voiliers anglais d'Australie, on célèbre aussi, en grande pompe, par un joyeux travestissement et de gaies plaisanteries, « l'enterrement du cheval mort ».

Voici comment se passe la *journée sur les voiliers*, dans les traversées d'Australie notamment : A cinq heures du matin, on entend les matelots qui commencent leurs travaux journaliers. On est réveillé par le lavage du navire, le bruit des balais qui frottent énergiquement le pont, les eaux versées à torrent au-dessus des cabines et qui retombent sur les flancs du bâtiment. Le garçon doit alors fermer les hublots.

A 8 heures sonne la cloche qui signale le lever des passagers ; mais, dans les latitudes chaudes, la plupart d'entre eux sont debout longtemps avant cette heure. Ils ont fait leur toilette et se promènent sur le pont pour exciter l'appétit ou bien sont assis au dehors sur les fauteuils ou les chaises longues et prennent paisiblement le frais à la brise du matin. A 8 heures, et sur quelques navires à 9 heures, est servi un repas complet, après lequel les passagers remontent sur le pont.

A midi, est sonné le goûter. C'est l'heure également où le commandant fait le point pour déterminer la position du navire — point qui est habituellement marqué sur une carte exposée à la vue des passagers.

Le dîner, qui est servi de très bonne heure sur la plupart des bateaux, est un des événements de la journée. Nous avons dit que dans le cours de la soirée le thé, des biscuits, des boissons diverses étaient encore offerts aux passagers.

A 10 heures, les lampes du salon sont éteintes. Toutes les lumières dans les cabines doivent être réglementairement éteintes à 10 heures 30.

Sur les paquebots les heures des repas, que nous avons indiquées dans un chapitre précédent, sont plus tardives.

En dehors de cela, la journée diffère peu de celle passée à bord des voiliers.

Elle est surtout remplie par les promenades, jeux, siestes, lectures et causeries sur le pont, qu'interrompent les divers repas.

En ce qui concerne les *distractions d'esprit*, nous avons dit qu'il ne faut pas compter, surtout dans les premiers mois de navigation, pouvoir se livrer à des études approfondies, à des travaux intellectuels de longue haleine, si passionnants soient-ils. Nous avons fourni les résultats de notre expérience à ce sujet et cité ailleurs le témoignage concordant de Lindsay. Voici encore ce que dit sur ce point Wilson qui a beaucoup navigué : « Il y a quelque chose dans la vie à la mer qui semble être antagoniste du travail d'esprit, et il est généralement observé que ceux qui partent avec la haute résolution de travailler se laissent aller par la suite à une littérature futile ou à l'oisiveté. Cette inaptitude à étudier, qui prévaut toujours, est cependant peu à regretter dans le cas de malades qui ne peuvent mieux faire que de se procurer des distractions d'esprit légères et de diriger toute leur énergie vers l'unique but de retirer le plus grand bénéfice possible du voyage ».

On comprend tout l'intérêt qu'il y aurait à ce que des malades tinssent leur journal, fassent la narration de leur voyage, décrivissent leurs progrès et tous les incidents de leur cure.

Il existe à bord une *bibliothèque* que le curiste peut compléter en emportant quelques livres personnels. Dans son choix, dont seront exclus les romans passionnels, figureront surtout des ouvrages descriptifs, littéraires ou scientifiques, sur les lieux ou les océans qu'il doit parcourir, sur la vie à la mer, etc., qui augmenteront l'attrait du voyage (1). Or, nous l'avons dit, l'intérêt des traversées, le plaisir de l'existence passée au large ne peuvent qu'accroître (thérapeutique psychique) les bons résultats de la cure, que l'ennui ou une nostalgie incurable de la ville quittée ne pourraient au contraire que compromettre.

Le yachting, les croisières, aristocratique délasse-

1. Nous avons déjà cité, en exemple, un certain nombre d'ouvrages exclusivement consacrés à la vie sur mer; ajoutons ici les titres de quelques autres :

César Pascal, *A travers l'Atlantique;* Hacks, *La mer à bord d'un courrier de Chine;* Masséas, *Voyage dans les mers de l'Inde;* Mme Laure, *De Marseille à Shangaï et Yédo;* Dr Léon, *Souvenirs d'un médecin de marine* (Océans Atlantique et Indien). De Varigny, *L'Océan Pacifique;* De Poli, *De Naples à Palerme;* Maupassant, *Sur l'eau;* Berthaut, *La Mer;* Bonnetain, *En mer;* Tullier et Bonnetain, *Histoire d'un paquebot;* Dargyl, *Le Yacht*, etc., et surtout les œuvres de Lady Brassey. Celles-ci, journal de voyage d'une tuberculeuse dont nous avons rapporté l'observation, ont été traduites en français par Butler : *Voyage d'une famille autour du monde* (1874), et *Voyage d'une famille à travers la Méditerranée* (1878).

Le traducteur dans la préface de ce deuxième volume, nous introduisant à bord du yacht *Sunbeam*, nous présente ainsi les personnages de ces croisières de santé et d'agrément, dont la relation, particulièrement intéressante, a eu un vif succès en Angleterre : « M. Brassey dirige le navire, Mistress Brassey tient le journal du bord, M. Binham dessine, les jeunes enfants de M. et Mrs Brassey ajoutent à ce tableau d'une vie active et occupée le charme de leur âge. Le cadre a varié, les personnages ont gardé leurs habitudes de travail, leur passion pour les spectacles de la mer, leur amour des pays nouveaux, leur grande et intelligente façon d'employer l'immense fortune qui leur est échue en partage. »

ment aux séductions captivantes, sont recherchés de tous les souverains, de tous les privilégiés de la fortune. Depuis la trirème de Ptolémée, en bois de cèdre, « lamée d'argent au dehors et plaquée d'or en dedans » ou la galère d'Hiéron, à lambris incrustés d'ivoire et de pierres précieuses, depuis le magnifique Bucentaure des doges de Venise jusqu'à la nef de plaisance, plus modeste, de Lamartine et aux grands yachts de nos millionnaires contemporains, que de somptueux bâtiments consacrés aux plaisirs uniques de la navigation !

Heureux le passager qui sentira toute la *poésie de la mer*, qui s'efforcera d'en comprendre et d'en goûter le charme. Pulchra nimis... La mer tout le jour nous donne des fêtes de lumière, depuis les premières lueurs de l'aube, avec ses nuages, vaporeux lilas, jusqu'à l'heure « où passe et s'évanouit un frisson d'or sur les ondes », jusqu'aux derniers rayons pâlis du couchant où les flots cendrés « ont la couleur grise des vieux étains » (Richepin).

« Celui qui a connu la mer, dit Berthaut (*Revue de la ligue maritime française*, juillet 1904), celui-là l'aimera toujours. Pour peu qu'il ait en lui de la poésie et du rêve, c'est vers elle qu'il s'en ira chercher le repos, l'espérance et la force. »

« La mer, c'est l'éternelle enchanteresse dont l'aspect change chaque jour et qui jamais ne lasse les contemplateurs. »

« La mer ne se répète pas. Considérez-la au printemps, à l'été, en automne ou en hiver, le matin ou le soir, à midi ou à minuit, sans cesse vous la trouverez différente d'elle-même. Au printemps... vous croyez voir un sourire de vierge. Vient l'été, la vague est lourde, cependant la mer estivale a des caresses berceuses et rafraîchissantes, comme la brise dans les déserts brûlés de soleil. L'hiver c'est une masse énorme, beuglante, rugissante, l'écume à la gueule. Combien grandiose est la puissance mystérieuse qui lança de telles forces dans l'espace ! »

« Dans une journée, on peut admirer la même diversité de la mer. Le matin, pâle et vaporeuse. Au soleil levant, c'est l'adolescence dans son indécise beauté ; le midi, c'est encore la beauté, mais aussi la maturité forte ; le soir est pareil à une fin de vie tranquille et sage. D'une minute à l'autre se succèdent mille nuances, mille grâces, mille charmes ensorceleurs. Or, qu'est l'infini sinon vie éternelle, changement sans fin. La mer est donc bien vraiment le miroir de l'infini. »

A la mer, dirons-nous à notre tour, le curiste a des jouissances artistiques sans cesse renouvelées; car si la mer a, d'une part, la majesté grandiose de la force, elle a aussi cette autre partie de la beauté qu'on appelle la grâce. « Homère le savait bien et c'est pourquoi, s'il donna à l'Océan des Dieux terribles et des monstres, il le peuplait en même temps de nymphes et de sirènes enchanteresses. » (Ozanam).

On connaît la splendeur des levers et des couchers de soleil en pleine mer qu'ont si merveilleusement chantés Chateaubriand, Lamartine et Hugo, parmi tant d'autres, au dernier siècle.

Nous ne parlerons pas du fameux « rayon vert » ni de la richesse des teintes qui incessamment se succèdent et qu'aucune palette ne saurait reproduire ;

des embrasements du ciel comme par des pièces d'artifice, des nuances dégradées et mourantes qui font de ce spectacle un enchantement des yeux, des créations fugitives : monuments fantastiques, arcades hardies, ponts sublimes, arcs de triomphe, qui décorent parfois la Porte de l'Océan.

Nous ne décrirons pas les journées habituelles, où une lumière dorée tranche seule sur le bleu intense de la mer et du ciel ; ni les journées rares où le ciel nuageux est bas et lourd, où la lumière floue d'un soleil endeuillé par la brume, semble vue au travers d'un verre dépoli ; où la mer est grise, cerclée d'un horizon très net qui a l'éclat métallique d'une lame d'acier ; où les côtes estompées prennent l'aspect d'une vague ligne charbonneuse.

Nous ne redirons pas non plus la douceur des noires nuits d'été, fourmillant d'étoiles, qui reproduites à s'y méprendre dans les profondeurs de l'eau indistincte, immobile, donnent l'ineffable illusion d'une marche en plein firmament, à travers les constellations.

Les nuits claires et lunaires ont aussi leurs charmes : le fin croissant ou le disque qui les éclaire forme sur l'eau silencieuse, tantôt un long sillage de lumière bleuâtre, tantôt une plaque d'argent isolée et flottant au loin sur la surface de la mer, comme un fragment de lumière tombé des cieux.

Quant aux nuits sombres d'hiver, elles sont plus tristes. Seuls les phares, en sentinelle sur l'horizon lointain, raient les ténèbres de pinceaux lumineux et d'éclairs intermittents.

Nous ne pouvons dépeindre longuement les divers

états de la mer, dont le curiste aura chaque jour le spectacle sous les yeux :

La mer d'« huile », unie comme un miroir, la douce « mare velivolum » de Virgile, où l'étrave du navire semble fendre l'eau bleuie, comme un coin qui pénétrerait dans des blocs d'améthyste ; où la marche du bateau ne détermine de chaque côté qu'une vague adoucie et silencieuse, ondulée et sans crête, qui s'éloigne en gracieux éventail et ne laisse pas de rides ; où les remous du sillage émoussent eux-mêmes leurs arêtes et prennent rapidement la mollesse de la ligne courbe avant de se fondre dans l'immobilité générale.

« La mer tranquille et grande, reine
Trônant parmi les horizons,
Dorée au soleil et sereine,
Pleine de profondes chansons. »

La mer ridée, chagrinée, légèrement frémissante. La mer « raboteuse » comme disent les Anglais, qui s'agite en surface et clapote ; et ses petits flots avec « leur écume en batiste, aux légers falbalas ». Les flots délicieusement moirés ou irisés à la tombée du jour, azurés, verts, lilas, roses, mordorés, vermeils, chatoyants, avec parfois leur crête écumeuse rouge sang, du plus bel et du plus sinistre effet. Comme le dit Bouchor :

« Et nous verrons saphirs et diamants,
Paillettes d'or et rubis de soirée
Etinceler au cou des flots charmants,
Dans les cheveux des vagues empourprées. »

Le mol soulèvement de la houle, comme un sein qui se gonfle et palpite...

« Les collines d'eau qui marchent », silencieuses et superbes, défilant sans hâte, au lendemain des tempêtes, comme en une interminable revue.

La grosse mer où les vagues creuses passent gémissantes et innombrables, heurtant le navire en rangs pressés et où les volutes des lames, les « moutons » (1), se détachent et viennent en embruns ou en paquets de mer cingler les bordages et les superstructures. Alors comme le chante le poète :

« La mer pleure une cantilène
Sur d'invisibles violons...
Tanguis, tanguons ; roulis, roulons ».

Les « steppes de vagues » des mauvais temps lorsque, jusqu'à l'horizon, le vent en furie se joue avec leurs crêtes, enlevant des tourbillons, des panaches, des crinières, et les entraînant dans une folle sarabande aérienne. La lumière décomposée y prend toutes les couleurs de l'arc-en-ciel.

Du haut de la dunette ou de la passerelle, en la compagnie de l'officier de quart, le curiste, muni de sa pèlerine ou de son imperméable, aimera, tout en jouissant du grandiose spectacle, à se laisser fouetter par l'embrun, à aspirer à longs traits l'haleine fortifiante et douce que la mer lui souffle au visage comme pour lui communiquer sa propre

1. Pour les Anciens, « les vagues du large, les flots blanchissants dont ils voyaient briller les crêtes comme des toisons de brebis, étaient les troupeaux de Prothée. » (Reclus).

vigueur et la force incommensurable des éléments.

Nous ne nous étendrons pas enfin sur la description des mers courroucées et sur la majesté des tempêtes. Michelet, Ozanam, Bouchor, Richepin, entre autres, les ont animées éloquemment.

Sur les îlots et les écueils, «les gerbes capricieuses jaillissent avec toute l'élégance de ces eaux que l'art fait jouer dans les jardins des rois ; mais ici... les jeux sont éternels... Ces vagues ont des heures de colère où elles semblent déchaînées comme les chevaux de l'Apocalypse ; alors leurs blancs escadrons se pressent pour donner l'assaut aux falaises démantelées qui défendent la terre ; alors on entend des bruits terribles et comme la voix de l'abîme redemandant la proie qui lui fut arrachée aux jours du déluge. »

« Les flots ténébreux et pourtant pâles,
Avaient dans la nuit l'air d'hommes saouls... »

« Les vagues ont des langues vertes
De gueules... »

« La mer ne savait qu'une note. C'était toujours le hurlement d'une grande chaudière qui bout. Toujours, le même son : Heu ! Heu ! Heu ! ou Uh ! Uh ! Uh ! Le grand hurlement n'avait de variante que les voix bizarres, fantasques du vent acharné sur nous ». Sur les falaises de la côte, c'étaient « de tranchants coups de fouets ou de lourds soufflets, qui tournaient sur elles comme ferait le canon... Tous ces bruits étaient couverts par le grand Heu ! Heu ! Tant celui-ci était immense, puissant, épouvantable, le vent paraissait secondaire. Les vagues choquées, croisées et brisées contre elles-mêmes souvent ne pouvaient retomber. La rafale par-dessous les enlevait comme une plume... »

En Méditerranée, la tempête est d'habitude éclairée par un grand soleil et un ciel sans nuage. Dans les mers du Nord, aux cieux si souvent brumeux et couverts, le décor est différent. De gigantesques chevauchées de nuages défilent sans trêve sous le ciel bas et venteux. « Ce sont, nous dit-on avec une poétique exagération qui rappelle celle de Michelet dans le passage précédent, des nuits d'abîme, peuplées de bruits surnaturels et de visions apocalyptiques. Les vents et les flots mêlent leurs clameurs formidables. La rafale siffle, ronfle, miaule, rugit... »

Les courroux de la mer, terribles dans le passé, sont aujourd'hui sans danger. Leur majesté avait frappé toute l'antiquité. Homère est pris d'un religieux respect devant « la noire surface de la mer frémissante » et nous parle de l' « Océan divin ». Virgile le nomme « *Pater oceanus* » ; Horace pouvait dire à bon droit : « *Illi robur et æs triplex circa pectus erat...* », que celui-là avait autour du cœur un chêne et un triple airain qui le premier osa se confier aux flots sur un frêle esquif.

Devant sa folle témérité de braver les colères de l'Océan, Virgile accusait le navire lui-même d'impiété :

« Impiæ non tangenda rates transiliunt vada... »

On trouve le même écho de l'émotion de l'humanité antique devant l'Océan dans ces passages des Livres Saints : « *Numquid ingressus es profunda maris et in novissimis abyssi deambulasti ?* » (Job. cap. 38), et ailleurs «... *Qui descendunt mare in navibus facientes operationem in aquis multis* » (Ps. CIV). « Pour tous les malheureux qui sur la mer immense s'en vont accomplir leurs labeurs ».

Comme nous l'avons déjà dit, les progrès de l'art des constructions navales ont aujourd'hui rendu les tempêtes sans danger pour les bons navires. Les bâtiments délabrés, les barques de pêche, seuls, ont à les éviter. Les commandants des bâtiments ordinaires ne redoutent aucunement les gros temps qui sont chose prévue.

Le navire est alors, disent-ils, tout à fait dans son élément. N'a-t-il pas été construit en vue de tanguer et de rouler ? « Bon rouleur, bon marcheur ! » est un proverbe parmi les marins.

On ne craint guère que la possibilité d'abordages par temps de brume épaisse ou l'échouage sur des récifs auprès des côtes. Or, en Méditerranée, en particulier, les plus violentes tempêtes hivernales de mistral coexistent toujours avec un ciel radieux. On peut donc jouir avec une complète sécurité du spectacle des gros temps.

La crainte de la mer, surtout des mers non brumeuses, est aujourd'hui injustifiée et ne saurait arrêter personne.

On croit s'exposer au danger par des voyages lointains. Souvent c'est au pas de sa porte que l'on est guetté par le péril. Dumont d'Urville, qui, dans ses voyages de circumnavigation, avait abordé tant de parages inconnus, trouva la mort au retour, dans un accident, entre Paris et Versailles !

Le curiste prendra plaisir aussi à étudier de près la vie des professionnels de la mer, les matelots, ces rudes cœurs, en compagnie de qui il vivra.

« J'ai sué, sacré, chiqué...
J'ai connu les fayots, la manœuvre, le grain.
Tout ce qui donne un cœur solide, un pied marin.
J'ai connu les oh ! hisse ! et les contes de fée
A la poulaine... »

Il apprendra le « parler mathurin » : « amène le cartahu ! pare à virer ! souque le filin ! cargue la voile ! abraque le mou ! loftout !... » Il lira avec intérêt les livres émouvants de Loti, de Botrel, d'Autran, de Yann Nibor, de Landelle, de Pierre Maël, qui leur sont consacrés.

Il sera heureux enfin de surprendre le secret de leur robuste santé dans la vie passée au plein air du large.

Malgré notre désir de fournir un tableau achevé de la vie en mer et, par des souvenirs, de montrer tous les attraits de cette cure, nous ne nous étendrons pas sur les particularités des différents traversées. Obligés de nous en tenir à des considérations générales, disons cependant un mot des hôtes de la mer, qui captiveront souvent la curiosité du passager.

On aime à suivre des yeux les *gires gracieuses des goélands* qui, avec une persévérance inlassable, accompagnent des jours entiers le navire, volant au-dessus de l'arrière, surveillant le sillage, où par instants ils plongent et pêchent ; et encore les arabesques que décrivent dans les airs la *mouette* et le *pétrel*, *l'hirondelle de mer*, le *plongeon*, la *frégate*, l'*alcyon*, etc.

Leur vol qui zigzague
Fuit capricieux
Du ras de la vague
Au plus haut des cieux.

On sera fréquemment suivi par les *oiseaux migrateurs* qui passent en troupe ou par couples : les cailles, alouettes, etc., qui fondent sur les cordages ; les menus oiseaux, fauvettes, etc., qui accompagnent d'un port à l'autre le bateau, en volant péniblement au ras de l'eau et en se cachant timidement, la nuit venue, dans les agrès.

Poussés par la faim, et surmontant la crainte, ils entrent parfois dans les salons ou les postes d'équipage à la recherche de quelques miettes.

A la surface de la mer, dans les périodes de calme, des géants, tels que les cachalots et quelquefois les baleines, passent, cherchant leur nourriture et écartant brutalement les légions dispersées de petits poissons : sardines, maquereaux, anchois, etc., qui par myriades frétillent au soleil sur certains bancs ; les *souffleurs* prennent leurs ébats et projettent dans l'air leurs jets d'eau ; les marsouins, les dauphins familiers émergent avec des bonds inouïs, « d'abord pour effrayer leur proie, ensuite pour lui donner la chasse ; enfin après le repas, pour se livrer aux exercices salutaires de la gymnastique ».

On voit également dans beaucoup de parages des *tortues* de mer dormant à la surface. On met en fuite des troupes de *poissons volants* dont certains viennent battre parfois contre les superstructures et peuvent être recueillis sur le pont.

Les thons, les bonites voguent quelquefois à fleur d'eau, en troupes innombrables. Ces poissons errants, nageurs inlassables, vont à dates fixes et précises aux plus lointains rendez-vous. Partis des côtes lithuaniennes, ils arrivent à Gibraltar au printemps et s'y divisent en trois armées dont l'une gagne les rives nord de la Méditerranée où sont échelonnées de nombreuses madragues, dont l'autre longe au sud les côtes africaines et descend dans les sinuosités des Syrthes toutes couvertes aussi de filets et de thonnaires, tandis que la troisième, formée des individus les plus gros et les plus nombreux, traverse la mer tyrrhénienne. « De nos jours, comme il y a vingt-cinq siècles, ils remplissent encore de leurs bancs pressés la Corne d'Or de Byzance et d'autres baies où les anciens naturalistes grecs les ont observés. » (Reclus). Enfin en automne, terminant leur migration annuelle de 9.000 kilomètres, ils rentrent dans l'Atlantique.

« Quand les *harengs* pénètrent dans la mer du Nord, nous dit Michelet, il semble qu'une île immense se soulève, qu'un continent soit près d'émerger. » Ce « continent de poissons » est suivi par des légions de cétacés et des nuées d'oiseaux et bientôt rejoint par les pêcheurs qui en captent des *milliards* chaque année : leur nombre n'est pas moins grand, en outre, dans d'autres régions de l'Atlantique et sur les côtes septentrionales du Pacifique.

Dans les rades peu fréquentées des pêcheurs, au Maroc, en Tunisie, un peu partout du reste, *la pêche à la ligne est extrêmement fructueuse.* Une petite demi-heure suffit pour recueillir les éléments d'une savoureuse bouillabaisse. Tout le monde pêche à bord du navire à l'ancre et c'est plaisir de voir se succéder sans trêve hors de l'eau, dans les mains du plus maladroit, les dorades, « pataclets », loups, merlans, anguilles, mulets, rascasses, bogues, sargues, pajots, girelles, etc.

L'un, tiraillé par la ligne, montre entre deux eaux des éclairs phosphorescents ; un autre brille comme un « poignard de mercure » ; de cet autre encore,

« Le ventre est d'argent clair et de nacre opaline,
Et le dos en saphir rayé de tourmaline
Se glace d'émeraude et de rubis changeant. »

(Richepin).

Toutes les belles couleurs : l'or, l'argent, le rouge, le bleu, le noir velouté, le blanc de lait sont répandues avec grâce et éclat sur leurs flancs.

Par les temps calmes passent lentement à la surface de l'eau, le long du navire, mille petits animaux aussi jolis que curieux :

Des *méduses* mystérieuses, à la nage cadencée, globes de cristal irisés des plus délicates couleurs des vieux verres de Venise, traînant comme une luxuriante chevelure de fils soyeux teintés de rose, de grenat, de carmin. (Dans les parages des Canaries, on a évalué un peuple ainsi flottant de méduses à « 228 millions d'individus » (Reclus).

Des *salpes* translucides qui, réunies entre elles par des liens gélatineux, flottent, enchaînées comme des poupées se tenant par la main.

Des *argonautes*, voguant toutes voiles déployées et dont la coquille élégante est parfois manœuvrée par une sèche au remarquable appareil de plongée.

Des *physalies* argentées dont la coque nacrée, munie de flotteurs, supporte une voile pourpre et est entourée de bras, de tentacules aux inconcevables reflets.

Des *beroës* dont les orbes transparents, frangés de vert, errent paisiblement.

Des *siphonophores*, guirlandes de fleurs arrimées, inimitables dentelles vivantes ou petites méduses réduites à l'ombrelle, qui progressent à l'aide de leurs gracieuses « cloches natatoires » et pêchent à la ligne avec leurs longs « crins de Florence » à l'hameçon venimeux, au harpon foudroyant.

Des *hyales*, charmantes carènes de la grandeur d'une noix, des *janthines* que l'on voit souvent nager par nombreuses bandes, la coquille renversée, au moyen de leurs vésicules aériennes et dont la marche phosphorescente produit pendant la nuit un spectacle brillant, des *scyllées* nacrées.

Enfin la magnifique *ceinture de Vénus* qui déploie le ruban si finement nuancé de son corps, et « toutes ces filles des mers, toutes ces belles à l'envi flottant sur le vert miroir », dans leurs couleurs claires et douces, l'ondoyante Bérénice, aux carnations roses, dont les cheveux traînent ; Vénus la gracieuse, voluptueusement étendue, l'une de ses valves servant de nacelle et l'autre de voile; la petite Orythie, épouse d'Eole qui, au souffle de son époux, promène son urne blanche et pure ; « Dionée la pleureuse, coupe d'albâtre, qui laisse en filets cristallins déborder de splendides larmes... » (Michelet).

Touchés de leur grâce et confondus par leur nombre et leur variété, les naturalistes ont donné à ces ravissantes petites créatures les noms les plus doux de l'histoire et de la mythologie.

Dans la grande féerie d'illumination que la mer déploie aux nuits orageuses, alors que la *phosphorescence* bleuâtre couvre l'étendue de rubans de feu pâles, que des serpents enflammés s'agitent au loin sur la crête des vagues, que l'étrave du navire déroule des écharpes de lumière et que ses flancs ruissellent de perles, tandis que les noirs agrès semblent se mouvoir parmi les constellations et heurter leurs points d'or, passent les méduses magiques pleines de clartés et les lentes vellèles qui allument leurs petites embarcations. « Sous elles, leurs cheveux lumineux comme une sombre lampe qui veille, lancent des lueurs mystérieuses d'émeraude. On dirait l'esprit de l'abîme qui en médite les secrets. » (Michelet).

La mer offre également les plus vifs attraits sur les côtes de la plupart des îles ou continents que le navire rencontrera au cours des traversées et où il fera escale.

Bientôt, comme dit le poète :

«... L'île bleue et joyeuse
Parmi les rocs apparaîtra,
L'île, sur l'eau silencieuse,
Comme un nénuphar flottera ».

Le curiste se livrera parfois sur les rives de ces îles ou de ces continents à des promenades de la description générale desquelles nous pouvons également agrémenter l'aridité scientifique de notre étude, désirant du reste donner au malade une idée exacte du décor de la cure.

Nous avons le regret de ne pouvoir ici, pour ne pas surcharger l'ouvrage, indiquer successivement, en des descriptions détaillées, les agréments et l'intérêt qu'offrent aux passagers les ports et les différentes contrées où aboutissent les principales lignes de paquebots.

Sur les côtes européennes de l'Atlantique, les landes sauvages ou les campagnes fleuries recouvertes de pins, qui égayent le rivage de leur éternelle verdure, plairont au curiste.

Il respirera, parmi les émanations des pins, l'odeur miellée des immortelles, la senteur du thym et du serpolet, de la marjolaine ou de la sauge, de la menthe poivrée et de l'œillet sauvage qui ont les parfums les plus fins des épices de l'Orient.

A l'heure où l'Océan se retire, il pourra admirer la riche vie qui est en lui. Dans le creux des roches ou sur le sable argenté et humide des plages, il trouvera de nombreux retardataires : de petits poissons, des anguilles et des lançons, des crabes, de petites soles plates, des vénus, etc.

Sur le sable qu'il foule aux pieds, les solens ou « manches à couteaux », les vers, les myes ont marqué leurs retraites. A chaque pas, il écrasera de petits coquillages aux formes les plus délicates et nuancés des plus belles couleurs. Ce sont de gracieux bivalves qui s'ouvrent en cœur, des vis brillantes, des hélices, des peignes finement striés, des surfaces tournées en spirales, en cercles concentriques, des coupes de nacre ou de porcelaine aux élégantes dentelures.

Si, suivant la pente des grèves, il côtoie les fonds que vient de découvrir la marée, il admirera, parmi les accidents variés des rochers goémonneux, la pullulation des organismes. Là, les cancres aux pattes hirsutes, comme d'étranges araignées, vont et viennent ; les petits homards fourmillent, semblables à d'informes escarbots, les crevettes sautent dans les verts fucus qui les environnent et le roc lui-même est recouvert et quelquefois caché par des myriades d'arapèdes et de nérites.

C'est aussi parmi ces roches qu'on rencontre les sabots au têt épais et dur, les toupies parées de brillantes couleurs, les fripières, les pholades phosphorescentes, qui percent les pierres calcaires, les fistulanes qui ont la forme vermiculaire, les spondylex, les camées, les plicatules, les peignes, les houlettes, les limes, les valselles, les arches qui se suspendent par un byssus, le cône drap d'or, le cône livide, l'haliotide midas, l'haliotide superbe, etc.

Une falaise, un promontoire arrête et retient le curiste. Il s'assied pensif, respirant les effluves de l'atmosphère, ou bien il se penche au bord d'un récif et admire, *sous l'eau limpide, tout un monde.* Il voit le fond du tapis, vert d'astrées et de tubipores, les fungies roulées en boules de neige, les méandrines historiées, les algues glauques, pourpres, brunes ou bleues... Des arbustes singuliers, les gorgones, les isis étendent leur riche éventail. Le corail rougit sous les flots. Il aperçoit de brillants parterres, où « des plantes de pierre, les madrépores voient toutes leurs branches fleurir d'une neige rosée comme celle des pêchers et des pommiers. L'anémone de mer s'ouvre en pâle marguerite rose. » (Michelet).

Les anémones, tels de grands chrysanthèmes, les ophiures aux longs bras rayonnants, la pentacrine, les comatules, les holothuries, les porcelaines, les strombes, les oursins, les orties de mer, les séponcles cylindriques, les hydres indestructibles, les étoiles rouges, les éponges frémissantes, les polypes gélatineux aux couleurs variées, vivent là côte à côte. Les huîtres, les ormiers s'y cachent sous les pierres. Là aussi, gisent dans le même trou le congre et le homard, la murène et les poulpes puissants.

Les coquillages qui étincellent sur ces fonds répondent par l'élégance de leurs formes et l'éclat de leur couleurs nacrées, à ces milieux de flots transparents, de sables purs et mobiles, à ces torrents de lumière diversement réfractée qui les inondent.

Sur le sol ou entre deux eaux, parfois à la surface, nagent ces êtres inconsistants, informes, incolores ou embellis des couleurs mobiles de l'arc-en-ciel : les biphores, les actinies, « les nautiles et différentes coquilles nacrées, portant des seiches ou d'autres pilotes, étrangers à la construction de leurs charmantes nacelles, tandis qu'une immense végétation sous-marine, douée d'une sorte d'animalité, laisse osciller au sein des vagues, ses rameaux gigantesques qui ont quelquefois jusqu'à plusieurs lieues d'étendue, déployant une puissance de végétation et une ampleur de formes véritablement colossales et reléguant dans ses forêts flottantes une foule d'animaux les plus étranges. » (1) (J. Agnès, *Harmonies de la nature*).

De-ci de-là, sous le cristal de l'eau, un personnage prudent, tapi au fond des varechs, sous les corallines violettes, le crabe s'avance curieux et après un coup d'œil furtif se replonge dans la forêt. Plus loin se tient en embuscade Bernard l'Ermite, le crabe rusé qui se recouvre de grosses coquilles mortes. Ailleurs de petites algues nourrissant d'autres plantes lilliputiennes de fins et jolis dessins, sont là, prairies patientes pour alimenter leurs bestiaux, les mollusques qui broutent dessus : patelle et buccin, clovisses, moules violettes, tellines roses ou lilas, tous gens tranquilles attendant l'afflux berceur des nouvelles marées.

Parmi tout cela, des poissons se jouent, errent et vagabondent, les uns gracieux avec d'élégantes parures, les autres étranges et monstrueux. De ceux-ci, les uns passent alertement, effilés comme des

1. « Dans les régions abyssales, de nombreux polypiers à axes cornés ou calcaires, des Isis, des Gorgones, des Mopsea forment des forêts lumineuses d'un effet réellement féerique, et c'est sans doute à cet éclairage que les animaux des abîmes doivent leurs riches couleurs et les yeux dont ils sont presque tous pourvus. » (Alcyonnaires, Pectens, Poissons porte-lanternes, etc.). « De tous les points des tiges et des branches de certaines Gorgonidées, on a vu s'élancer, par jets, des feux dont l'éclat s'atténuait, puis se ravivait en passant du violet au pourpre, du rouge à l'orangé, du bleuâtre aux différents tons du vert, parfois même au blanc du fer surchauffé. » (Raphaël Dubois, *in* : *Traité de Physique biologique* de D'Arsonval et Chauveau. En cours de publication. T. II, p. 296).

flèches, d'autres « ventrus et courts, vêtus d'or et de cent couleurs » promènent paisiblement leur paresse.

Loin, on le voit, d'être infertile et comme désert, l'Océan est au contraire le milieu vital par excellence. Indépendamment de sa flore et de sa faune prodigieuses, visibles à nos yeux et dont nous venons de parler, on a pu dire que chaque goutte de son eau, en beaucoup de parages du moins, renfermait « autant d'êtres qu'il y a d'étoiles dans la voie lactée. » (Reclus).

Rien que pour les seuls animalcules du genre Noctiluca miliaris, qui sont loin d'être des espèces les plus communes, cela peut être aisément constaté. Une fraction de goutte d'eau phosphorescente se résout sous le microscope en d'innombrables étincelles ou points brillants qui vivent et se meuvent.

Le curiste sera charmé aussi par les rives de la Méditerranée, cette mer que Lamartine appelle « la caresse du malade et la joie de l'homme fort », par ses profondeurs limpides dans lesquelles se reflètent ou se prolongent les montagnes blanches et nues de Provence, d'Espagne ou de Grèce, par la richesse de la « Côte d'azur » française avec ses monts de pourpre et de rose, ses caps en fleurs, ses majestueux promontoires semblables le soir à des « bêtes endormies ». L'arome des bois est emporté vers le large avec le chant des cigales...

« Si bien que l'air qui vient alors des pins chanteurs,
Semble sur des bouquets et des cassolettes
Avoir bu longuement l'âme des violettes ».

Ailleurs aussi, en Sicile et en Tunisie par exemple, comme nous l'avons constaté, les bois d'orangers ou de mandariniers, presque perpétuellement en fleurs, embaument parfois de leur suave parfum la brise marine.

Le curiste admirera la mollesse des baies italiennes, la sobre, la fine clarté des côtes napolitaines, ornées de vignes grimpantes et de pins parasols, les forêts de chênes-liège, les géraniums géants, les aloès, les cactus, et les myrthes de la côte africaine, et ses palmiers qui penchent au bord des flots.

Dans les contrées plus chaudes, il pourra promener ses rêveries sous les palétuviers ombreux qui bordent les mers et prennent racine dans l'eau salée elle-même.

La température de ces côtes est adoucie par la brise de mer le matin et par la brise de terre le soir.

C'est un agrément que le souvenir perpétue d'avoir pu visiter ces lieux gracieux entre tous : le littoral de Taormina sous l'Etna au voisinage du détroit de Messine, les rivages luxuriants du Bosphore et Constantinople, le Golfe de Naples et son chapelet d'îles célèbres, la rive française au pied des Alpes, les fjords, la mer intérieure du Japon, la baie splendide de Rio de Janeiro, etc.

Il est aussi d'un attrayant intérêt d'avoir pu parcourir ces vieilles routes maritimes par où nous sont venues et nous viennent tant de choses mystérieuses et belles : les bibelots du Japon, les aromates de l'Asie, les bois précieux du Brésil ; les oiseaux paradisiaques des tropiques, l'ivoire d'Afrique; les lingots d'Amérique; les diamants du Cap ; toutes ces grandes routes historiques par où enfin, depuis des siècles,

«... Les vaisseaux, grands alcyons,
Comme à leurs nids, les hirondelles,
Portèrent sur leurs larges ailes,
Leur nourriture aux nations. »

(Lamartine).

Tels sont brièvement esquissés les attraits des lieux de cure. Plus que toute autre celle-ci charmera les malades, qui comprendront toute la vérité de cette parole de Michelet : « La mer attache tellement les hommes qui se sont confiés à elle, qui ont vécu avec elle et dans sa familiarité, qu'ils ne peuvent la quitter jamais. » Nous avons donné une citation identique de Chateaubriand, — et ils répèteront avec Baudelaire :

« Homme libre, toujours tu chériras la mer... »

Et avec Bouchor :

« Je t'aime comme la santé
Comme la vie et la lumière
Et comme l'immortalité
Que revendique une âme fière.

. . . .

O mer, qu'il éclaire ou qu'il vente
Je te serai toujours dévot ».

Ou avec Brizeux :

« O mer, dans ton repos, dans tes bruits, dans ton air,
Comme un amant, je t'aime et te salue, ô mer. »

Brizeux lui devait cet hommage, ayant si souvent trouvé dans la douceur des climats maritimes, sur les bords de l'Atlantique et de la Méditerranée, un grand adoucissement à ces maux cruels, dont il se lamente dans ses œuvres : « Deux monstres au nom grec, bronchite et laryngite, m'ont tourmenté toute ma vie. »

Maël écrit aussi : « La poésie de la mer est unique... Ah ! Qui n'a pas vécu sur ses bords ne peut comprendre l'attirance qu'elle exerce sur les races, ses riveraines. »

Maryllis (*Harmonies naturelles*), nous dépeignant ces abîmes saturés de vie et ces horizons splendides, d'où émergèrent les créations originelles aux temps

> « Où Vénus Astarté, fille de l'onde amère,
> Secouait, vierge encore, les larmes de sa mère,
> Et fécondait le monde en tordant ses cheveux. »
>
> (Musset).

nous dit à son tour : « Oui, quand je vois la mer, je plains ceux qui, moins favorisés, ne peuvent jouir de ce prodigieux spectacle. »

Les poètes, qui ne sont que les échos des sentiments de l'humanité entière, ont célébré à l'envi ce royaume de l'air pur et de la belle lumière. Ils ont chanté la puissance régénératrice de la mer, son efficacité unique dans la cure *des passions, des chagrins, du surmenage, des états de langueur, de dégénérescence et de dépression.* Voici un conseil qui n'en est pas moins bon pour être poétiquement exprimé :

« Vous tous qu'empoisonnent les névroses,
N'importe comment partez, partez
Et vous renaîtrez aux îles roses
Qu'arrosent toujours les vieux Léthés ».
« O mer, Santé des infirmes,

écrit encore Richepin (*Litanies de la mer*).

Rien qu'à humer l'embrun, dont s'argente ta marge,
Notre sang ressuscite et bat le pas de charge. »

Maurice Bouchor écrit aussi :

« Toi seul peux me comprendre, infini d'amertume,
Ta grande voix est chère aux cœurs désabusés... »

Il chante la splendeur du ciel océanique qui

« Invite à noyer tout dans la coupe sacrée
De l'extase divine et de la grande paix. »

Il s'est, dit-il « sur l'infini des ondes, enivré d'espace et de ciel bleu ». Il ajoute :

« Je jette en ton sein splendide
Qui monte et baisse, sans ride
Et comme un miroir ami,
Tant de choses dépensées
Et tant de vaines pensées
Qui jusqu'ici m'ont blêmi.
. . . .
Et je bercerai mes nuits
Avec ta grande harmonie ».

Citons encore, au hasard, parmi tant d'autres écrivains qui ont montré la douceur délicieuse, la paix sereine et guérisseuse de la vie sur mer, P. Loti et R. Bazin.

Le premier nous a souvent fait le tableau de la tranquillité profonde des journées du bord, des flâneries et des longues siestes sur le pont, au fil des heures, « par les beaux temps délicieux ». Il nous a fait aussi goûter le charme berceur, sur les grands océans et sous la diaphane nuit bleue, des « veillées aux étoiles, au balancement très doux du roulis, dans l'air infiniment pur. »

M. René Bazin, dans ses *Croquis siciliens*, nous a esquissé d'autre part le calme enivrant des soirées sur la Méditerranée :

« Le navire s'enfonce seul dans la nuit... La belle lumière d'argent bleui emplit l'espace immense où nous glissions presque sans bruit. La surface de l'eau sans une ondulation était d'un azur transparent, coupé de reflets de nacre très doux, très longs, comme si toutes les perles enfouies dans les profondeurs, se déroulaient en colliers. La flore et la faune de l'abîme doivent remonter par ces grands calmes. Des formes souples glissaient partout où se posaient les yeux. On sentait de tous côtés la vie répandue et heureuse. Les étoiles de là-haut laissaient traîner sur la mer, même les toutes petites, des milliers de fils d'or qui nous suivaient en tremblant. Jamais je n'ai vu tant de splendeur voilée, *tant de paix*, *tant de douceur ensemble*. La pensée flottait, abandonnée sans horizons, comme en un rêve. »

Il nous faut conclure.

Comme le malade se trouvera mieux pendant les

longues heures du jour et les délicieuses soirées sur le pont d'un navire en marche vers des régions toujours nouvelles et toujours intéressantes, qu'au fond de la galerie de cure d'un établissement fermé ou dans la solitaire et ennuyeuse guérite d'un jardin.

Aussi ne quittera-t-il pas la mer sans regrets. Arrivant à la guérison, il conservera le plus heureux souvenir de ce traitement qui, disposant de l'agréable sans nuire en rien à l'utile, a fait passer sous ses yeux les merveilles de l'univers comme en un mouvant panorama et, tout en dissipant ses faiblesses et ses mortelles langueurs, lui a donné le moyen de faire le tour du monde dans sa chaise-longue.

Enfin, revenu à terre, il gardera longtemps la nostalgie des horizons illimités, des cieux cristallins, de l'immensité bleue, des luminosités radieuses, des atmosphères inviolées où l'on vit pleinement.

FIN DE L'APPENDICE

NOTES ET ERRATUM

Nous avons désigné sous l'expression de nauthérapie, (du grec ναῦς navire), l'action thérapeutique de la navigation proprement dite et de la vie à bord.

Un nouvel et important argument en faveur de la cure marine, considérée comme le traitement reconstituant par excellence, nous serait encore fourni par les tout récents travaux de Quinton. Dans ses communications à l'Académie des sciences et dans son ouvrage intitulé : *L'eau de mer, milieu organique, Constance du milieu marin originel comme milieu vital des cellules à travers la série animale,* cet expérimentateur démontre que « la vie animale, apparue à l'état de cellule dans les mers, a toujours tendu à maintenir pour son haut perfectionnement cellulaire, à travers la série zoologique, les cellules composant chaque organisme dans un milieu marin. Elle n'a pas maintenu ce milieu chez tous les organismes, mais ceux où le maintien n'a pas été effectué ont subi une déchéance vitale. »

« Un organisme nous apparaît donc en définitive et essentiellement comme un simple aquarium marin, où continuent à vivre, dans les conditions aquatiques des origines, les cellules qui le constituent ». « Un organisme est composé de cellules vivantes, toutes situées au contact d'un liquide marin. Imaginons un tube de culture ; dans ce tube de culture, de l'eau de mer ; dans cette eau de mer, et y cultivant, des cellules organiques : voilà le schéma d'un organisme ». « Loin que la composition marine du milieu vital des vertébrés supérieurs s'explique par la composition minérale de leur alimentation naturelle, on peut dire bien plutôt qu'elle est réalisée en dépit de l'alimentation. » (p. 502).

Un homme de cinquante kilogrammes compterait en lui vingt kilogrammes d'eau salée... L'eau de mer a donc une importance physiologique de premier ordre et l'organisme lui-même, (du reste, à l'origine, formé du limon, de l'accord de toutes les grandes cosmogonies), n'est qu'un ensemble de « cellules marines ».

Parlant de l'atmosphère de la mer, R. Quinton, ajoute : « Nous sommes ici en présence d'un véritable traitement chimique marin. L'air qu'on respire à la mer, outre le chlorure de sodium qu'il contient déjà, tient en suspension des gouttelettes arrachées aux vagues et dont l'organisme s'imprègne continuellement ». « Il y a toute une microchimie physiologique, à peine commencée, qui montre à n'en pas douter le rôle capital que jouent certains corps dans la vie à des doses excessivement réduites et à ces doses seules. On connaît les travaux de Baumann, d'Armand Gautier sur l'arsenic. Des quantités infinitésimales de tels corps sont nécessaires à la vie et égales, au point de vue biologique, aux quantités énormes de carbone. »

Ajoutons que Quinton, Fournol et Barberin (Académie de médecine, 1905), Mathieu, etc., ont, dans ces derniers temps, traité des tuberculeux par des injections sous-cutanées d'eau de mer, avec des résultats encourageants (1). On connaît la puissante efficacité thérapeutique dans de nombreux états morbides des sérums artificiels, dont la composition est si voisine de celle de l'eau de mer.

Même en phtisiothérapie, que de malades n'avons-nous pas vus, traités ainsi par les injections de sérum artificiel à petites doses, assez souvent avec d'appréciables résultats et, en règle générale, sans la moindre réaction fébrile, contrairement à l'opinion courante. Les injections de sérum artificiel n'ont-elles pas été, en effet, proposées comme moyen de diagnostic de la tuberculose latente?

Quinton a conclu de ses recherches que la solution marine, si parente du sérum physiologique, est deux fois moins toxi-

1. On peut se procurer actuellement en pharmacie, sous le nom de « Plasma de Quinton », l'eau de mer toute préparée pour injections hypodermiques. Cette eau est recueillie assez loin des côtes, sur l'Océan atlantique, en regard d'Arcachon.

que chez le chien que la solution chlorurée. Hallion et Carrion *(Arch. génér. de méd.*, 1905, n° 25, p. 1566) ont aussi insisté, à ce point de vue, sur la supériorité de l'eau de mer, dite « sérum marin », comme agent thérapeutique. E. Boix avait précédemment étudié également *(Arch. génér. de méd.*, 1904) les propriétés curatives de l'eau de mer.

Pour le lavage des plaies, nous avons pour notre part, depuis longtemps substitué avec avantage, dans notre pratique courante, aux divers antiseptiques, le sérum artificiel, et, plus récemment, le « *sérum marin* », l'eau de mer recueillie au large par 10 mètres de fond, stérilisée à froid au filtre Chamberland et additionnée de deux tiers d'eau distillée, afin de la ramener à l'isotonie.

Sauf dans les cas de plaies infectées, — les antiseptiques énergiques sont alors indiqués — la cicatrisation est ainsi hâtée et toute irritation prévenue.

L'action de l'atmosphère marine ou de l'eau de mer s'explique aisément, le milieu marin étant, comme le mettent si bien en lumière les travaux de Quinton, le vrai et naturel milieu, convenant à l'organisme. Dans nos langueurs, nous devons revenir à notre « mère », la mer, de même que doit être remis au sein, après sevrage, tout enfant affaibli et souffreteux.

A la page 228, lignes 5 et 6, lire : « Le *Baltic*... en service depuis quelques mois, navire de 24.000 tonnes de jauge effective et de 40.000 tonnes de déplacement... » Mais l'erreur est sans réelle importance, car précisément, dès maintenant, deux « Cunarders », prêts à être lancés, atteindront la jauge indiquée de 40.000 tonnes.

Ces paquebots disposeront d'installations intérieures du plus grand confortable, d'emménagements — ou « *aménagements* », comme on dit très fréquemment aujourd'hui en détournant cette dernière expression de sa signification vraie — du luxe le plus raffiné. Ces navires à turbines, à quatre hélices, dont la construction est un progrès remarquable et hardi dans l'architecture navale moderne, seront dotés d'une machine motrice de 72.000 chevaux. Il n'y a pas cent ans la puissance maxima des machines d'un steamer atteignait à peine 300 chevaux !

Ces énormes bâtiments, qui seront sans doute, à leur tour, rapidement dépassés, laissent bien loin derrière eux, le géant inutilisable du siècle dernier, le « Great Eastern », de 210 mètres de longueur. Ils mettront en effet à la disposition des passagers un pont de 245 mètres de long sur 24 m. 50 de large.

LIGNES DE NAVIGATION ET MÉTÉOROLOGIE DES OC ANS

Routes habituellement suivies par les paquebots et les voiliers. Direction des brises. Vents réguliers. Régions des calmes et des gros temps. Lignes isothermes. Pression atmosphérique, etc.

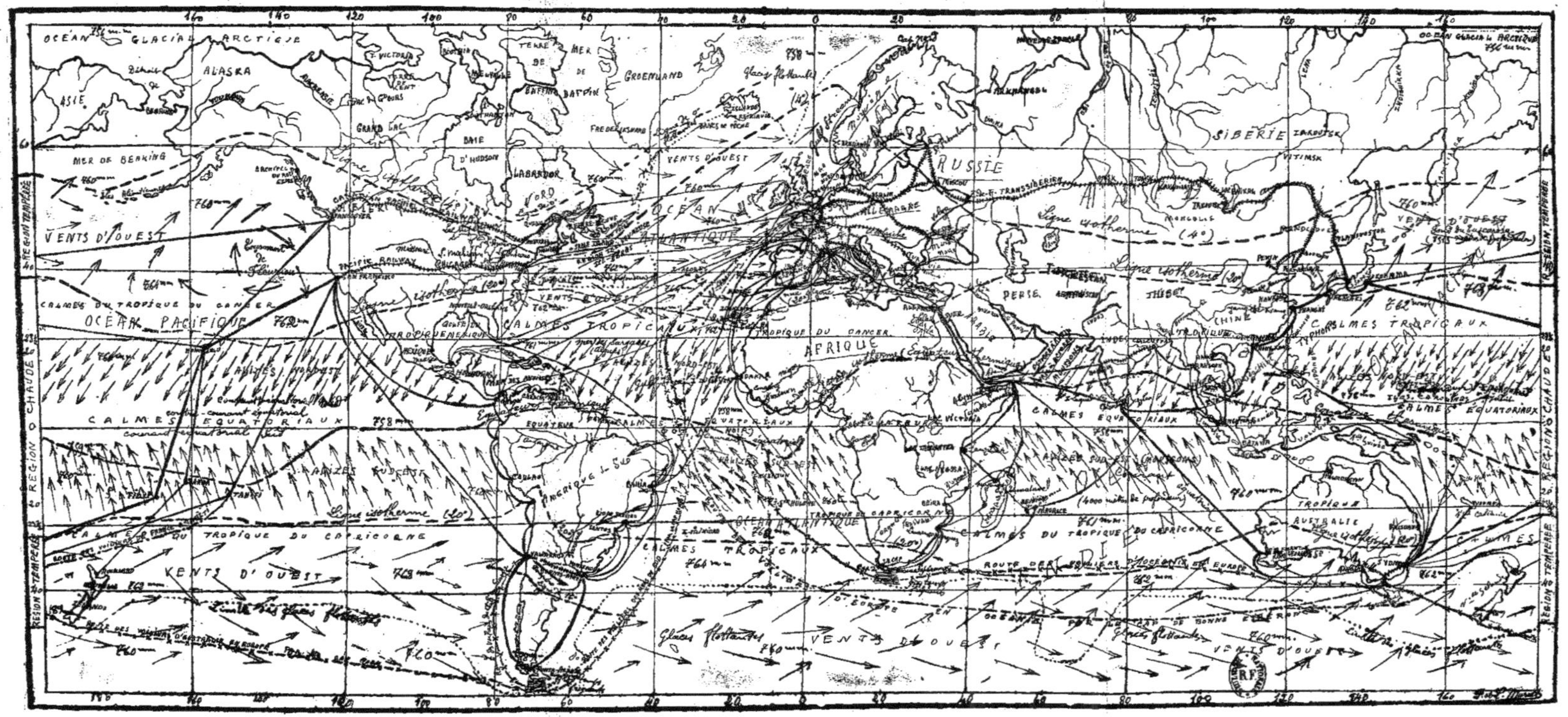

TABLE ANALYTIQUE DES MATIÈRES

Préface.

LIVRE I

Historique et documents.

CHAPITRE I

Antiquité et moyen âge.

CHAPITRE II

Période moderne.

CHAPITRE III

Période contemporaine.

LIVRE II

Action thérapeutique de l'atmosphère marine et de la navigation elle-même.

CHAPITRE I

Composition de l'air marin.

CHAPITRE II

Triple action curative de l'atmosphère marine. L'air marin agissant par ses qualités nutritives.

CHAPITRE III

L'air marin comme pansement local de la plaie pulmonaire.

CHAPITRE IV

L'air marin régénérateur de l'état général.

CHAPITRE V

Action curative de la vie à bord et de la navigation proprement dite.

LIVRE III

Etude des mers et des lignes de navigation.

CHAPITRE I

Voyages dans les mers du Nord.

CHAPITRE II

Voyages aux Etats-Unis et au Canada.

CHAPITRE III

Voyages sur l'Océan Pacifique.

CHAPITRE IV

Voyages aux Antilles.

CHAPITRE V

Voyages au Brésil et à la République Argentine.

CHAPITRE VI

Voyages à la Côte occidentale d'Afrique, au Cap, à Madagascar et en Océanie.

CHAPITRE VII

Voyages sur voiliers longs-courriers dans les mers du Sud.

CHAPITRE XII

Résumé des lignes de navigation.

LIVRE IV

Indications et contre-indications de la cure marine.

CHAPITRE I

Action de la cure sur les principaux symptômes morbides, notamment dans la tuberculose.

CHAPITRE II

La navigation comme carrière.

CHAPITRE III

Réponse à quelques objections.

LIVRE V

Etude des divers types de navires au point de vue de la cure.

CHAPITRE I

Les yachts.

CHAPITRE II

Les voiliers.

CHAPITRE III

Les cargo-boats et les steamers mixtes.

CHAPITRE IV

Les paquebots.

CHAPITRE V

Le navire-sanatorium.

LIVRE VI

La Pratique de la cure.

CHAPITRE I

Indication approximative du temps sur mer aux différentes époques de l'année. — Météorologie des océans.

CHAPITRE II

Renseignements utiles, relatifs à la vie à bord.

CHAPITRE III

Durée du traitement. Précautions à la fin de la cure.

APPENDICE

Agréments de la vie sur mer.

Imp. H. JOUVE, 15, rue Racine, Paris

www.ingramcontent.com/pod-product-compliance
Ingram Content Group UK Ltd.
Pitfield, Milton Keynes, MK11 3LW, UK
UKHW021839190726
13855UKWH00001B/50